《实用临床药物治疗学》丛书

主任委员　吴永佩　金有豫
总 主 译　金有豫　韩 英

国家卫生健康委医院管理研究所药事管理研究部　组织翻译

U0658869

APPLIED THERAPEUTICS
The Clinical Use of Drugs

实用临床药物治疗学
内分泌系统疾病

第11版

主　　　编　Caroline S. Zeind　Michael G. Carvalho

分 册 主 译　梅 丹　邢小平

分 册 译 者　（按姓氏笔画排序）
　　　　　　　王 曦　平 凡　闫雪莲　张羽钦　段 炼
　　　　　　　柴晓峰　唐 彦

分册负责单位　北京协和医院

人民卫生出版社

图书在版编目(CIP)数据

实用临床药物治疗学.内分泌系统疾病/(美)卡罗琳·S.扎因得(Caroline·S.Zeind)主编;梅丹,邢小平主译. —北京:人民卫生出版社,2020

ISBN 978-7-117-29730-1

Ⅰ.①实… Ⅱ.①卡…②梅…③邢… Ⅲ.①内分泌病-药物疗法 Ⅳ.①R453

中国版本图书馆 CIP 数据核字(2020)第 023326 号

人卫智网	www.ipmph.com	医学教育、学术、考试、健康,购书智慧智能综合服务平台
人卫官网	www.pmph.com	人卫官方资讯发布平台

版权所有,侵权必究!

图字:01-2018-6491

实用临床药物治疗学 内分泌系统疾病

分册主译:梅 丹 邢小平
出版发行:人民卫生出版社(中继线 010-59780011)
地 址:北京市朝阳区潘家园南里 19 号
邮 编:100021
E - mail:pmph @ pmph.com
购书热线:010-59787592 010-59787584 010-65264830
印 刷:北京顶佳世纪印刷有限公司
经 销:新华书店
开 本:889×1194 1/16 印张:9
字 数:367 千字
版 次:2020 年 3 月第 1 版 2020 年 3 月第 1 版第 1 次印刷
标准书号:ISBN 978-7-117-29730-1
定 价:70.00 元

打击盗版举报电话:010-59787491 E-mail:WQ @ pmph.com
质量问题联系电话:010-59787234 E-mail:zhiliang @ pmph.com

《实用临床药物治疗学》（第11版）译委会

主 任 委 员 吴永佩　金有豫

副主任委员 颜　青

总 主 译 金有豫　韩　英

副 总 主 译 缪丽燕　吕迁洲　樊德厚　蒋学华

分册（篇）主译

《实用临床药物治疗学》为 APPLIED THERA-PEUTICS:the Clinical Use of Drugs 第 11 版的中译本。其第 8 版中译本曾以《临床药物治疗学》之名于 2007 年出版。

《实用临床药物治疗学》一书为临床药学的经典教材和参考书。其第 1 版由美国被誉为"药师对患者监护开拓者"（Pioneering the Pharmacists' Role in Patients Care）且 2010 年美国 Remington 荣誉奖获得者的著名药学家 Marry Anne Koda-Kimble 主编，于 1975 年作为教材面世，至今出版已 44 载，虽经多版修订，但始终未离其编写初衷：采用基于"案例"和"问题"进行教育的特点和方法，帮助学生掌握药物治疗学的基本知识；学生可从中学习到常见疾病的基本知识；培养学生解决问题的能力，以制定和实施合理的药物治疗方案；每个案例均融入各章的治疗关键概念和原则等。

为了表彰作者的贡献，其第 10 版书名首次被冠名为"Koda-Kimble & Young's Applied Therapeutics"，以资纪念。

本版与第 8 版相比，其参加编写和每篇负责人的著名药学院校专家分别增为 214 人和 26 人。

本书第 11 版的章节数经调整后共 18 篇 110 章。与第 8 版的 101 章相比，增改了 9 章。各章内容均有所更新，特别是具有本书特点的"案例"和"问题"的数量，分别增至约 900 例和 2 800 多题，个别案例竟多达 12 题，甚至 18 题，从病情到治疗，由繁到简，环环丝扣，最终解释得清清楚楚。原版全书正文总面数达 2 288 面，堪称与时俱进的经典巨著。

当前，我国正处于深化医疗改革的阶段，医疗、医保和医药联动的改革工作任务甚重。特别是在开展"以患者为中心"的药学监护（Pharmaceutical Care）工作方面，我国药师无论是在数量还是质量方面，都有相当大的差距，任重而道远。因此本书的翻译出版，定将为药师学习提高专业实践技能，促进药师在医改进展中的服务能力起到重要作用。

为此，简略地回顾一下药师的发展历史，可能有助于读者更深刻地体会本书的特点、意义和价值。

第二次世界大战后，欧美各国家制药工业迅速发展，新药大量开发应用于临床。随着药品品种和使用的增加，药物不良反应也频繁发生，不合理用药加重，药物的不合理使用导致药源性疾病的增加，患者用药风险增大。同时，人类面临的疾病负担严峻，慢性病及其他疾病的药物应用问题也愈加复杂，医疗费用迅速增加，促进合理用药成为共同关注的问题，因而要求医院药学部门工作的转型、药师观念与职责的转变，要求药师能参与临床药物治疗管理，要求高等医药院校培养应用型临床药学专业人才，这就导致药学教育的改革。美国于 1957 年首先提出高等医药院校设置 6 年制临床药学专业 Pharm D. 培养计划，培养临床型药学专业技术人才。至今美国 135 所高等医药院校的药学教育总规模 90% 以上为 Pharm D. 专业教育；规定 Pharm D. 专业学位是在医院和社会药店上岗药师的唯一资格。并在医院建立学员毕业后以提高临床用药实践能力为主的住院药师规范化培训制度。

在此背景下，美国加州旧金山大学药学院临床药学系主任、著名的药学家 Marry Anne Koda-Kimble 主编了本书的第 1 版，作为培养新型药师的教材于 1975 年问世。本书第 1 版前言中指出"正是药师——受过高级培训、成为药物治疗专家，掌握药物的最新知识及了解发展动态、为患者和医师提供咨询，在合理使用药物、防止药物不良反应等方面——将起到关键作用"。美国的一些药学院校在课程设置方面增加了相应的内容，使药师能够胜任

"以患者为中心"参与临床药物治疗管理的工作职责。其后40年来,药师的教育和实践任务随着医疗保健工作的发展,在"以患者为中心"的基础上,不断地向临床药学、实践规范化和系统管理方面进行改革和提高。其中比较突出的有3位美国学者Robert J. Cipolle(药师和教育学家)、Linda M. Strand(药师和教育学家)和Peter C. Morley(医学人类学家和教育学家),作为一个团队,通过调查、研究、试点、总结而提出"药学监护"(Pharmaceutical Care)的理念(philosophy)、实践和规范(practice),指南(guide)以至"药物治疗管理"(Medication Therapy Management, MTM)系统。4位专家的"革命"性变革,提高了药师在医疗保健中的地位及对其重要性的认识,促进了药师专业作用的发挥。因此Robert J. Cipolle、Linda M. Strand两人和Koda-Kimble分别于1997年和2010年获得美国药师协会颁发的代表药学专业领域最高荣誉的Remington奖章,对他们在药学专业领域所作的巨大贡献予以肯定和鼓励。

迄今,世界各国的药学教育和药师的工作重点和作用,也都先后向这方面转变。在我国也正在加速药学教育改革和医院药师职责的转变。本版第1章"药物治疗管理和治疗评估"(Medication Therapy Management and Assessment of Therapy)的内容,很适合我国药师的现状和需要。

有鉴于此,我们组织了本书的翻译,以飨读者。

本书的翻译工作由金有豫教授和吴永佩教授牵头,韩英、缪丽燕、吕迁洲、樊德厚、蒋学华等教授出任总译校审阅工作。由23家三级医院和药学院校有丰富理论和实际经验的药学、医学专家教授及部分临床药师近200人分别承担了18篇共110章的翻译、校译和审译工作,我们对各篇章译校专家所付出的辛勤劳动深表感谢。由于专业知识、翻译水平与经验的不足,难免有疏漏或不当之处,恳请专家和读者提出宝贵意见。

译委会

2019年10月

距第 1 版《实用临床药物治疗学》出版已经 40 多年了,这期间健康卫生的蓝图发生了巨大的变革。虽然科技的巨大进步改变了个体化医疗,但我们也意识到在日益复杂的医疗保健服务系统中所面临的重大挑战。我们比以往任何时候都更需要具有批判性思维和可以运用解决问题技能来改善患者预后的卫生专业技术人员。

大约 40 年后,这本教科书的基本原则——以患者为中心,以案例为基础的学习方法——仍然是卫生专业教育的基石。我们的编者们列出了约 900 个案例来帮助读者在特定的临床环境中综合应用治疗学原则。我们也给卫生专业学生和实践者提供了简要的有关临床医师批判性的思维、解决问题的技能评估和解决治疗问题的思维方式。卫生专业的学生和实践者通过初步了解临床医师评估和解决治疗问题的思维来提升自身批判性思维和解决问题的能力。

熟悉本书过去版本的读者会注意到本书的整体设计与第 10 版一致,每章开头都包含了核心原则部分,提供了本章最重要的概括性信息。每个核心原则都定位于每章将被详细讨论的特定案例,关键性的参考文献和网站在每章结尾列出,每章所有的参考文献都可在网上看到。

基于过去版本中提供的基于案例学习的良好基础,第 11 版做了一些改变,以满足全球卫生专业教育工作者和学生不断变化的教育需求。主编们和编者们将美国医学研究所(Institute of Medicine,IOM)的 5 个核心能力,即以患者为中心的监护能力、跨学科团队的协作能力、基于循证证据的实践能力、质量改进技术的应用能力和信息技术的应用能力作为在书中提出案例研究和问题的主要框架。

此外,2016 年药学教育认证委员会(the Accreditation Council for Pharmacy Education,ACPE)认证标准,药学教育促进中心(the Center for the Advancement of Pharmacy Education,CAPE)教育成果和北美药剂师执照考试(the North American Pharmacist Licensure Examination,NAPLEX)修订版的能力声明作为编写团队和编者们设计编撰第 11 版的指导方针。

本版的特点在于 200 多位经验丰富的临床医师做出了积极的贡献,每一章都经过修订和更新,以反映我们不断变化的药物知识以及这些知识在患者个体化治疗中的应用。几部分内容已经过广泛的重组,引入了新的章节来扩展重要主题,其中包括总论、免疫失调、类风湿性疾病、骨关节疾病、神经系统疾病、精神疾病和药物滥用及肿瘤部分。特别值得注意的是总论部分关于药物相互作用、药物基因组学和个体化用药及职业教育与实践的新章节。此外,还重新设计了 1 章,重点关注重症患者的监护,现在还补充了关于儿童危重症监护的章节。

鉴于将跨专业教育(interprofessional education,IPE)纳入教学、实践和临床环境的重要性,我们添加了一系列由本书各个部分编者们的代表编写的 IPE 案例研究。

由于我们正在计划下一个版本,因此我们欢迎您的反馈。作者从文献、现行标准、临床经验中提取信息,从而分享合理的、深思熟虑的治疗策略。然而,每个实践者都有责任去评估书中实际临床环境中某些观点的适用性,我们支持任何在此领域的发展。我们强烈要求学生和实践者在需要使用新的和不熟悉的药物时参考适当的信息来源。

原著致谢

我们十分感激那些致力于完成第 11 版《实用临床药物治疗学》的所有编者。我们感谢所有编者在平衡承担教育工作者、临床医师和研究人员众多责任的同时,不懈地提供最高质量的编写工作。我们感谢 26 位分册(篇)主编的出色工作,他们在本书的组织结构和章节的个性化编写中提供了必要的关键性的反馈意见,没有他们的奉献和支持,这个版本也是不可能出版的。另外,我们特别希望感谢那些已退休的主编们——Jean M. Nappi、Timothy J. Ives、Marcia L. Buck、Judith L. Beizer 和 Myrna Y. Munar,因为他们是第 11 版的指导力量。我们衷心感谢本书之前版本的编写团队,特别感谢 Brian K. Alldredge 博士和 B. Joseph Guglielmo 博士对第 11 版的指导和支持。我们还要感谢"Facts and Comparisons"允许我们使用他们的数据来构建本书的一些表格。

来自 Wolters Kluwer、Matt Hauber、Andrea Vosburgh 和 Annette Ferran 的团队应该得到特别的认可。他们非凡的耐心、对细节的关注和指导对于这个项目的成功至关重要。我们衷心感谢 Tara Slagle(项目管理)和 Samson Premkumar(制作)协助我们完成这个版本。最重要的是,我们要感谢我们的配偶和家人对我们的爱、理解和坚定的支持。他们无私地给予我们编写本书时所需要的一个个清晨、深夜、周末和假期。

与过去的版本一致,我们继续将我们的工作奉献给激励我们的学生以及教会了我们宝贵经验的患者。我们还将第 11 版献给那些临床医师和教育工作者,他们在应用基于团队的方法提供以患者为中心的监护服务方面发挥了先锋领袖和行为榜样作用。

Michael C. Angelini, PharmD, MA, BCPP
Associate Professor of Pharmacy Practice
School of Pharmacy–Boston
MCPHS University
Boston, Massachusetts

Judith L. Beizer, PharmD, CGP, FASCP
Clinical Professor
Department of Clinical Pharmacy Practice
College of Pharmacy & Allied Health Professions
St. John's University
Jamaica, New York

Marcia L. Buck, PharmD, FCCP, FPPAG
Professor
Department of Pediatrics
School of Medicine
Clinical Coordinator, Pediatrics
Department of Pharmacy
University of Virginia
Charlottesville, Virginia

Michael G. Carvalho, PharmD, BCPP
Assistant Dean of Interprofessional Education
Professor and Chair
Department of Pharmacy Practice
School of Pharmacy–Boston
MCPHS University
Boston, Massachusetts

Judy W. Cheng, PharmD, MPH, BCPS, FCCP
Professor of Pharmacy Practice
School of Pharmacy–Boston
MCPHS University
Boston, Massachusetts

R. Rebecca Couris, PhD, RPh
Professor of Nutrition Science and Pharmacy Practice
Department of Pharmacy Practice, School of Pharmacy–Boston
MCPHS University
Boston, Massachusetts

Steven Gabardi, PharmD, BCPS, FAST, FCCP
Abdominal Organ Transplant Clinical Specialist & Program Director
PGY-2 Organ Transplant Pharmacology Residency
Brigham and Women's Hospital
Departments of Transplant Surgery/Pharmacy/Renal Division
Assistant Professor of Medicine
Harvard Medical School
Boston, Massachusetts

Jennifer D. Goldman, BS, PharmD, CDE, BC-ADM, FCCP
Professor of Pharmacy Practice
School of Pharmacy–Boston
MCPHS University
Boston, Massachusetts

Christy S. Harris, PharmD, BCPS, BCOP
Associate Professor of Pharmacy Practice
School of Pharmacy–Boston
MCPHS University
Boston, Massachusetts

Timothy R. Hudd, PharmD, AE-C
Associate Professor of Pharmacy Practice
School of Pharmacy–Boston
MCPHS University
Boston, Massachusetts

Timothy J. Ives, PharmD, MPH, FCCP, BCPS
Professor
Eshelman School of Pharmacy
The University of North Carolina at Chapel Hill
Chapel Hill, North Carolina

Susan Jacobson, MS, EdD, RPh
Associate Professor of Pharmacy Practice
School of Pharmacy–Boston
MCPHS University
Boston, Massachusetts

Maria D. Kostka-Rokosz, PharmD
Assistant Dean of Academic Affairs
Professor of Pharmacy Practice
School of Pharmacy–Boston
MCPHS University
Boston, Massachusetts

Trisha LaPointe, PharmD, BCPS
Associate Professor of Pharmacy Practice
School of Pharmacy–Boston
MCPHS University
Boston, Massachusetts

Michele Matthews, PharmD, CPE, BCACP
Associate Professor of Pharmacy Practice
School of Pharmacy–Boston
MCPHS University
Boston, Massachusetts

10

分册主编

Susan L. Mayhew, PharmD, BCNSP, FASHP
Professor and Dean
Appalachian College of Pharmacy
Oakwood, Virginia

William W. McCloskey, BA, BS, PharmD
Professor and Vice-Chair
Department of Pharmacy Practice
School of Pharmacy–Boston
MCPHS University
Boston, Massachusetts

Myrna Y. Munar, PharmD
Associate Professor
Department of Pharmacy Practice
College of Pharmacy
Oregon State University
Oregon Health and Science University
Portland, Oregon

Jean M. Nappi, PharmD, FCCP, BCPS AQ-Cardiology
Professor
Clinical Pharmacy and Outcome Sciences
South Carolina College of Pharmacy
Medical University of South Carolina
Charleston, South Carolina

Kamala Nola, PharmD, MS
Professor and Vice-Chair
Department of Pharmacy Practice
Lipscomb University College of Pharmacy
Nashville, Tennessee

Dorothea C. Rudorf, PharmD, MS
Professor of Pharmacy Practice
School of Pharmacy–Boston
MCPHS University
Boston, Massachusetts

Carrie A. Sincak, PharmD, BCPS, FASHP
Assistant Dean for Clinical Affairs and Professor
Department of Pharmacy Practice
Midwestern University Chicago College of Pharmacy
Downers Grove, Illinois

Timothy E. Welty, PharmD, FCCP
Professor
Department of Pharmacy Practice
University of Kansas School of Pharmacy
Lawrence, Kansas

G. Christopher Wood, PharmD, FCCP, FCCM, BCPS
Associate Professor of Clinical Pharmacy
University of Tennessee Health Science Center
College of Pharmacy
Memphis, Tennessee

Kathy Zaiken, PharmD
Professor of Pharmacy Practice
School of Pharmacy–Boston
MCPHS University
Boston, Massachusetts

Caroline S. Zeind, PharmD
Associate Provost for Academic and International Affairs
Chief Academic Officer
Worcester, Massachusetts and Manchester, New Hampshire Campuses
Professor of Pharmacy Practice
Academic Affairs
MCPHS University
Boston, Massachusetts

Steven R. Abel, PharmD, FASHP
Professor of Pharmacy Practice
Associate Provost for Engagement
Purdue University
West Lafayette, Indiana

Jessica L. Adams, PharmD, BCPS, AAHIVP
Assistant Professor of Clinical Pharmacy
HIV and Infectious Diseases Specialist
Department of Pharmacy Practice and Pharmacy Administration
Philadelphia College of Pharmacy
University of the Sciences
Philadelphia, Pennsylvania

Brian K. Alldredge, PharmD
Professor and Vice Provost
University of California–San Francisco
San Francisco, California

Mary G. Amato, PharmD, MPH, BCPS
Professor of Pharmacy Practice
School of Pharmacy–Boston
MCPHS University
Boston, Massachusetts

Jaime E. Anderson, PharmD, BCOP
Oncology Clinical Pharmacy Specialist
MD Anderson Medical Center
University of Texas
Houston, Texas

Michael C. Angelini, PharmD, MA, BCPP
Associate Professor of Pharmacy Practice
School of Pharmacy–Boston
MCPHS University
Boston, Massachusetts

Albert T. Bach, PharmD
Assistant Professor of Pharmacy Practice
School of Pharmacy
Chapman University
Irvine, California

Jennifer H. Baggs, PharmD, BCPS, BCNSP
Clinical Assistant Professor
University of Arizona
Tucson, Arizona

David T. Bearden, PharmD
Clinical Professor and Chair
Department of Pharmacy Practice
Clinical Assistant Director

Department of Pharmacy Services
College of Pharmacy
Oregon State University
Oregon Health and Science University
Portland, Oregon

Sandra Benavides, PharmD, FCCP, FPPAG
Professor
Assistant Dean for Programmatic Assessment and Accreditation
Interim Chair
Department of Clinical and Administrative Sciences
Larkin Health Sciences Institute College of Pharmacy

Paul M. Beringer, PharmD, FASHP, FCCP
Associate Professor
Department of Clinical Pharmacy
University of Southern California
Los Angeles, California

Snehal H. Bhatt, PharmD, BCPS
Associate Professor of Pharmacy Practice
School of Pharmacy–Boston
MCPHS University
Clinical Pharmacist
Beth Israel Deaconess Medical Center
Boston, Massachusetts

Jeff F. Binkley, PharmD, BCNSP, FASHP
Administrative Director of Pharmacy
Maury Regional Medical Center and Affiliates
Columbia, Tennessee

Marlo Blazer, PharmD, BCOP
Assistant Director
Xcenda, an AmerisourceBergen Company
Columbus, Ohio

KarenBeth H. Bohan, PharmD, BCPS
Professor and Founding Chair
Department of Pharmacy Practice
School of Pharmacy and Pharmaceutical Sciences
Binghamton University
Binghamton, New York

Suzanne G. Bollmeier, PharmD, BCPS, AE-C
Professor of Pharmacy Practice
School of Pharmacy–Boston
St. Louis College of Pharmacy
St. Louis, Missouri

Laura M. Borgelt, PharmD, BCPS
Associate Dean of Administration and Operations
Professor
Departments of Clinical Pharmacy and Family Medicine
University of Colorado Anschutz Medical Campus
Skaggs School of Pharmacy
Aurora, Colorado

Jolene R. Bostwick, PharmD, BCPS, BCPP
Clinical Associate Professor
Department of Clinical, Social, and Administrative Sciences
University of Michigan College of Pharmacy
Ann Arbor, Michigan

Nicole J. Brandt, PharmD, MBA, CGP, BCPP, FASCP
Executive Director
Peter Lamy Center on Drug Therapy and Aging
Professor
University of Maryland School of Pharmacy
Baltimore, Maryland

Marcia L. Buck, PharmD, FCCP, FPPAG
Professor
Department of Pediatrics
School of Medicine
Clinical Coordinator, Pediatrics
Department of Pharmacy
University of Virginia
Charlottesville, Virginia

Deanna Buehrle, PharmD
Infectious Diseases Clinical Specialist
University of Pittsburgh Medical Center Presbyterian
Pittsburgh, Pennsylvania

Sara K. Butler, PharmD, BCPS, BOCP
Clinical Pharmacy Specialist, Medical Oncology
Barnes-Jewish Hospital
Saint Louis, Missouri

Beth Buyea, MHS, PA-C
Assistant Professor
Tufts University, School of Medicine
Boston, Massachusetts

Charles F. Caley, PharmD, BCCP
Clinical Professor
School of Pharmacy
University of Connecticut
Storrs, Connecticut

Joseph Todd Carter, PharmD
Assistant Professor of Pharmacy Practice
Appalachian College of Pharmacy
Oakwood, Virginia
Primary Care Centers of Eastern Kentucky
Hazard, Kentucky

Michael G. Carvalho, PharmD, BCPP
Assistant Dean of Interprofessional Education
Professor and Chair
Department of Pharmacy Practice
School of Pharmacy–Boston
MCPHS University
Boston, Massachusetts

Jamie J. Cavanaugh, PharmD, CPP, BCPS
Assistant Professor of Clinical Education, Pharmacy
Assistant Professor of Medicine
University of North Carolina at Chapel Hill
Chapel Hill, North Carolina

Michelle L. Ceresia, PharmD, FACVP
Associate Professor of Pharmacy Practice
School of Pharmacy–Boston
MCPHS University
Boston, Massachusetts
Adjunct Associate Professor
Department of Clinical Sciences
Cummings Veterinary School of Medicine at Tufts University
North Grafton, Massachusetts

Laura Chadwick, PharmD
Clinical Specialist in Pharmacogenomics
Boston Children's Hospital
Boston, Massachusetts

Michelle L. Chan, PharmD, BCPS
Clinical Pharmacy Specialist
Infectious Diseases
Methodist Hospital of Southern California
Arcadia, California

Lin H. Chen, MD, FACP, FASTMH
Associate Professor of Medicine
Harvard Medical School
Boston, Massachusetts
Director of the Travel Medicine Center
Mount Auburn Hospital
Cambridge, Massachusetts

Steven W. Chen, PharmD, FASHP, FNAP
Associate Professor and Chair
Titus Family Department of Clinical Pharmacy
William A. Heeres and Josephine A. Heeres Endowed Chair in Community Pharmacy
University of Southern California School of Pharmacy
Los Angeles, California

Judy W. Cheng, PharmD, MPH, BCPS, FCCP
Professor of Pharmacy Practice
School of Pharmacy–Boston
MCPHS University
Boston, Massachusetts

Michael F. Chicella, PharmD, FPPAG
Pharmacy Clinical Manager
Children's Hospital of The King's Daughters
Norfolk, Virginia

Jennifer W. Chow, PharmD
Director of Professional Development and Education
Pediatric Pharmacy Advocacy Group
Memphis, Tennessee

Cary R. Chrisman, PharmD
Assistant Professor
Department of Clinical Pharmacy
University of Tennessee College of Pharmacy
Clinical Pharmacist, Department of Pharmacy
Methodist Medical Center
Memphis and Oak Ridge, Tennessee

Edith Claros, PhD, MSN, RN, APHN-BC
Assistant Dean and Associate Professor
School of Nursing
MCPHS University
Worcester, Massachusetts

John D. Cleary, PharmD, FCCP, BCPS
Director of Pharmacy
St. Dominic-Jackson Memorial Hospital
Schools of Medicine and Pharmacy
University of Mississippi Medical Center
Jackson, Mississippi

Michelle Condren, PharmD, BCPPS, AE-C, CDE, FPPAG
Professor and Department Chair
University of Oklahoma College of Pharmacy
University of Oklahoma School of Community Medicine
Tulsa, Oklahoma

Amanda H. Corbett, PharmD, BCPS, FCCP
Clinical Associate Professor
Eshelman School of Pharmacy and School of Medicine
Global Pharmacology Coordinator
Institute for Global Health and Infectious Diseases
University of North Carolina
Chapel Hill, North Carolina

Mackenzie L. Cottrell, PharmD, MS, BCPS, AAHIVP
Research Assistant Professor
UNC Eshelman School of Pharmacy
University of North Carolina at Chapel Hill
Chapel Hill, North Carolina

R. Rebecca Couris, PhD, RPh
Professor of Nutrition Science and Pharmacy Practice
Department of Pharmacy Practice, School of Pharmacy–Boston
MCPHS University
Boston, Massachusetts

Steven J. Crosby, MA, BSP, RPh, FASCP
Assistant Professor of Pharmacy Practice
School of Pharmacy–Boston
MCPHS University
Boston, Massachusetts

Jason Cross, PharmD
Associate Professor Pharmacy Practice
School of Pharmacy–Worcester/Manchester
MCPHS University
Worcester, Massachusetts

Sandeep Devabhakthuni, PharmD, BCPS–AQ Cardiology
Assistant Professor of Cardiology/Critical Care
University of Maryland School of Pharmacy
Baltimore, Maryland

Andrea S. Dickens, PharmD, BCOP
Clinical Pharmacy Specialist
MD Anderson Cancer Center
University of Texas
Houston, Texas

Lisa M. DiGrazia, PharmD, BCPS, BCOP
Director, Medical Affairs
Amneal Biosciences Bridgewater, New Jersey

Suzanne Dinsmore, BSP, PharmD, CGP
Assistant Professor of Pharmacy Practice
School of Pharmacy–Boston
MCPHS University
Boston, Massachusetts

Betty J. Dong, PharmD, FASHP, FAPHA, FCCP, AAHIVP
Professor of Clinical Pharmacy and Family and Community Medicine
Department of Clinical Pharmacy
Schools of Pharmacy and Medicine
University of California, San Francisco
San Francisco, California

Richard H. Drew, PharmD, MS, FCCP
Professor and Vice-Chair of Research and Scholarship
Campbell University College of Pharmacy and Health Sciences
Buies Creek, North Carolina
Associate Professor of Medicine (Infectious Diseases)
Duke University School of Medicine
Durham, North Carolina

Robert L. Dufresne, PhD, PhD, BCPS, BCPP
INBRE Behavioral Science Coordinator and Professor
College of Pharmacy
University of Rhode Island
Kingston, Rhode Island
Psychiatric Pharmacotherapy Specialist
PGY-2 Psychiatric Pharmacy Residency Program Director
Providence VA Medical Center
Providence, Rhode Island

Kaelen C. Dunican, PharmD
Professor of Pharmacy Practice
School of Pharmacy–Worcester/Manchester
MCPHS University
Worcester, Massachusetts

Brianne L. Dunn, PharmD
Associate Dean for Outcomes Assessment & Accreditation
Clinical Associate Professor
Department of Clinical Pharmacy and Outcomes Sciences
University of South Carolina College of Pharmacy
Columbia, South Carolina

Robert E. Dupuis, PharmD, FCCP
Clinical Professor of Pharmacy
Eshelman School of Pharmacy
University of North Carolina at Chapel Hill
Chapel Hill, North Carolina

Cheryl R. Durand, PharmD
Associate Professor of Pharmacy Practice
School of Pharmacy–Worcester/Manchester
MCPHS University
Manchester, New Hampshire

Megan J. Ehret, PharmD, MS, BCPP
Behavior Health Clinical Pharmacy Specialist
United States Department of Defense
Fort Belvoir Community Hospital
Fort Belvoir, Virginia

Carol Eliadi, EdD, JD, NP-BC
Professor and Dean of Nursing
MCPHS University
School of Nursing–Worcester, Massachusetts and Manchester,
    New Hampshire Campuses

Shareen Y. El-Ibiary, PharmD, FCCP, BCPS
Professor of Pharmacy Practice
Department of Pharmacy Practice
Midwestern University College of Pharmacy–Glendale
Glendale, Arizona

Katie Dillinger Ellis, PharmD
Clinical Specialist
Neonatal/Infant Intensive Care
Department of Pharmacy
The Children's Hospital of Philadelphia
Philadelphia, Pennsylvania

Justin C. Ellison, PharmD, BCPP
Clinical Pharmacy Specialist–Mental Health
Providence Veterans Affairs Medical Center
Providence, Rhode Island

Rachel Elsey, PharmD, BCOP
Clinical Pharmacist
Avera Cancer Institute
South Dakota State University
Sioux Falls, South Dakota

Gregory A. Eschenauer, PharmD, BCPS (AQ-ID)
Clinical Assistant Professor
University of Michigan
Ann Arbor, Michigan

John Fanikos, MBA, RPh
Executive Director of Pharmacy
Brigham and Women's Hospital
Adjunct Associate Professor of Pharmacy Practice
MCPHS University
Department of Pharmacy Practice, School of Pharmacy–Boston
Boston, Massachusetts

Elizabeth Farrington, PharmD, FCCP, FCCM, FPPAG, BCPS
Pharmacist III–Pediatrics
Department of Pharmacy
New Hanover Regional Medical Center
Wilmington, North Carolina

Erika Felix-Getzik, PharmD
Associate Professor of Pharmacy Practice
School of Pharmacy–Boston
MCPHS University
Boston, Massachusetts

Jonathan D. Ference, PharmD
Assistant Dean of Assessment and Alumni Affairs
Associate Professor of Pharmacy Practice
Director of Pharmacy Care Labs
Nesbitt School of Pharmacy
Wilkes University
Wilkes-Barre, Pennsylvania

Kimberly Ference, PharmD
Associate Professor
Department of Pharmacy Practice
Nesbitt College of Pharmacy and Nursing

Wilkes University
Wilkes-Barre, Pennsylvania

Victoria F. Ferraresi, PharmD, FASHP, FCSHP
Director of Pharmacy Services
Pathways Home Health and Hospice
Sunnyvale, California

Joseph W. Ferullo, PharmD
Associate Professor of Pharmacy Practice
School of Pharmacy–Boston
MCPHS University
Boston, Massachusetts

Christopher K. Finch, PharmD, BCPS, FCCM, FCCP
Director of Pharmacy
Methodist University Hospital
Associate Professor
College of Pharmacy
University of Tennessee
Memphis, Tennessee

Douglas N. Fish, PharmD, BCPS–AQ ID
Professor and Chair
Department of Clinical Pharmacy
Skaggs School of Pharmacy and Pharmaceutical Science
University of Colorado
Clinical Specialist in Critical Care/Infectious Diseases
University of Colorado Hospital
Aurora, Colorado

Jeffrey J. Fong, PharmD, BCPS
Associate Professor of Pharmacy Practice
School of Pharmacy–Worcester/Manchester
MCPHS University
Worcester, Massachusetts

Andrea S. Franks, PharmD, BCPS
Associate Professor, Clinical Pharmacy and Family Medicine
College of Pharmacy and Graduate School Medicine
University of Tennessee Health Science Center
Knoxville, Tennessee

Kristen N. Gardner, PharmD
Clinical Pharmacy Specialist–Behavioral Health
Highline Behavioral Clinic
Kaiser Permanente Colorado
Denver, Colorado

Virginia L. Ghafoor, PharmD
Pharmacy Specialist–Pain Management
University of Minnesota Medical Center
Minneapolis, Minnesota

Brooke Gildon, PharmD, BCPPS, BCPS, AE-C
Associate Professor of Pharmacy Practice
Southwestern Oklahoma State University College of Pharmacy
Weatherford, Oklahoma

Ashley Glode, PharmD, BCOP
Assistant Professor
Department of Clinical Pharmacy
Skaggs School of Pharmacy and Pharmaceutical Sciences
University of Colorado Anschutz Medical Campus
Aurora, Colorado

Jeffery A. Goad, PharmD, MPH, FAPhA, PCPhA, FCSHP
Professor and Chair
Department of Pharmacy Practice
School of Pharmacy
Chapman University
Irvine, California

Jennifer D. Goldman, BS, PharmD, CDE, BC-ADM, FCCP
Professor of Pharmacy Practice
School of Pharmacy–Boston
MCPHS University
Boston, Massachusetts

Joel Goldstein, MD
Assistant Clinical Professor
Harvard Medical School
Division of Child/Adolescent Psychology
Cambridge Health Alliance
Cambridge, Massachusetts

Luis S. Gonzalez, III, PharmD, BCPS
Manager
Clinical Pharmacy Services
PGY1 Pharmacy Residency Program Director
Conemaugh Memorial Medical Center
Johnstown, Pennsylvania

Larry Goodyer, PhD, MRPharmS, BCPS
Professor, School of Pharmacy
De Montfort University
Leicester, United Kingdom
Medical Director
Nomad Travel Stores and Clinic
Bishop's Stortford, United Kingdom

Mary-Kathleen Grams, PharmD, BCGP
Assistant Professor of Pharmacy Practice
School of Pharmacy–Boston
MCPHS University
Boston, Massachusetts

Philip Grgurich, PharmD, BCPS
Associate Professor of Pharmacy Practice
School of Pharmacy–Boston
MCPHS University
Boston, Massachusetts

B. Joseph Guglielmo, PharmD
Professor and Dean
School of Pharmacy
University of California, San Francisco
San Francisco, California

Karen M. Gunning, PharmD, BCPS, BCACP, FCCP
Professor (Clinical) and Interim Chair of Pharmacotherapy
Adjunct Professor of Family and Preventive Medicine
PGY2 Ambulatory Care Residency Director
Clinical Pharmacist–University of Utah Family Medicine Residency/
  Sugarhouse Clinic
University of Utah College of Pharmacy and School of Medicine
Salt Lake City, Utah

Mary A. Gutierrez, PharmD, BCPP
Professor of Pharmacy Practice
Chapman University School of Pharmacy
Irvine, California

Justinne Guyton, PharmD, BCACP
Associate Professor of Pharmacy Practice
Site Coordinator
PGY2 Ambulatory Care Residency Program
St. Louis College of Pharmacy
St. Louis, Missouri

Matthew Hafermann, PharmD, BCPS
Medical ICU/Cardiology Clinical Pharmacist
Harborview Medical Center
PGY1 Pharmacy Residency Coordinator
Medicine Clinical Instructor
University of Washington School of Pharmacy
Seattle, Washington

Jason S. Haney, PharmD, BCPS, BCCCP
Assistant Professor
Department of Clinical Pharmacy and Outcome Sciences
South Carolina College of Pharmacy
Medical University of South Carolina
Charleston, South Carolina

Christy S. Harris, PharmD, BCPS, BCOP
Associate Professor of Pharmacy Practice
School of Pharmacy–Boston
MCPHS University
Boston, Massachusetts

Mary F. Hebert, PharmD, FCCP
Professor
Department of Pharmacy
Adjunct Professor of Obstetrics and Gynecology
University of Washington
Seattle, Washington

Emily L. Heil, PharmD, BCPS-AQ ID
Assistant Professor
Infectious Diseases
University of Maryland School of Pharmacy
Baltimore, Maryland

Erika L. Hellenbart, PharmD, BCPS
Clinical Assistant Professor
University of Illinois at Chicago College of Pharmacy
Chicago, Illinois

David W. Henry, PharmD, MS, BCOP, FASHP
Associate Professor and Chair
Pharmacy Practice
University of Kansas School of Pharmacy
Lawrence, Kansas

Christopher M. Herndon, PharmD, BCPS, CPE
Associate Professor
Department of Pharmacy Practice
School of Pharmacy
Southern University Illinois Edwardsville
Edwardsville, Illinois

Richard N. Herrier, PharmD, FAPhA
Clinical Professor
Department of Pharmacy Practice and Science
College of Pharmacy
University of Arizona
Tucson, Arizona

Karl M. Hess, PharmD, CTH, FCPhA
Vice Chair of Clinical and Administrative Sciences
Associate Professor
Certificate Coordinator for Medication Therapy Outcomes
Keck Graduate Institute Claremont, California

Curtis D. Holt, PharmD
Clinical Professor
Department of Surgery
University of California, Los Angeles
Los Angeles, California

Evan R. Horton, PharmD
Associate Professor of Pharmacy Practice
School of Pharmacy–Worcester/Manchester
MCPHS University
Worcester, Massachusetts

Priscilla P. How, PharmD, BCPS
Assistant Professor
Director of PharmD Program
Department of Pharmacy
Faculty of Science
National University of Singapore
Principal Clinical Pharmacist
Department of Medicine
Division of Nephrology
National University Hospital
Singapore, Republic of Singapore

Molly E. Howard, PharmD, BCPS
Clinical Pharmacy Specialist
Central Alabama Veterans Health Care System
Montgomery, Alabama

Timothy R. Hudd, PharmD, AE-C
Associate Professor of Pharmacy Practice
School of Pharmacy–Boston
MCPHS University
Boston, Massachusetts

Bethany Ibach, PharmD, BCPPS
Assistant Professor of Pharmacy Practice
School of Pharmacy, Pediatrics Division
Texas Tech University Health Sciences Center
Abilene, Texas

Gail S. Itokazu, PharmD
Clinical Associate Professor
Department of Pharmacy Practice
University of Illinois, Chicago
Clinical Pharmacist
Division of Infectious Diseases
John H. Stroger Jr. Hospital of Cook County
Chicago, Illinois

Timothy J. Ives, PharmD, MPH, FCCP, CPP
Professor of Pharmacy
Adjunct Professor of Medicine
Eshelman School of Pharmacy
University of North Carolina at Chapel Hill
Chapel Hill, North Carolina

Nicole A. Kaiser, RPh, BCOP
Oncology Clinical Pharmacy Specialist
Children's Hospital Colorado
Aurora, Colorado

James S. Kalus, PharmD, FASHP
Director of Pharmacy
Henry Ford Health System
Henry Ford Hospital
Detroit, Michigan

Marina D. Kaymakcalan, PharmD
Clinical Pharmacy Specialist
Dana Farber Cancer Institute
Boston, Massachusetts

Michael B. Kays, PharmD, FCCP
Associate Professor
Department of Pharmacy Practice
Purdue University College of Pharmacy
West Lafayette and Indianapolis, Indiana

Jacob K. Kettle, PharmD, BCOP
Oncology Clinical Pharmacy Specialist
University of Missouri Health Care
Columbia, Missouri

Rory E. Kim, PharmD
Assistant Professor of Clinical Pharmacy
University of Southern California School of Pharmacy
Los Angeles, California

Lee A. Kral, PharmD, BCPS, CPE
Clinical Pharmacy Specialist, Pain Management
Department of Pharmaceutical Care
The University of Iowa Hospitals and Clinics
Iowa City, Iowa

Donna M. Kraus, PharmD, FAPhA, FPPAG, FCCP
Pediatric Clinical Pharmacist/Associate Professor of Pharmacy
    Practice
Departments of Pharmacy Practice and Pediatrics
Colleges of Pharmacy and Medicine
University of Illinois at Chicago
Chicago, Illinois

Susan A. Krikorian, MS, PharmD
Professor of Pharmacy Practice
School of Pharmacy–Boston
MCPHS University
Boston, Massachusetts

Andy Kurtzweil, PharmD, BCOP
Pharmacy Supervisor–Adult Hematology and Oncology/BMT
University of Minnesota Health
Minneapolis, Minnesota

Benjamin Laliberte, PharmD, BCPS
Clinical Pharmacy Specialist, Cardiology
Massachusetts General Hospital
Boston, Massachusetts

Jerika T. Lam, PharmD, AAHIVP
Assistant Professor of Pharmacy Practice
School of Pharmacy
Chapman University
Irvine, California

Trisha LaPointe, PharmD, BCPS
Associate Professor of Pharmacy Practice
School of Pharmacy–Boston

MCPHS University
Boston, Massachusetts

Alan H. Lau, PharmD
Professor
Director, International Clinical Pharmacy Education
College of Pharmacy
University of Illinois at Chicago
Chicago, Illinois

Elaine J. Law, PharmD, BCPS
Assistant Clinical Professor of Pharmacy Practice
Thomas J. Long School of Pharmacy and Health Sciences
University of the Pacific
Stockton, California

Kimberly Lenz, PharmD
Clinical Pharmacy Manager
Office of Clinical Affairs
University of Massachusetts Medical School
Quincy, Massachusetts

Russell E. Lewis, PharmD, FCCP
Associate Professor of Medicine, Infectious Diseases
Department of Medical and Surgical Services
Infectious Diseases Unit, Policlinico S. Orsola-Malpighi
University of Bologna
Bologna, Italy

Rachel C. Long, PharmD, BCPS
Clinical Staff Pharmacist
Carolinas HealthCare System
Charlotte, North Carolina

Ann M. Lynch, BSP, PharmD, AE-C
Professor of Pharmacy Practice
School of Pharmacy–Worcester/Manchester
MCPHS University
Worcester, Massachusetts

Matthew R. Machado, PharmD
Associate Professor of Pharmacy Practice
School of Pharmacy–Boston
MCPHS University
Boston, Massachusetts

Emily Mackler, PharmD, BCOP
Clinical Pharmacist and Project Manager
Michigan Oncology Quality Consortium
University of Michigan
Ann Arbor, Michigan

Daniel R. Malcolm, PharmD, BCPS, BCCCP
Associate Professor and Vice-Chair
Clinical and Administrative Services
Sullivan University College of Pharmacy
Louisville, Kentucky

Shannon F. Manzi, PharmD, NREMT, FPPAG
Director, Clinical Pharmacogenomics Service
Manager, Emergency and ICU Pharmacy Services
Boston Children's Hospital
Boston, Massachusetts

Joel C. Marrs, PharmD, FCCP, FASHP, FNLA, BCPS-AQ Cardiology, BCACP, CLS, ASH-CHC
Associate Professor
Department of Clinical Pharmacy
University of Colorado Anschutz Medical Campus
Skaggs School of Pharmacy and Pharmaceutical Sciences
Clinical Pharmacy Specialist
Department of Pharmacy
Denver Health and Hospital Authority
Aurora, Colorado

John Marshall, PharmD, BCPS, BCCCP, FCCM
Clinical Pharmacy Coordinator–Critical Care
Beth Israel Deaconess Medical Center
Boston, Massachusetts

Darius L. Mason, PharmD, BCPS, FACN
Clinical Pharmacist
Methodist South Hospital
Memphis, Tennessee

Susan L. Mayhew, PharmD, BCNSP, FASHP
Professor and Dean
Appalachian College of Pharmacy
Oakwood, Virginia

James W. McAuley, RPh, PhD, FAPhA
Associate Dean for Academic Affairs and Professor
Departments of Pharmacy Practice and Neurology
The Ohio State University College of Pharmacy
Columbus, Ohio

Sarah E. McBane, PharmD, CDE, BCPS, FCCP, FCPhA, APh
Professor and Chair
Department of Pharmacy Practice
West Coast University
Los Angeles, California

William W. McCloskey, BA, BS, PharmD
Professor of Pharmacy Practice
School of Pharmacy–Boston
MCPHS University
Boston, Massachusetts

Chephra McKee, PharmD
Assistant Professor of Pharmacy Practice
School of Pharmacy
Pediatrics Division
Texas Tech University Health Sciences Center
Abilene, Texas

Molly G. Minze, PharmD, BCACP
Associate Professor of Pharmacy Practice
Ambulatory Care Division
School of Pharmacy
Texas Tech University Health Sciences Center
Abilene, Texas

Amee D. Mistry, PharmD
Associate Professor Pharmacy Practice
School of Pharmacy–Boston
MCPHS University
Boston, Massachusetts

Katherine G. Moore, PharmD, BCPS, BCACP
Executive Director of Experiential Education
Associate Professor of Pharmacy Practice
Presbyterian College School of Pharmacy
Clinton, South Carolina

Jill A. Morgan, PharmD, BCPS, BCPPS
Associate Professor and Chair
Department of Pharmacy Practice and Science
University of Maryland School of Pharmacy
Baltimore, Maryland

Anna K. Morin, PharmD
Professor of Pharmacy Practice and Dean
School of Pharmacy–Worcester/Manchester
MCPHS University
Worcester, Massachusetts

Pamela B. Morris, MD, FACC, FAHA, FASPC, FNLA
Director, Seinsheimer Cardiovascular Health Program
Co-Director, Women's Heart Care
Medical University of South Carolina
Charleston, South Carolina

Oussayma Moukhachen, PharmD, BCPS
Assistant Professor Pharmacy Practice
School of Pharmacy–Boston
MCPHS University
Boston, Massachusetts
Clinical Care Specialist
Mount Auburn Hospital
Cambridge, Massachusetts

Kelly A. Mullican, PharmD
Primary Care Clinical Pharmacy Specialist
Kaiser Permanente–Mid-Atlantic States
Washington, District of Columbia

Myrna Y. Munar, PharmD
Associate Professor of Pharmacy
College of Pharmacy
Oregon State University
Oregon Health and Science University
Portland, Oregon

Yulia A. Murray, PharmD, BCPS
Assistant Professor of Pharmacy Practice
School of Pharmacy–Boston
MCPHS University
Boston, Massachusetts

Milap C. Nahata, MS, PharmD, FCCP, FAPhA, FASHP
Director, Institute of Therapeutic Innovations and Outcomes
Professor Emeritus of Pharmacy, Pediatrics, and Internal Medicine
Colleges of Pharmacy and Medicine
The Ohio State University
Columbus, Ohio

Richard S. Nicholas, PharmD, ND, CDE, BCPS, BCACP
Assistant Professor of Pharmacy Practice
Appalachian College of Pharmacy
Oakwood, Virginia

Stefanie C. Nigro, PharmD, BCACP, BC-ADM
Assistant Professor of Pharmacy Practice
School of Pharmacy–Boston

MCPHS University
Boston, Massachusetts

Cindy L. O'Bryant, PharmD, BCOP, FCCP, FHOPA
Professor
Department of Clinical Pharmacy
Skaggs School of Pharmacy and Pharmaceutical Sciences
Clinical Pharmacy Specialist in Oncology
University of Colorado Cancer Center
Aurora, Colorado

Kirsten H. Ohler, PharmD, BCPS, BCPPS
Clinical Assistant Professor of Pharmacy Practice
College of Pharmacy
University of Illinois at Chicago
Clinical Pharmacy Specialist–Neonatal ICU
University of Illinois at Chicago Hospital and Health Sciences System
Chicago, Illinois

Julie L. Olenak, PharmD
Assistant Dean of Student Affairs
Associate Professor
Department of Pharmacy Practice
Nesbitt College of Pharmacy and Nursing
Wilkes University
Wilkes-Barre, Pennsylvania

Jacqueline L. Olin, MS, PharmD, BCPS, CDE, FASHP, FCCP
Professor of Pharmacy
School of Pharmacy
Wingate University
Wingate, North Carolina

Neeta Bahal O'Mara, PharmD, BCPS
Clinical Pharmacist
Dialysis Clinic, Inc.
North Brunswick, New Jersey

Robert L. Page, II, PharmD, MSPH, FHFSA, FCCP, FASHP, FASCP, CGP, BCPS (AQ-Cards)
Professor
Departments of Clinical Pharmacy and Physical Medicine
School of Pharmacy and Pharmaceutical Sciences
University of Colorado
Aurora, Colorado

Louise Parent-Stevens, PharmD, BCPS
Assistant Director of Introductory Pharmacy Practice Experiences
Clinical Assistant Professor
Department of Pharmacy Practice
University of Illinois at Chicago College of Pharmacy
Chicago, Illinois

Dhiren K. Patel, PharmD, CDE, BC-ADM, BCACP
Associate Professor of Pharmacy Practice
School of Pharmacy–Boston
MCPHS University
Boston, Massachusetts

Katherine Tipton Patel, PharmD, BCOP
Clinical Pharmacy Specialist
The University of Texas
MD Anderson Cancer Center
Houston, Texas

Jennifer T. Pham, PharmD, BCPS, BCPPS
Clinical Assistant Professor, Department of Pharmacy Practice
University of Illinois at Chicago College of Pharmacy
Clinical Pharmacy Specialist, Neonatal Clinical Pharmacist
University of Illinois Hospital and Health Sciences System
Chicago, Illinois

Jonathan D. Picker, MBChB, PhD
Assistant Professor
Harvard Medical School
Clinical Geneticist
Boston Children's Hospital
Boston, Massachusetts

Brian A. Potoski, PharmD, BCPS
Associate Professor
Departments of Pharmacy and Therapeutics
University of Pittsburgh School of Pharmacy
Associate Director, Antibiotic Management Program
University of Pittsburgh Medical Center
Presbyterian University Hospital
Pittsburgh, Pennsylvania

David J. Quan, PharmD, BCPS
Health Sciences Clinical Professor of Pharmacy
Department of Clinical Pharmacy
School of Pharmacy
University of California, San Francisco
Pharmacist Specialist–Solid Organ Transplant
University of California, San Francisco Medical Center
San Francisco, California

Erin C. Raney, PharmD, BCPS, BC-ADM
Professor of Pharmacy Practice
Midwestern University College of Pharmacy–Glendale
Glendale, Arizona

Valerie Relias, PharmD, BCOP
Clinical Pharmacy Specialist
Division of Hematology/Oncology
Tufts Medical Center
Boston, Massachusetts

Lee A. Robinson, MD
Instructor
Department of Psychiatry
Harvard Medical School
Boston, Massachusetts
Associate Training Director
Child and Adolescent Psychiatry Fellowship
Primary Care Mental Health Integrated Psychiatrist
Cambridge Health Alliance
Cambridge, Massachusetts

Charmaine Rochester-Eyeguokan, PharmD, BCPS, BCACP, CDE
Associate Professor of Pharmacy Practice and Science
University of Maryland School of Pharmacy
Baltimore, Maryland

Carol J. Rollins, PharmD, MS, RD, CNSC, BCNSP
Clinical Associate Professor
Department of Pharmacy Practice and Science
College of Pharmacy
The University of Arizona
Tucson, Arizona

Melody Ryan, PharmD, MPH, GCP, BCPS
Professor
Department of Pharmacy Practice and Science
College of Pharmacy
University of Kentucky
Lexington, Kentucky

David Schnee, PharmD, BCACP
Associate Professor of Pharmacy Practice
School of Pharmacy–Boston
MCPHS University
Boston, Massachusetts

Eric F. Schneider, BS Pharm, PharmD
Assistant Dean for Academics
Professor
School of Pharmacy
Wingate University
Wingate, North Carolina

Sheila Seed, PharmD, MPH
Professor of Pharmacy Practice
School of Pharmacy–Worcester/Manchester
MCPHS University
Worcester, Massachusetts

Timothy H. Self, PharmD
Professor of Clinical Pharmacy
College of Pharmacy
University of Tennessee Health Science Center
Memphis, Tennessee

Amy Hatfield Seung, PharmD, BCOP
Senior Director of Clinical Development
Physician Resource Management/Caret
Cary, North Carolina

Nancy L. Shapiro, PharmD, FCCP, BCPS
Operations Coordinator
University of Illinois Hospital and Health Sciences System
Clinical Associate Professor of Pharmacy Practice
Director, PGY2 Ambulatory Care Residency
College of Pharmacy
University of Illinois at Chicago
Chicago, Illinois

Iris Sheinhait, PharmD, MA, RPh
Certified Poison Information Specialist
Adjunct Assistant Professor
Regional Center for Poison Control Serving Massachusetts and Rhode
   Island
Boston Children's Hospital and MCPHS University
Boston, Massachusetts

Greene Shepherd, PharmD, DABAT
Clinical Professor and Vice-Chair
Division of Practice Advancement and Clinical Education
Director of Professional Education, Asheville Campus
Eshelman School of Pharmacy
University of North Carolina at Chapel Hill
Asheville, North Carolina

Devon A. Sherwood, PharmD, BCPP
Assistant Professor
Psychopharmacology
College of Pharmacy
University of New England
Portland, Maine

Richard J. Silvia, PharmD, BCCP
Associate Professor of Pharmacy Practice
School of Pharmacy–Boston
MCPHS University
Boston, Massachusetts

Carrie A. Sincak, PharmD, BCPS, FASHP
Assistant Dean for Clinical Affairs and Professor
Department of Pharmacy Practice
Midwestern University Chicago College of Pharmacy
Downers Grove, Illinois

Harleen Singh, PharmD, BCPS-AQ Cardiology, BCACP
Clinical Associate Professor of Pharmacy Practice
Oregon State University
Oregon Health and Science University
Portland, Oregon

Jessica C. Song, MA, PharmD
Clinical Pharmacy Supervisor
PGY1 Pharmacy Residency Coordinator
Department of Pharmacy Services
Santa Clara Valley Medical Center
San Jose, California

Suellyn J. Sorensen, PharmD, BCPS, FASHP
Director
Clinical Pharmacy Services
St. Vincent Indianapolis
Indianapolis, Indiana

Linda M. Spooner, PharmD, BCPS (AQ-ID), FASHP
Professor of Pharmacy Practice
School of Pharmacy–Worcester/Manchester
MCPHS University
Clinical Pharmacy Specialist in Infectious Diseases
Saint Vincent Hospital
Worcester, Massachusetts

Karyn M. Sullivan, PharmD, MPH
Professor of Pharmacy Practice
School of Pharmacy–Worcester/Manchester
MCPHS University
Worcester, Massachusetts

David J. Taber, PharmD, MS, BCPS
Associate Professor
Division of Transplant Surgery
College of Medicine
Medical University of South Carolina
Charleston, South Carolina

Candace Tan, PharmD, BCACP
Clinical Pharmacist
Kaiser Permanente
Los Angeles, California

Yasar O. Tasnif, PharmD, BCPS, FAST
Associate Professor
Cooperative Pharmacy Program
University of Texas at Austin and University of Texas, Rio Grande
    Valley
Clinical Pharmacist Specialist
Doctor's Hospital at Renaissance–Renaissance Transplant Institute
Edinburg, Texas

Daniel J. G. Thirion, BPharm, MSc, PharmD, FCSHP
Professeur Titulaire de Clinique
Faculté de Pharmacie
Université de Montréal
Pharmacien
Centre Universitaire de Santé McGill
Montréal, Québec, Canada

Angela M. Thompson, PharmD, BCPS
Assistant Professor
Department of Clinical Pharmacy
Skaggs School of Pharmacy and Pharmaceutical Sciences
University of Colorado
Aurora, Colorado

Lisa A. Thompson, PharmD, BCOP
Clinical Pharmacy Specialist in Oncology
Kaiser Permanente Colorado
Lafayette, Colorado

Toyin Tofade, MS, PharmD, BCPS, CPCC
Dean and Professor
Howard University College of Pharmacy
Washington, District of Columbia

Tran H. Tran, PharmD, BCPS
Associate Professor
Midwestern University, Chicago College of Pharmacy
Downers Grove, Illinois

Dominick P. Trombetta, PharmD, BCPS, CGP, FASCP
Associate Professor
Department of Pharmacy Practice
Nesbitt School of Pharmacy
Wilkes University
Wilkes-Barre, Pennsylvania

Toby C. Trujillo, PharmD, FCCP, FAHAH, BCPS-AQ Cardiology
Associate Professor
Department of Clinical Pharmacy
Skaggs School of Pharmacy and Pharmaceutical Sciences
University of Colorado
Aurora, Colorado

Sheila K. Wang, PharmD, BCPS (AQ–ID)
Associate Professor of Pharmacy Practice
Chicago College of Pharmacy
Midwestern University
Downers Grove, Illinois
Clinical Pharmacist, Infectious Disease
Program Director, Rush University Medical Center
Chicago, Illinois

Brian Watson, PharmD, BCPS
Pharmacist
University of Maryland Medical System
St. Joseph's Medical Center
Baltimore, Maryland

Kristin Watson, PharmD, BCPS-AQ Cardiology
Associate Professor, Vice-Chair of Clinical Services
University of Maryland School of Pharmacy
Baltimore, Maryland

Lynn Weber, PharmD, BCOP
Clinical Pharmacy Specialist, Oncology/Hematology
Pharmacy Residency Coordinator and PGY-1 Residency Director
Hennepin County Medical Center
Minneapolis, Minnesota

Kellie Jones Weddle, PharmD, BCOP, FCCP, FHOPA
Clinical Professor of Pharmacy Practice
College of Pharmacy
Purdue University
Indianapolis, Indiana

C. Michael White, PharmD, FCP, FCCP
Professor and Head
Department of Pharmacy Practice
School of Pharmacy
University of Connecticut
Storrs, Connecticut

Natalie Whitmire, PharmD, BCPS, BCGP
Pharmacist Specialist
University of California, San Diego Health

Barbara S. Wiggins, PharmD, BCPS, CLS, AACC, FAHA, FCCP, FNLA
Clinical Pharmacy Specialist–Cardiology
Medical University of South Carolina
Charleston, South Carolina

Kristine C. Willett, PharmD, FASHP
Associate Professor of Pharmacy Practice
School of Pharmacy–Worcester/Manchester
MCPHS University
Manchester, New Hampshire

Bradley R. Williams, PharmD, CGP
Professor of Clinical Pharmacy and Clinical Gerontology
School of Pharmacy
University of Southern California
Los Angeles, California

Casey B. Williams, PharmD, BCOP, FHOPA
Director, Center for Precision Oncology
Director, Department of Molecular and Experimental Medicine
Avera Cancer Institute
Sioux Falls, South Dakota

Dennis M. Williams, PharmD, BCPS, AE-C
Associate Professor and Vice-Chair for Professional Education and
 Practice
Division of Pharmacotherapy and Experimental Therapeutics
Eshelman School of Pharmacy
University of North Carolina at Chapel Hill
Chapel Hill, North Carolina

Katie A. Won, PharmD, BCOP
Clinical Pharmacist
Hennepin County Medical Center
Minneapolis, Minnesota

Annie Wong-Beringer, PharmD, FIDSA
Professor of Pharmacy
School of Pharmacy
University of Southern California
Los Angeles, California

Dinesh Yogaratnam, PharmD, BCPS, BCCCP
Assistant Professor of Pharmacy Practice
School of Pharmacy–Worcester/Manchester
MCPHS University
Worcester, Massachusetts

Kathy Zaiken, PharmD
Professor of Pharmacy Practice
School of Pharmacy–Boston
MCPHS University
Boston, Massachusetts

Caroline S. Zeind, PharmD
Associate Provost for Academic and International Affairs
Chief Academic Officer
Worcester, Massachusetts and Manchester, New Hampshire,
 Campuses
Professor of Pharmacy Practice
MCPHS University
Boston, Massachusetts

Sara Zhou, PharmD
Certified Poison Information Specialist
Adjunct Assistant Professor
Regional Center for Poison Control Serving Massachusetts and Rhode
 Island
Boston Children's Hospital and MCPHS University
Boston, Massachusetts

Kristin M. Zimmerman, PharmD, CGP, BCACP
Associate Professor
Department of Pharmacotherapy & Outcomes Science
Virginia Commonwealth University
Richmond, Virginia

目　录

第十一篇　内分泌系统疾病

Jennifer D. Goldman

52 第 52 章 甲状腺疾病

Eric F. Schneider and Betty J. Dong

核心原则		章节案例
①	甲状腺功能检查对于确诊甲状腺疾病是很重要的,但其会随着急慢性疾病和特定的药物而改变。促甲状腺素(thyrotropin,TSH)是甲状腺功能最精确的指标。	案例 52-1(问题 1 和 2) 案例 52-2(问题 1) 案例 52-3(问题 1) 案例 52-4(问题 1) 案例 52-5(问题 5) 案例 52-23(问题 1) 案例 52-24(问题 1) 表 52-1,表 52-7 图 52-1,图 52-2
②	甲状腺激素缺乏可以引起甲状腺肿和甲状腺功能减退症,包括黏液性水肿昏迷、心力衰竭和高脂血症,导致甲状腺功能减退的主要原因是桥本甲状腺炎。	案例 52-5(问题 1) 案例 52-8(问题 2) 案例 52-9(问题 2) 案例 52-10(问题 1) 案例 52-11(问题 1 和 2) 案例 52-12(问题 1) 案例 52-13(问题 1) 案例 52-20(问题 1) 表 52-2,表 52-3
③	仿制的或原研的左甲状腺素钠制剂可作为纠正甲状腺功能减退时的治疗选择。包含三碘甲状腺原氨酸(T_3)的制剂并不是必需的,因为甲状腺素 T_4 可转换为 T_3。	案例 52-5(问题 2) 案例 52-6(问题 1) 案例 52-10(问题 2) 表 52-4,表 52-8
④	甲状腺功能减退的体征和症状通过服用左甲状腺素钠可被纠正。左甲状腺素钠的服用方法为空腹,平均口服替代剂量为 $1.6\sim1.7\mu g/(kg\cdot d)$ 或通过静脉注射给药。剂量要随着体重、合并症和药物相互作用而调整。	案例 52-5(问题 3~5) 案例 52-7(问题 1) 案例 52-8(问题 1) 案例 52-9(问题 1) 案例 52-10(问题 2) 案例 52-11(问题 3) 表 52-4,表 52-8,表 52-9
⑤	甲状腺功能亢进的体征和症状与肾上腺素分泌过多是相似的(如心动过速、颤动、甲状腺危象),但是老年甲状腺功能亢进症患者可能没有上述症状。造成甲状腺功能亢进的常见原因的 Graves 病,可同时并发眼病。	案例 52-14(问题 1 和 2) 案例 52-15(问题 1) 案例 52-21(问题 1 和 2) 案例 52-22(问题 1 和 2) 表 52-5,表 52-6,图 52-3

		章节案例
6	甲状腺功能亢进的治疗包括硫脲类、碘化物、放射性碘和手术。β受体阻滞剂可以作为对症的药物来缓解甲状腺功能亢进症患者的症状。	案例52-15(问题2~9和12) 案例52-16(问题1) 案例52-19(问题1和2) 案例52-20(问题1) 案例52-22(问题2) 表52-10
7	除了早期妊娠和甲状腺危象的患者,甲巯咪唑比丙硫氧嘧啶(PTU)更好。硫脲类的毒性包括胃肠道的症状、皮疹、粒细胞缺乏和肝炎。	案例52-15(问题4~8、10和11) 案例52-18(问题1)
8	甲状腺功能减退和甲状腺功能亢进都可能改变同时服用药物的代谢(如地高辛、华法林等)。	案例52-14(问题2和3)
9	亚临床甲状腺功能减退和甲状腺功能亢进的管理应该是个体化的。	案例52-12(问题1) 案例52-17(问题1)
10	某些药物(如胺碘酮、干扰素、锂盐、酪氨酸激酶抑制剂)可造成甲状腺功能失调。	案例52-23(问题1) 案例52-24(问题1) 表52-2,表52-6

概述

　　甲状腺疾病,包括甲状腺功能亢进症、甲状腺功能减退症和甲状腺结节,是一类常见的疾病,大约影响了正常人群中5%~15%的人。女性的发病率是男性的3~4倍。甲状腺分泌两种有生物活性的甲状腺激素,分别为三碘甲状腺原氨酸(T_3)和甲状腺素(T_4)。当血液中甲状腺激素水平较低时,下丘脑分泌的促甲状腺素释放激素(thyrotropin-releasing hormone,TRH)刺激垂体释放促甲状腺激素(thyroid-stimulating hormone,TSH)。TSH反过来会通过增强甲状腺的活动来促进甲状腺激素的合成和释放。循环中高水平的甲状腺激素通过抑制TSH的释放而阻断甲状腺激素的合成(负反馈)。当血清甲状腺激素浓度降低时,下丘脑-垂体轴又会通过释放TRH和TSH来做出响应(图52-1)。

　　T_3的效价是T_4的4倍以上,是循环中甲状腺分泌的最主要的激素。每日总T_3的80%是来自于外周T_4向T_3的转化。甲状腺分泌的T_4约35%~40%在外周转化为T_3,另外约45%在外周转化为没有活性的反T_3(rT_3)。某些药物和疾病可以改变T_4向T_3的转化率,从而降低T_3的水平(表52-1[1,2],参见案例52-1,问题2)。

　　T_4在血液循环中有0.03%为游离形式(活性),99.97%是结合形式(无活性),主要与甲状腺结合球蛋白结合。这种与血清蛋白的高亲和力使T_4的代谢降解速度缓慢,半衰期长达7日。相比之下,T_3与血清蛋白结合力稍弱(99.7%),约0.3%以游离形式存在。T_3与蛋白相对低的亲和力使其代谢速度比T_4快3倍,半衰期只有1.5日。

　　甲状腺功能减退症是由于甲状腺激素缺乏引起的临床综合征。甲状腺功能减退症在女性的发病率为1.4%~2%,男性为0.1%~0.2%。60岁以上的患者发病率增加,老年女性发病率为6%,老年男性为2.5%。甲状腺功能减

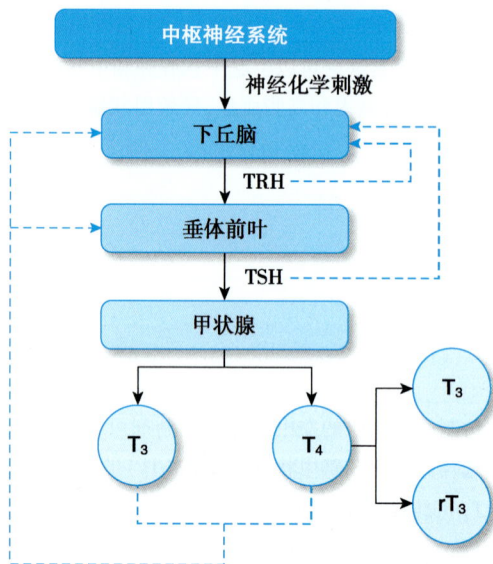

图52-1　甲状腺激素分泌规律。甲状腺激素的释放是通过下丘脑-垂体-甲状腺轴的控制。虚线代表负反馈

退症病因有原发性(甲状腺)或更少见的继发性(下丘脑-垂体)。

　　桥本甲状腺炎,一种自身免疫性疾病,是原发性甲状腺功能减退症的最常见病因,并且该病有明显的遗传倾向。桥本甲状腺炎的发病机制是由于免疫监视功能受损导致正常的抑制性T淋巴细胞不能发挥抑制作用,并在浆细胞(区别于B淋巴细胞)的作用下生成过多的甲状腺自身抗体。循环中的甲状腺抗体破坏了甲状腺细胞,使甲状腺内碘的有机结合受损或者阻断了碘的有机结合过程。典型的临床表现是甲状腺功能减退和甲状腺肿(甲状腺腺体增大),但患者也可表现为甲状腺功能减退而无甲状腺肿,或者甲状

表 52-1

对甲状腺功能正常的患者可以明显改变甲状腺功能的因素

影响因素	药物/疾病状态
↑TBG 结合能力	
↑TT$_4$	雌激素[1,2]，他莫西芬[3]，雷诺昔芬[4]
↑TT$_3$	口服避孕药[5]
TSH 正常	海洛因[6]
FT$_4$I,FT$_4$ 正常	美沙酮维持治疗[6]
FT$_3$I,FT$_3$ 正常	遗传性的 TBG↑氯贝丁酯
	活动性肝炎[7]
↓TBG 结合能力/T$_4$ 结合位点被替换	
TT$_4$↓	雄激素[5]
TT$_3$↓	水杨酸[5,8,9]，水杨酸内酯[9]，双水杨酸酯[9]
TSH 正常	大剂量呋塞米
FT$_4$I,FT$_4$ 正常	肝硬化/肝衰竭 TBG 合成↓
FT$_3$I,FT$_3$ 正常	肾病综合征[5,7]
	达那唑[5,7]
	糖皮质激素[5,7,10]
↓外周 T$_4$→T$_3$ 的转换	
TT$_3$↓	PTU
TT$_4$ 正常	普萘洛尔[11]
FT$_4$I,FT$_4$ 正常	糖皮质激素[5,10,12]
正常 TSH	
↓垂体和外周 T$_4$→T$_3$	
TT$_3$↓	碘对比剂（如碘泊酸钠）[13-17]
TT$_4$↑	胺碘酮[18,19,20]
TSH↑（一过性）	非甲状腺性病态综合征[21-23]
FT$_4$I↑	
↑T$_4$ 随酶反应清除/↑排泄物丢失[a]	
TT$_4$↓	苯妥英[24,25]
FT$_4$I↓	苯巴比妥[24]
FT$_4$ 正常或↓	卡马西平[24-29]
TT$_3$ 正常或↓	考来烯胺，考来替泊[30]
TSH 正常或↑	利福平[24]
	贝沙罗汀 Bexarotene[31]
↓TSH 分泌	
	多巴胺[5,7]，多巴酚丁胺[32]
	左旋多巴[5]，卡麦角林[33]
	糖皮质激素[5,10,12]
	溴隐亭[5,12]，普拉克索[10,34]
	罗匹尼罗[10,34]
	奥曲肽[35]
	二甲双胍[36,37]
	贝沙罗汀[38]
↑TSH 分泌	
	甲氧氯普胺[5,7,12]
	多潘立酮[5,7,12]

[a]可同样造成接受左甲状腺素钠治疗的患者甲状腺功能减退。
FT$_4$，游离甲状腺素；FT$_4$I，游离甲状腺素指数；FT$_3$，游离三碘甲状腺原氨酸；FT$_3$I，游离三碘甲状腺原氨酸指数；PTU，丙硫氧嘧啶；TBG，甲状腺结合球蛋白；T$_4$，甲状腺素；TSH，促甲状腺素；T$_3$，三碘甲状腺原氨酸；TT$_4$，总甲状腺素；TT$_3$，总甲状腺原氨酸

腺功能正常合并甲状腺肿，或者少数（<5%）表现为甲状腺功能亢进症（桥本甲状腺毒症）。

其他的甲状腺功能减退症的病因见表 52-2[3-24]，包括药物导致的甲状腺功能减退。

表 52-2

甲状腺功能减退的原因

不伴甲状腺肿大的甲状腺功能减退症
原发性甲状腺功能减退症（甲状腺功能紊乱）
特发性萎缩
医源性甲状腺破坏
手术
放射性碘治疗
X 线治疗
炎症后的甲状腺炎
呆小症（先天性甲状腺功能减退）
继发性甲状腺功能减退症
垂体功能不全导致 TSH 缺乏
下丘脑功能不全导致 TSH 缺乏
伴甲状腺肿大的甲状腺功能减退症（甲状腺增大）
激素生成障碍：激素合成、转运、作用缺陷
桥本甲状腺炎
先天性呆小症：母系诱发型
碘缺乏
天然致甲状腺肿的物质：芜青甘蓝、芜青、卷心菜
药物诱发
氨鲁米特[21]
胺碘酮[3,12,17]
贝沙罗汀[10,20]
乙硫异烟胺[18]
碘化物和含碘制剂[16]
利福平[22]
酪氨酸激酶抑制剂（如伊马替尼，舒尼替尼，索拉非尼）[8,9,14,19]
白介素[11,23]
干扰素-α[6,7,15,24]
锂[4,5,13]
硫氰酸酯，保泰松，磺脲类[21]

TRH，促甲状腺激素释放激素；TSH，促甲状腺激素

临床甲状腺功能减退症的症状、体征和实验室检查异常见表 52-3。黏液性水肿昏迷是由于长期未矫正的甲状腺功能减退状态造成的临床急症（见案例 52-10）。黏液性水肿昏迷可以表现为低体温、神志不清、昏睡或昏迷、CO_2 潴留、低血糖症、低钠血症和肠梗阻。甲状腺功能减退的程度越严重，临床表现越多，老年患者往往症状较轻，或临床表现不典型。亚临床甲状腺功能减退可以仅表现为轻微的症状或无临床表现。支持临床甲状腺功能减退症的实验室检

表 52-3

原发性甲状腺功能减退的临床症状和实验室指标

症状	体征	实验室指标
全身性的:虚弱,疲倦,无力,疲乏	指甲变薄变脆	TT_4↓
畏寒	皮肤变薄	FT_4↓
头痛	面色苍白	FT_4↓
味觉和嗅觉丧失	颜面及眼睑浮肿	TT_3↓
耳聋	皮肤黄染	FT_3↓
声音嘶哑	外侧眉毛稀少	TSH↑
无汗	舌头肥大增厚	抗体阳性(桥本甲状腺炎)
体重中度增加	外周水肿	胆固醇↑
肌肉痉挛,酸痛	胸腔积液/腹水/心包积液	CPK↑
呼吸困难	深部腱反射↓	Na↓
语速变慢	黏液性水肿性心脏病	LDH↑
便秘	心动过缓(HR↓)	AST↑
月经过多	高血压	Hct/Hgb↓
泌乳	甲状腺肿大(原发性甲状腺功能减退症)	

AST,谷草转氨酶;CPK,肌酸磷酸激酶;DTRs,深部腱反射;FT_4,游离甲状腺素;FT_4I,游离甲状腺素指数;FT_3I,游离三碘甲状腺原氨酸指数;Hct,红细胞比容;Hgb,血红蛋白;LDH,乳酸脱氢酶;Na,钠;TSH,促甲状腺激素;TT_3,总三碘甲状腺原氨酸;TT_4,总甲状腺素

查包括 TSH 水平升高、游离甲状腺激素(FT_4)水平降低;亚临床甲状腺功能减退或甲状腺功能减退症的早期,TSH 升高、游离甲状腺激素(FT_4)正常。

每日空腹服用左甲状腺素 $1.6\sim1.7\mu g/(kg\cdot d)$,是甲状腺激素替代治疗的首选药物。目前市面上售有好几种原研和相对便宜的仿制制剂。对于大部分患者,可以互相替换使用。老年患者,重度甲状腺功能减退患者,还有合并心脏疾病的患者,为了避免心脏的毒性需要由小剂量起始(表 52-4);故而想完全逆转这些甲状腺功能减退患者的症状可能很难实现或者说是不可能的。对于黏液性水肿昏迷的患者,静脉注射负荷剂量左甲状腺素(如 $400\mu g\times1$)可使较高的死亡率降低。对于亚临床甲状腺功能减退症(见案例 52-12),TSH>10IU/ml 时,使用甲状腺素替代治疗是可能获益的。

表 52-4

甲状腺功能减退症的治疗

患者类型/并发症	剂量(左甲状腺素钠)	备注
成人	$1.6\sim1.7\mu g/(kg\cdot d)$;平均替代量 $100\sim125\mu g/d$;每 $6\sim8$ 周增加 $25\mu g/d$	$2\sim3$ 周开始起效;$4\sim6$ 周达到最高效果。数月之后头发干枯和皮肤粗糙的症状会缓解。T_4 的半衰期是 7 日,达到稳态血药浓度需要 $3\sim4$ 个半衰期,因此开始治疗的前 $6\sim8$ 周需要监测 FT_4 与 TSH 的水平。在达到稳态血药浓度之前 FT_4 与 TSH 的水平不作为治疗依据。T_4 的生物利用度为 80%,因此静脉注射时剂量需要下调。可以采用不同的用药时间间隔来调整用药剂量(如每日 $150\mu g$,每周 6 日)
老年人	$\leqslant1.6\mu g/(kg\cdot d)$($50\sim100\mu g/d$)	初始剂量必须谨慎。老年人甲状腺激素的需求量比成年人少。对小剂量的变化很敏感。超过 60 岁的患者每日需求量低于 $50\mu g$
心血管疾病(心绞痛,冠心病)	初始剂量 $12.5\sim25\mu g/d$。每 $2\sim6$ 周增加 $12.5\sim25\mu g/d$,直至维持剂量	对 T_4 较敏感,即使小剂量也可导致严重心绞痛、心肌梗死或死亡。心血管病患者需缓慢地纠正甲状腺功能减退症,不一定要将 TSH 控制至正常范围内

表 52-4

甲状腺功能减退症的治疗（续）

患者类型/并发症	剂量（左甲状腺素钠）	备注
长期甲状腺功能减退（>1年）	缓慢给药。初始剂量 25μg/d，每 4~6 周增加 25μg/d，直至维持剂量	长期甲状腺功能减退患者心血管系统对 T_4 很敏感。T_4 清除率的降低会推迟血药浓度达到稳态的时间[a]。可选择合适的替代剂量以预防黏液性水肿并避免心脏毒性的发生
妊娠	大部分需要较孕前加量 45%，以确保甲状腺水平正常	监测 TSH、TT_4 和 FT_4I。目标：确保 TSH 为正常水平，TT_4/FT_4I 高于正常水平以防止胎儿甲状腺功能减退。怀孕前期 TSH 水平不超过 2.5IU/ml，在怀孕的中期和晚期不超过 3IU/ml
儿童（0~3 个月）	10~15μg/(kg·d)	甲状腺功能减退症患儿的表现有：皮肤色斑，嗜睡，声音沙哑，喂养困难，发育迟缓，便秘，舌大，新生儿黄疸，特殊面容，窒息，呼吸暂停，骨骼发育延迟（骨骺发育不全）。迅速升高血清 T_4 水平尽量减少认知功能损伤。每日补充 37.5~50μg T_4 即可保持正常水平。T_4 的补充剂量随着年龄的增长而降低（表52-9）

[a] 极少数黏液性水肿患者，T_4 达到稳态血药浓度可能需要 6 个月或更长时间。甲状腺功能正常伴 TT_4 和 FT_4I 升高的患者，以 TT_3 和 TSH 作为剂量调整的指标。

CAD，冠心病；FT_4，血清游离甲状腺素；FT_4I，游离甲状腺素指数；IV，静脉注射；MI，心肌梗死；T_4，甲状腺素；TSH，促甲状腺激素；TT_4，甲状腺素总量

甲状腺功能减退症的治疗目标是逆转甲状腺功能减退症的症状和体征，使 TSH 和 FT_4 水平恢复正常。甲状腺功能减退症状常在 T_4 治疗后的 2~3 周内有所改善。左甲状腺素过量时（如 TSH 抑制治疗），多合并骨质疏松和心脏毒性。理想的 T_4 剂量需给予大约 6~8 周后才能达稳态药物浓度。干扰 T_4 吸收的药物（如铁剂、含铝制剂、部分钙剂（如碳酸钙、胆固醇树脂磷酸盐结合剂、雷洛昔芬）联合 T_4 服用时，至少要间隔 4 小时以上。

甲状腺功能亢进症或甲状腺毒症是由于甲状腺激素生成过多引起的高代谢综合征。甲状腺功能亢进症影响着 2% 的女性和 0.1% 的男性。甲状腺功能亢进症老年人的流行病数据约为 0.5%~2.3%，但根据人群调查分析，老年患者占总甲状腺毒症患者的 10%~15%。

甲状腺功能亢进症的经典临床表现总结见表 52-5，老年患者缺少典型表现，而是为面具脸或"淡漠"型表现。由于老年患者的非典型临床表现，隐匿性甲状腺功能亢进症尤其需注意，特别是患者具有新发的或进展性的心脏病变（如房颤）。未治愈的甲状腺功能亢进症可进展为甲状腺危象，危及患者生命，表现为严重的甲状腺毒症及突发的高热状态。甲状腺功能亢进症的诊断可通过血 FT_4、FT_3 高浓度及低于检测限的 TSH 水平进行确诊。甲状腺抗体阳性可确诊甲状腺功能亢进症的免疫病因（如 Graves 病）。

Graves 病作为自身免疫疾病，是甲状腺功能亢进症最常见的病因。临床特征主要包括甲状腺弥漫性肿大、眼病（突眼）、皮肤病变（胫前黏液水肿）、杵状指（手指和足趾肥大粗厚）。甲状腺激素生成过多是由于血液中一种 IgG 或甲状腺受体抗体（TRAb）的作用，TRAb 具有 TSH 样作用，可以刺激甲状腺激素的合成。由于 T 淋巴细胞抑制因子的缺乏，在浆细胞（差异化的 B 淋巴细胞）的作用下，TRAb 异常生成。其他甲状腺功能亢进的病因包括医源性，均总结于表 52-6[11,12,15,17,21,24-28]。

Graves 病可能与桥本甲状腺炎这两种疾病临床特征相似且并存于同一腺体：抗体阳性，甲状腺肿伴淋巴细胞浸润，家族性倾向，女性易感。甲状腺功能亢进症可以先于桥本甲状腺功能减退，并且 Graves 甲状腺功能亢进往往发展成甲状腺功能减退。

甲状腺功能亢进的有效治疗方案是硫脲类药物、放射性碘治疗和外科手术。治疗方案的选择应根据甲状腺功能亢进的病因、甲状腺肿的大小、是否有突眼、其他因素（例如心绞痛，怀孕）、患者年龄、患者意愿和医师的习惯决定。老年患者、合并心脏疾病或突眼的患者以及多结节性甲状腺肿导致甲状腺功能亢进症的患者首选放射性碘（RAI）治疗。有压迫症状或怀疑甲状腺恶性肿瘤的患者可以采取手术治疗。妊娠妇女甲状腺功能亢进症患者可以用硫脲类药物进行控制或者在孕中期进行手术，放射碘是绝对禁忌的。

硫脲类药物（如甲巯咪唑、丙硫氧嘧啶）主要抑制甲状腺激素的合成，但不影响已经合成的甲状腺激素的释放。因此，在甲状腺功能亢进症治疗的前 4~6 周，症状缓解并不明显，同时需联合 β 受体阻滞剂或碘化物治疗。甲巯咪唑可以每日 1 次给药，而丙硫氧嘧啶（PTU）要每日服 2~3 次，可出现严重而致命的肝损，因此，甲巯咪唑是硫脲类的首选药物，PTU 可保留用于妊娠早期、甲状腺危象和使用甲巯咪唑出现严重不良反应（除了粒细胞缺乏和肝炎）的患者。对于甲状腺危象的患者，PTU 比甲巯咪唑发挥作用要快速，因为 PTU 还有抑制外周 T_4 向 T_3 转化的作用。PTU 也是妊娠早期患者的首选药物，因为有报道称甲巯咪唑可造成先天性缺陷。虽然两种药物都可通过乳汁分泌，但对于暴露于两种药物的婴儿没有不良反应的报道。药物治疗的疗程

表 52-5

甲状腺功能亢进症的临床表现和实验室指标

症状
不耐热
体重异常下降,或由于食欲↑引起的体重增加
心悸
下肢水肿
腹泻/肠蠕动加快
闭经/月经稀少
震颤
虚弱,疲乏无力
神经过敏,易怒,失眠

体征
毛发稀薄(细少)
眼突,眼睑落下延迟,眼睑后缩,凝视,球结膜水肿,结膜炎,眶周水肿,眼外肌运动丧失
甲状腺弥漫性肿大,杂音,震颤
脉压增大
胫前黏液性水肿
普拉默指甲(Plummer's nails)[a]
皮肤潮红,湿润
手掌红斑
深腱反射活跃

实验室指标
TT_4↑
TT_3↑
FT_4I/FT_4↑
FT_3I/FT_3↑
TSH 抑制
TSI 阳性
TgAb 阳性
TPA 阳性
RAIU>50%
胆固醇↓
碱性磷酸酶↑
钙↑
AST↑

[a] 指甲自甲床剥离,通常仅累及 1~2 个指甲。

AST,谷草转氨酶;DTRs,深部腱反射;FT_4,游离甲状腺素;FT_4I,游离甲状腺素指数;FT_3,游离三碘甲状腺原氨酸;FT_3I,游离三碘甲状腺原氨酸指数;RAIU,甲状腺摄碘试验;TgAb,甲状腺球蛋白抗体;TPA,甲状腺过氧化物酶抗体;TSI,甲状腺刺激免疫球蛋白;TSH,促甲状腺激素;TT_3,总三碘甲状腺原氨酸;TT_4,总甲状腺素。

表 52-6

甲状腺功能亢进症的原因

Graves 病(毒性弥漫性甲状腺肿);可能是由 TSH 受体多态性引起的[55]
毒性单结节性甲状腺肿(Plummer 病)
毒性多结节性甲状腺肿
碘致甲状腺功能亢进(Jod-Basedow 病)
外源性甲状腺激素服用过多
肿瘤(甲状腺腺瘤、滤泡状癌、促甲状腺激素分泌垂体瘤和葡萄胎分泌促进甲状腺激素释放的物质)
药物(碘化物[56],胺碘酮[18-20],白介素[5,46],α 干扰素[48,51],锂[57,58])引起

主要依据经验,通常硫脲类药物要服用 12~18 个月以期达到停药后的长期自发性缓解。虽然硫脲类药物可以维持甲状腺功能正常,但不会改变疾病的自然病程,停药后自发性缓解率为 60%。人们期望硫脲类药物和 T_4 合用可提高缓解率,但结果令人失望,故不再推荐此方案。硫脲类药物和 T_4 合用无法提高缓解率,不推荐。硫脲类药物的主要不良反应包括皮疹、胃肠道反应(如恶心,胃部不适和金属味道)、粒细胞缺乏和肝炎。硫脲类药物之间的交叉过敏不完全,如果皮疹或胃肠道反应不能缓解,可以更换另一种药物。但对于粒细胞缺乏和肝损不推荐更换药物。

结节性甲状腺肿(多发结节或单发结节),是常见的甲状腺疾病。成年人发病率约为 4%~5%。结节性甲状腺肿通常是在常规体检时发现,一般无症状且甲状腺功能正常。冷结节是甲状腺无法摄碘的“低功能”区。热结节用于表述甲状腺“高功能”区或浓聚碘的区域。典型的高功能性自主性甲状腺结节会抑制腺体的其他组织功能,但并不表现出甲状腺功能亢进的临床和实验室证据,甚至多年保持不变。有的结节可能会进展为毒性甲状腺肿,引起明显的甲状腺毒症。多数热结节为良性结节,恶性结节很少有报道[29]。治疗方法包括手术、放射性碘治疗,如果有甲状腺功能减退给予甲状腺激素替代治疗。如果可能,应尽量去除所有致甲状腺肿的因素。左甲状腺激素抑制疗法不再推荐,是因为超出生理剂量的 T_4 带来的不良反应(如骨质疏松、潜在的心律失常)超出其获益。非毒性多发结节甲状腺肿人群的发病率约为 5%[29]。低危人群中,长期存在的无症状结节无明显进展的多为良性,可以观察随诊,同时若考虑外貌因素也可进行手术切除。若患者出现症状(吞咽困难或呼吸困难等压迫症状),可以选择手术治疗。对于多数良性多发结节甲状腺肿,需要密切观察随访[29]。

如有下列情况应考虑恶性的可能:近期生长的单发冷结节或是优势结节、体格检查时结节坚硬怀疑为癌症的、甲状腺放射线接触史、强烈的甲状腺髓样癌的家族史。多数冷结节会进展为良性肿瘤,而非癌变。冷结节癌变的发生率约为 10%~20%[30]。甲状腺结节针吸活检(FNA)可证实有无潜在恶性。如果高度怀疑恶性或有压迫症状时，或是有呼吸道症状，应选用手术治疗。甲状腺癌施行甲状腺全切术，术后给予放射性碘治疗以消除残存的甲状腺组织。一些甲状腺癌患者为了明确有无复发每年需要停用甲状腺激素4~6周，以便进行甲状腺吸碘试验扫描。如果有恶性组织存在，升高的TSH水平会使作为肿瘤标记物的甲状球蛋白水平升高。服用人重组TSH可以提高生活质量，因为它可以在不停用左甲状腺素的情况下提高TSH水平，减少甲状腺功能减退的持续时间。

甲状腺功能检查

最初评价甲状腺功能异常最主要的实验室检查是TSH和FT$_4$水平[31-33]。图52-2总结了实验室检查和甲状腺功能异常间的关系。甲状腺自身抗体阳性提示自身免疫性甲状腺疾病。除以上主要检查外还有辅助检查，包括总T$_3$（TT$_3$）、游离T$_3$（FT$_3$）或FT$_3$指数（FT$_3$I）、甲状腺吸碘试验（RAIU）、核素扫描、甲状腺受体抗体（TRAb）、超声及针吸活检（FNA）等其他方面检查（表52-7）。

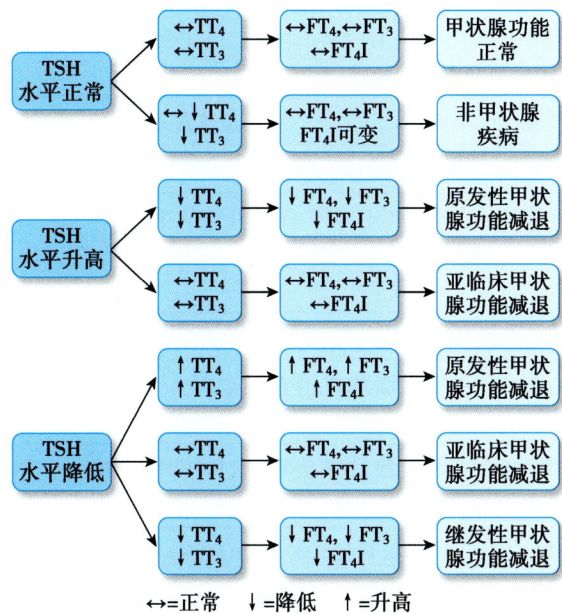

图52-2 甲状腺功能检测的评估

↔=正常 ↓=降低 ↑=升高

表 52-7

常用的甲状腺功能检查

检查	方法	正常值[a]	影响因素	评价
血液中激素水平的测定				
FT$_4$	游离甲状腺素的直接检测方法	0.8~1.4ng/dl（10~18pmol/L）	不受TBG变化的影响	准确测定FT$_4$水平；甲状腺替代治疗时测定值比正常值高
FT$_4$I	计算的游离甲状腺素指数	T$_4$吸收法：6.5~12.5 TT$_4$×RT$_3$U法：1.3~3.9	甲状腺功能正常病态综合征（见案例52-1，问题2）	估算FT$_4$的直接测定值；抵消TBG变化的影响
TT$_4$	游离与结合甲状腺素的总和	4.8~10.4μg/dl（62~134mmol/L）	TBG水平变化（表52-1）	TBG不变时的特异和敏感的检查方法
TT$_3$	游离和结合T$_3$的总和	58~201ng/dl（0.9~3.1nmol/L）	TBG水平变化；T$_4$向T$_3$转化（表52-1）甲状腺功能正常病态综合征（见案例52-1，问题2）	有助于早期诊断甲状腺功能亢进症，甲状腺功能亢进症复发和T$_3$甲状腺功能亢进症；对于诊断甲状腺功能减退意义不大
FT$_3$	直接检测游离T$_3$	168~370pg/dl（2.6~5.7pmol/L）	对TBG的改变无干扰	更精确的检测FT$_4$水平；对于甲状腺素替代的患者值可能低于正常人
FT$_3$I	游离T$_3$指数计算	17.5~46	甲状腺功能正常病态综合征（见案例52-1，问题2）	直接检测FT$_3$的水平，抵消TBG的改变
甲状腺功能检测				
RAIU	给予^{123}I或^{131}I测甲状腺对碘的利用	5%~35%	额外碘摄入时会假性下降；碘缺乏时会假性升高	用于决定Graves病RAI治疗的剂量。不能提供甲状腺激素合成的信息
扫描	给予^{123}I或^{99m}Tc后测定甲状腺的大小，形状和组织的功能		^{123}I扫描可以被抗甲状腺/甲状腺药物阻断	结节性甲状腺疾病判断"冷""热"区域

表 52-7

常用的甲状腺功能检查（续）

检查	方法	正常值[a]	影响因素	评价
下丘脑-垂体-甲状腺轴的功能检查				
TSH	垂体 TSH 水平	$0.4\sim4.1\mu U/ml$	多巴胺,糖皮质激素,甲氧氯普胺,甲状腺激素,胺碘酮(表 52-1)	甲状腺功能亢进症,甲状腺功能减退和甲状腺替代治疗的最敏感指标
自身免疫检查				
TgAb	甲状腺球蛋白自身免疫抗体	<2IU/ml	非甲状腺的自身免疫性疾病	自身免疫性甲状腺疾病时阳性,疾病缓解期转阴
TPOAb	甲状腺过氧化物酶抗体	<100WHO 单位	非甲状腺的自身免疫性疾病	敏感性更高。即使在疾病缓解期依然可以检测到
TSI	甲状腺刺激抗体	<140%		诊断 Graves 病;预测新生儿患 Graves 病的危险性
TRAb	甲状腺受体抗体	<1.75IU/L		诊断 Graves 病;预测新生儿患 Graves 病的危险性
其他检查				
甲状腺球蛋白	正常甲状腺产生的胶质样蛋白	<29.2μg/L(男性) <38.5μg/L(女性)	甲状腺肿;甲状腺的炎症性疾病	甲状腺切除术后诊断甲状腺癌复发和转移的标记物

[a] 在美国加州大学实验室。

FT_4,游离甲状腺素;FT_4I,游离甲状腺素指数;FT_3,游离三碘甲状腺原氨酸;FT_3I,游离三碘甲状腺氨酸指数;RAI,放射性碘;RAIU,甲状腺摄碘试验;TBG,甲状腺结合球蛋白;T_4,甲状腺素;TgAb,甲状腺球蛋白抗体;TPOAb,甲状腺过氧化物酶抗体;TRAb,甲状腺受体抗体;TSH,促甲状腺素;TSI,促甲状腺抗体;T_3,三碘甲状腺原氨酸;T_3RU,三碘甲状腺原氨酸树脂摄取量;TT_4,总甲状腺素;TT_3,总三碘甲状腺原氨酸

游离和总血清激素水平的检测

游离甲状腺素、游离甲状腺素指数、游离三碘甲状腺原氨酸和游离三碘甲状腺原氨酸指数

FT_4、FT_3 是最可靠的评估激素浓度的方法,尤其是当甲状腺激素结合力异常时。检测 FT_3 在甲状腺功能亢进时是很有用的,但是一般甲状腺功能减退症时 FT_3 会正常或低于正常值。如果不能直接检测游离激素水平,评估游离激素指数(FT_4I,FT_3I)也可以获得类似的信息。然而,这些指数不能正确的观察到非甲状腺疾病(功能正常甲状腺病综合征)患者的改变,这些患者的 TBG 亲和力是改变,对于这些情况的患者,检测 FT_4、FT_3 更为准确[34,35]。

总甲状腺素和总三碘甲状腺原氨酸

总甲状腺素(TT_4)和 TT_3 测定的是全部血清游离和结合(总)T_4、T_3 的和。由于结合形式占的比例较大,所以改变甲状腺激素对 TBG 的亲和力和 TBG 的含量会影响 TT_4 和 TT_3 的结果。如例如甲状腺功能正常的孕妇,常常会出现 TT_4 和 TT_3 水平假阳性升高(见案例 52-3)。另外,对于一些老年患者和许多患有急、慢性非甲状腺疾病的患者,由于外周 T_4 向 T_3 转化减少,因此 TT_3 水平会降低(见案例 52-1,问题 2;案例 52-2)。因此,当存在影响甲状腺激素结合力、TBG 水平、T_4 向 T_3 转化的影响因素时,需要仔细解释这些检查结果(见表 52-1)。TT_3($和FT_3$)特别有助于诊断 Graves 病的早期复发和明确诊断甲状腺功能亢进症,即使 TT_4 水平还正常时。然而相反,TT_3 和 FT_3 不能作为诊断甲状腺功能减退的良好指标,因为甲状腺功能减退时 T_3 水平可以是正常的。检测游离激素水平,或当 TBG 有改变或非甲状腺疾病存在时检测游离激素水平,比只检测总的激素水平更可靠。

下丘脑-垂体-甲状腺轴的功能检测

促甲状腺激素或甲状腺刺激激素

血清中的促甲状腺激素(TSH)是评估甲状腺功能最敏感的指标[31-33]。促甲状腺激素是由垂体分泌的,在早期或亚临床甲状腺功能减退症的患者(这些患者往往甲状腺激素水平仍然正常)和甲状腺激素替代治疗不足时,促甲状腺激素往往是升高的。由于每个个体 TSH 的生理调定点很精确,因此即使 FT_4 仍然还在正常范围内,TSH 则可能已经异常。TSH 受体的多态性造成了个体间的差异性[27]。因此,正常范围值低限水平的游离激素,就会刺激垂体合成更多的 TSH。但 TSH 水平不能用来区分原发性甲状腺功能减退(甲状腺功能受损)和继发性甲状腺功能减退(垂体或下丘脑功能受损)。前者的特征是 TSH 水平升高,后者的 TSH 水平可以低于或在正常值范围内。TSH 检测结果可以

定量正常值的上限和下限,这样 TSH 水平被抑制时,提示甲状腺功能亢进症或外源性甲状腺激素替代过量。但要注意的是,TSH 对于甲状腺疾病并不是绝对特异性指标,因为一些患有非甲状腺疾病的甲状腺功能正常患者和服用影响 TSH 分泌的药物的患者,TSH 也可以是异常的。TSH 在睡觉时分泌增加,并且缺乏睡眠和运动都会影响 TSH 的分泌。多巴胺可以通过对抗 TRH 的刺激作用而生理性的抑制 TSH 的分泌。因此,多巴胺受体激动剂和拮抗剂都可能影响 TSH 的分泌(见案例52-4)。对于 TSH 的正常值上限是否应该降低到 2.5μU/ml,目前仍存在争议[27,36]。

甲状腺功能检查

放射性碘吸收试验

放射性碘吸收(RAIU),检测腺体摄取利用碘情况的方法,可以间接检测激素合成情况。在甲状腺功能亢进症时,以及甲状腺功能减退症早期,腺体尝试增加激素的合成失败时,吸碘率会升高。甲状腺功能减退症、人为造成的甲状腺毒症和亚急性甲状腺炎的患者,RAIU 会出现减低甚至无法测出的情况。RAIU 主要用计算于 RAI 治疗 Graves 病时的剂量以及明确一个或多个甲状腺结节的活跃度。RAIU 不是经典的 Graves 病或甲状腺功能减退的诊断所必须。

口服追踪剂量的[131]I,并在摄入 5 小时和 24 小时后测定甲状腺的放射性。必须在 5 小时和 24 小时分别测定 RAIU,可以使那些快速转换碘的患者不被漏掉。对于一些甲状腺功能亢进的患者,5 小时的吸碘率会升高,但 24 小时的吸碘率会降低,甚至低于正常水平。任何改变碘摄入的条件都会影响 RAIU 的正常范围(表52-7)。过度的利尿治疗或缺碘饮食,因为需要补充体内碘池,所以使吸碘率增加。外源的含碘物质(如对比剂)补充了机体内碘池,会使吸碘率降低。

影像学研究

甲状腺扫描

甲状腺扫描推荐与吸碘率同时进行,或者在摄取锝-99m(⁹⁹ᵐTc)酸盐后进行。扫描可以显示甲状腺的大小、形状以及明确高代谢(热)和低代谢(冷)区域。如出现冷结节区域应怀疑甲状腺癌。患有结节性甲状腺疾病的患者应进行甲状腺扫描检查。

甲状腺超声检查

甲状腺超声检查可以提供甲状腺形状以及甲状腺中临床上可以触及或触及不到的结节或囊肿的数量。

自身免疫检测

甲状腺过氧化物酶和抗甲状球蛋白抗体

针对甲状腺的甲状腺过氧化物酶抗体(TPOAb)和甲状腺球蛋白自身抗体(TgAb)可提示自身免疫受损[31,33]。大约 60%~70% 的 Graves 病患者和 95% 的桥本甲状腺炎患者对两种抗原都有阳性的抗体。单纯抗体阳性并不一定有甲状腺疾病,因为 5%~10% 的无症状患者以及一些患有非甲状腺性的自身免疫病患者,也可以两种抗体阳性。

临床上,在评价疾病的活动性时,TPOAb 比 TgAb 的特异性更高。尽管两种抗体在疾病的急性发作期都升高,但在疾病的静止期,TPOAb 仍保持低滴度阳性,而 TgAb 则转为阴性。

促甲状腺受体抗体或甲状腺刺激性免疫球蛋白

促甲状腺受体抗体(TRAb)和甲状腺刺激性免疫球蛋白(TSI)都是一种免疫球蛋白 IgG,几乎所有 Graves 病患者该抗体均阳性[31,33]。像 TSH 一样,这种免疫球蛋白可以刺激甲状腺生成甲状腺激素。高浓度的 TSI 有助于诊断其他无症状的 Graves 病(如突眼),可以预测 Graves 病在停药后复发的危险性,以及预测 TSI 从母体通过胎盘进入胎儿体内而使新生儿患甲状腺功能亢进症的危险性。但是,TSI 检测费用昂贵,对于具有典型临床表现的 Graves 病患者并不能提供更多的信息。

临床应用和说明

甲状腺功能正常和非甲状腺性疾病综合征

案例 52-1

问题 1:R. K.,是一位 42 岁的肥胖女性,主因进行性乏力、懒动、气促(SOB)、双下肢可凹性水肿 3 周入院。胸片发现双侧胸腔积液,提示充血性心力衰竭加重(CHF)。还患有肝硬化、糖尿病、慢性支气管炎,该患者每日服用格列吡嗪 10mg/d 以及含碘的中药,每日 3 次。

相应的体征有:可以触及但正常大小的甲状腺,双肺湿啰音,心脏增大,肝大,可凹性水肿 4+,腱反射正常(DTRs)。根据以下的实验室检查结果,考虑甲状腺功能减退继发心力衰竭加重的可能性大:

胆固醇 385mg/dl

24 小时 RAIU:13%(正常值 5%~35%*)

甲状腺扫描:示腺体大小正常,吸收均一

TT₄:1.4μg/dl(正常值 4.8~10.4μg/dl)

TT₃:22ng/dl(正常值 79~149ng/dl)

TSH:4μU/ml(正常值 0.45~4.1μU/ml)

FT₄:1.0ng/dl(正常值 0.8~1.4ng/dl)

TPOAb:30WHO U(正常值<100WHO U)

TgAb:0.3IU/ml(正常值<2IU/ml)

根据 R. K. 的临床和实验室指标评估和解释她的甲状腺状态

虽然低排血量性心力衰竭可能是甲状腺功能减退症的表现,但 TSH、FT₄ 值在正常范围内就明确表明 R. K. 的甲状腺功能正常,即使其他甲状腺功能检测的结果异常。

---

* 请注意,本章使用的正常值是加利福尼亚大学旧金山分校使用的值。其他地方的正常值可能不同。

RAIU 受抑制与患者摄入碘稀释了^{131}I 的吸收有关。TT_4 和 TT_3 的降低可以由肝硬化和甲状腺功能正常病态综合征解释(见问题 2)。甲状腺抗体阴性,甲状腺扫描正常,DTRs 正常均支持甲状腺功能正常的诊断。对于甲状腺功能减退的患者,胆固醇清除的速度降低可以引起血清胆固醇水平的升高。然而,由于许多甲状腺外的因素也会影响血清胆固醇的浓度,因此这个值不能精确地反映甲状腺的状态。在这个病例中,胆固醇水平升高与甲状腺功能减退症无关。

> **案例 52-1,问题 2:** 评价和解释 R. K. 的 TT_4、FT_4I 和 TT_3 检测结果及其意义

R. K. 的甲状腺功能检测结果与非甲状腺性病态综合征一致。甲状腺功能检查异常结果可出现在一些患有各种严重的系统性疾病的甲状腺功能正常的患者中,如饥饿、感染、败血症、急性精神障碍、人体免疫缺陷病毒(HIV)感染、心肌梗死(MI),以及骨髓移植和严重的慢性心、肺、肾、肝的疾病和肿瘤性疾病[21,31,38,37-42]。

甲状腺功能正常病态综合征可以在 37%~70% 的慢性病和住院患者中发生,应该充分认识这个疾病。总的来说,患者的病情越重,甲状腺功能检测异常发现越多,即使患者没有甲状腺疾病。

最常见的改变包括 TT_3 值的降低(例如 15~20ng/dl)和无活性的 rT_3 水平增高。其他典型的改变包括 TT_4 正常或降低,TSH 水平正常或抑制。TSH 随患者病情好转代偿性恢复达正常高限。在许多重症的患者中,TT_4、FT_4 和 FT_3 水平经常很低。游离的激素水平(例如 FT_4、FT_3)常常是正常或略低于正常值的。然而,这些不一致的发现会增加对于甲状腺激素治疗利弊的争议。这个发现可以由以下因素解释:下丘脑 T_3 的增加,从而导致下丘脑 TRH 减少形成的中枢性甲状腺减退症,外周 T_3 代谢的增加,或血清甲状腺激素结合蛋白的减少[38]。甲状腺蛋白合成受损和 TBG 低结合能力的比率增加可以解释激素结合水平的降低,但同时游离激素浓度水平的增加可以保持甲状腺功能的状态。此外,也会出现循环物质阻断了 T_4 和 T_3 与血清蛋白的结合。

在急性病毒性肝炎、精神疾病、肾衰竭和晚期 HIV 感染的患者中,偶尔出现 TT_4 和 FT_4 中度升高。TT_3 的结果常常是正常的,仅在病情危重时可能会降低。这个可以用激素结合亲和力适度升高和 TBG 合成的增加来解释。

许多研究都已经证明血清总 T_4、T_3 和 rT_3 水平与死亡率之间明确的负相关[39-41]。在 86 个住院的重症监护患者中,84% 的血清 T_4 小于 $3\mu g/dl$ 的患者死亡,而 85% 的血清 T_4 水平大于 $5\mu g/dl$ 的患者存活[40]。在 331 个急性心肌梗死的患者中,rT_3 水平大于 0.41nmol/L 与 1 年后死亡风险增加有明显的关系[41]。在恢复期间,TSH 水平增加以及激素水平开始恢复正常。因此,逆转激素指标可以获得一个有利的结局。

甲状腺疾病的专家对于非甲状腺疾病的病态综合征患者是否需要治疗的态度是有分歧的,并且尚无随机对照试验的结果来指导治疗决策的制定[37-42]。一些可以获得的研究发现激素治疗后并没有存活的获益或有利的临床结局,

虽然心脏血流动力学有所改善。激素替代的好处是未经证实,并且有可能是有害的。在一个试验中,有急性肾衰竭的患者,T_4 治疗的死亡率为 43%,而实验对照组为 13%[42]。还有一些小型研究结果显示甲状腺激素是可控且安全的。而相反的观点的认为 T_4 治疗通过阻断 TSH 可能干扰正常甲状腺恢复,其优先转换为 rT_3[43,44],而支持者认为可能具有心血管获益且没有明确的证据表明治疗是有害的[44]。

总之,对于患有严重的非甲状腺疾病的患者,检测 T_4、T_3 水平对诊断甲状腺功能异常的意义不大。患有非甲状腺疾病的患者,TSH 正常或接近正常对于维持甲状腺功能正常是必需的。现有数据不主张对这些患者使用激素替代治疗。随着 R. K. 的非甲状腺疾病的好转,各种异常的化验结果会恢复正常。要进一步明确甲状腺功能是否正常,应在 R. K. 病情好转后,复查之前轻度升高的 TSH。

药物干扰甲状腺功能检查

> ### 案例 52-2
>
> **问题 1:** J. R. ,45 岁男性,主诉乏力、皮肤干燥和便秘。其他问题包括:饮酒 10 年,肝硬化,癫痫大发作,每日口服苯妥英钠 300mg/d,夜间服苯巴比妥 90mg;类风湿性关节炎,服用阿司匹林 325mg, 12 片/d。甲状腺功能检查结果:
>
> TT_4:$4.2\mu g/dl$(正常值 4.8~10.4)
>
> FT_4:0.6ng/dl(正常值 0.7~1.9)
>
> TSH:$2.5\mu U/ml$(正常值 0.4~4.0)
>
> 如何解释这些结果? 哪些因素造成这些异常结果?

尽管患者的主诉与甲状腺功能减退的临床表现(如乏力、皮肤干燥、便秘)和血清激素水平降低相符合,但因为 TSH 正常,所以 J. R. 的甲状腺功能是正常的。该年龄段患者继发性甲状腺功能减退的可能性很小,除非有中枢神经系统损伤和肿瘤的病史。一些甲状腺外因素可能引起 J. R. 的血清 TT_4 和 FT_4 水平降低[21]。抗炎剂量的水杨酸盐大于 $2g/d$,以及水杨酸衍生物(双水杨酯)可以取代 T_4 与 TBG 和 TBPA 结合,导致以上结果异常[21,45,46]。FT_4 水平升高和 TSH 被抑制可一过性出现(如不会超过服药后 3 周),但会随着服药时间延长而恢复正常。肝硬化、应激、严重感染和遗传因素也会减少 TBG 和 TBPA 的合成,导致 TT_4 降低。雄激素或糖皮质激素能降低 TBG 水平,所以有上述药物服用史时应测定 TT_4(见表 52-1)[21]。

肝酶诱导剂,例如利福平和抗惊厥药物(苯妥英,苯巴比妥,丙戊酸,卡马西平)能改变血清甲状腺激素水平[21,47-52]。长期接受抗惊厥药物治疗的患者由于甲状腺素代谢加速和激素转化,血清 TT_4 会降低 40%~60%。血清 T_3 水平正常或轻度下降。此外,在预计为甲状腺功能正常的患者中,治疗量的苯妥英和卡马西平会影响 FT_4 的检测,使 FT_4 比预计正常值下降 20%~40%[48]。TSH 水平正常,患者的甲状腺功能也是正常的,但是那些先前需要甲状腺激素替代治疗的患者要维持甲状腺功能正常则需要增加激素剂量。报道称丙戊酸对甲状腺功能的作用相似,

但影响相对小一些[51,52]。苯巴比妥能增加 T_4 在肝脏的摄取和从粪便中排泄。苯巴比妥不影响血清甲状腺激素的结合力。

总之,患者 J. R. 的肝脏疾病使血清 T_4 水平降低,又服用了几种药物使甲状腺激素水平进一步降低。甲状腺功能正常者服用苯妥英时 FT_4 水平低于正常。对于 J. R.,TSH 正常可以确定甲状腺功能正常,不需要甲状腺素替代治疗。

案例 52-3

问题 1: S. T.,23 岁,性生活活跃妇女,主要服用的药物是避孕药,主诉神经过敏、多汗、月经稀发。尽管她看起来很健康,下列化验结果提示可能有甲状腺功能亢进症:

TT_4:16μg/dl(正常 4.8~10.4)

FT_4:1.2ng/dl(正常 0.7~1.9)

TSH:1.2μU/ml(正常 0.4~4.0)

根据这些结果,如何评价 S. T. 的甲状腺功能?

FT_4 和 TSH 正常,说明 S. T. 没有甲状腺功能亢进症。TT_4 与 TBG 水平一致性升高,可见于急性肝炎、妊娠、服用雌激素、含雌激素的口服避孕药、他莫昔芬、雷诺昔芬、海洛因、美沙酮等[1,2,21,53-55]。患者 S. T. 服用雌激素导致 TBG 水平升高,因此结合的 T_4 水平升高,血清 TT_4 水平假阳性升高,但 FT_4 水平仍然正常。当患者需要左甲状腺素时,使用雌激素会增加激素替代的剂量,因为垂体增加分泌的 TSH,不足以刺激甲状腺产生代偿增加的结合态 T_4[1]。停用口服避孕药后 4 周内甲状腺功能检测结果可恢复正常。只含有孕酮的避孕药不会影响蛋白结合力,因此不会影响甲状腺功能检测的结果,对于 S. T. 也不需要增加甲状腺的需求。

案例 52-4

问题 1: J. P.,55 岁,女性,主诉进行性震颤、头昏眼花、共济失调 3 个月。2 个月前,曾出现沉寂性急性心肌梗死和恶性室性心律失常,只有胺碘酮治疗有效。她同时还患帕金森病、2 型糖尿病、糖尿病胃轻瘫。近期用药有胺碘酮、胰岛素注射液、二甲双胍、甲氧氯普胺、美多芭和左旋多巴/卡比多巴。体检甲状腺无异常。甲状腺功能检测结果:

TT_4:14.5μg/dl(正常 4.8~10.4)

FT_4:2.3ng/dl(正常 0.8~1.4)

TSH:3.8μU/ml(正常 0.45~4.1)

TT_3:40ng/dl(正常 58~201)

TPOAb:40IU/L(正常<100)

如何解释 J. P. 的实验室指标?

尽管震颤、头昏、体重下降等症状均提示甲状腺功能亢进症,但 TT_3 水平低、抗体阴性、TSH 正常、甲状腺体查正常均不支持甲状腺功能亢进症的诊断。胺碘酮引起的不良反应可以解释 J. P. 的症状。她的药物治疗方案也可以解释其实验室检查结果。

胺碘酮造成甲状腺功能检测结果的改变是复杂的,如果不合理的解释就会很混乱[3,12,56,57]。因为对于甲状腺功能正常的患者,胺碘酮可以同时抑制外周和垂体内 T_4 向 T_3 转化,FT_4 水平升高,TT_3 水平低于正常。在胺碘酮治疗的初始几周内,会有 TSH 的一过性升高(通常<20μU/ml),大约在 3 个月内恢复正常。如果 TSH 不能恢复正常,应考虑是胺碘酮引起的甲状腺疾病。对易感患者,胺碘酮既可以引起甲状腺功能减退,也可引起甲状腺功能亢进。

J. P. 服用的其他药物,如美多芭、左旋多巴、二甲双胍、甲氧氯普胺,也给诊断增加了干扰。尽管这些药物并不影响血液中激素的实际水平,但会影响控制 TSH 和 TRH 分泌的多巴胺系统[21,32,33,58]。给甲状腺功能正常和甲状腺功能减退症的患者注射多巴胺、多巴酚丁胺,可以抑制 TSH 的分泌,降低 TSH 对 TRH 的敏感性[21,32,33,59]。因此,多巴胺激动剂如美多芭、卡麦角林和左旋多巴可以使正常 TSH 反应变得迟钝[21,32,58,59]。而且,1 年的二甲双胍治疗后可以导致明显的 TSH 抑制,而 FT_4 水平没有改变,这其中的机制目前还不清楚[60,61]。相反的,多巴胺拮抗剂如甲氧氯普胺、多潘立酮会升高 TSH 水平[21,32]。幸运的是,由这些药物引起的 TSH 水平的变化还不足以掩盖真正的甲状腺功能异常。更多对甲状腺功能检查结果影响的药物见表 52-2、案例 52-23 和案例 52-24。

J. P. 的甲状腺功能检查结果没有一个明确的结果,但是,TSH 在正常范围提示甲状腺功能正常。J. P. 应继续目前的治疗方案同时随访甲状腺功能检查。

甲状腺功能减退症

临床表现

案例 52-5

问题 1: M. W. 是一位体重 70kg,23 岁的声乐系学生,在过去的 3~4 个月,她感觉自己颈部增粗。体重增加了 10kg,感觉反应迟钝,易疲劳,而且不能再唱出高音。体检发现面部浮肿,皮肤发黄,DTRs 延迟,甲状腺肿大,质硬。实验室检查结果如下:

FT_4:0.6ng/dl(正常 0.8~1.4)

TSH:60μU/ml(正常 0.45~4.1)

TPOAb:136IU/L(正常<100)

请根据临床和实验室检查评价 M. W. 的甲状腺状态。

M. W. 表现出许多甲状腺功能减退症的临床特征(见表 52-3)。这些临床表现包括体重增加、懒言少动、易感疲劳、说话音调降低、颜面浮肿、皮肤发黄、DTRs 延迟和甲状腺肿大[62]。她的实验室检查证实了甲状腺功能减退症的诊断,FT_4 水平降低、TSH 水平升高、TPA 抗体阳性。

甲状腺肿大、甲状腺抗体阳性及甲状腺功能减退症的临床表现提示桥本甲状腺炎可能性大。该患者无服用抗甲状腺药物、手术和 RAI 治疗的病史,这些都是造成医源性甲状腺功能减退的常见原因。她也没有服用任何致甲状腺肿大的物质和致甲状腺功能减退的药物(见表 52-2)。

甲状腺激素治疗

甲状腺激素制剂

案例 52-5,问题 2:用哪一种甲状腺制剂治疗 M.W. 的甲状腺功能减退症?各种仿制和原研的甲状腺激素制剂的优缺点有显著差异吗?

甲状腺激素治疗的基本目标是恢复和维持甲状腺功能正常状态。甲状腺制剂分为(表 52-8[63-66])人工合成(左甲状腺激素、L-三碘甲状腺原氨酸、复方甲状腺素)和天然(干甲状腺素片)两类。后者来自动物组织。

干甲状腺片

干甲状腺片取自猪的甲状腺,虽然牛和羊的也可以用。目前,给予干甲状腺片作为初始治疗是不合理的。美国药典里只要求干甲状腺片有机碘的含量以重量为 0.17%~0.23%。这个标准似乎不够严格,因为干甲状腺片的效力会随着有活性的激素(T_3 和 T_4)所占比例的变化而改变,或者随着有机碘的含量的改变而发生变化[67,68]。与严格执行生物制剂标准的 Armour 牌的干甲状腺片相比,仿制的干甲状腺素片产品效力很容易发生变化。在零售药店里和保健品商店里的非处方药柜台上发现了各种商标的无活性的干甲状腺片产品。这些药物只含有微量的 T_3 和 T_4,甚至用含碘酸盐的酪蛋白代替有活性的激素成分[68-70]。但是,有些产品由于 T_3 含量过高会导致甲状腺毒症的发生。

表 52-8

甲状腺制剂

药物/剂型	成分	等价性	备注
干甲状腺片(Armour 牌 USP) 片剂:0.25、0.5、1、1.5、2、3、4 和 5g	取自猪、牛、羊甲状腺 标准含碘	1~1.67gr[a]	T_4/T_3 不可预知;T_3 含量过高超过生理剂量会导致中毒表现
左甲状腺素钠(Levoxyl, Levothroid, Synthroid, Unithroid, 不同厂牌) 片剂:0.013、0.025、0.050、0.075、0.088、0.112、0.125、0.137、0.15、0.175、0.2 和 0.3mg 针剂:200 和 500μg	人工合成 T_4	60μg	稳定,效果可靠,易吸收;较干甲状腺片有效。由大剂量干甲状腺片(>2gr)换为左甲状腺素钠,只需很小剂量从而避免了毒性反应。用量与体重相关[1.6~1.7μg/(kg·d)]。左甲状腺素钠片吸收可能会受到含铁、铝化合物(例如抗酸药、硫糖铝),聚磺苯乙烯,钙剂,质子泵抑制剂,胆固醇树脂,磷酸盐结合剂,雷洛昔芬,大豆,麸,咖啡,富含纤维的食物的影响。左甲状腺素钠片的代谢可能被抗癫痫药、利福平、伊马替尼、贝沙罗汀药以及妊娠而增加
左-三碘甲状腺氨酸(Cytomel 牌) 片剂:5、25 和 50μg 针剂:10μg/ml(Triostat 牌)	人工合成 T_3	25~37.5μg	完全吸收;每日需多次服用;毒副作用与其他 T_3 制剂相同(见干甲状腺素片)
复方甲状腺素(Thyrolar 牌) 片剂:0.25、0.5、1、2 和 3gr	60μg T_4:15μg T_3 50μg T_4:12.5μg T_3	Thyrolar-1	不需要复方甲状腺素的原因是 T_4 可以在外周转换为 T_3;价格贵;稳定;含量可预测

[a]既往应用中,60mg(1gr)甲状腺素片 = 60mg T_4。此换算关系在继往的 TSH 检验报告中应用,其中没有 FT_4 的直接监测结果,此换算关系存在学术争议。目前通常认为 60mg 的甲状腺素片等价于 80mg/88mg/100mg T_4。换算过程中甲状腺素片中的 T_3 成分应考虑在内,但目前尚无准确的换算关系。

gr,格令(1gr = 0.064 8g);inj,注射剂;L-T_4,左甲状腺素;T_3,三碘甲状腺素;T_4,甲状腺素;Tab,片剂;USP,美国药典

对动物蛋白的过敏反应也是值得关注的问题。同时,干甲状腺素片所面临的 2 个问题,是所有含有 T_3 的产品所固有的。因为 T_3 比 T_4 吸收的快,口服 T_3 后,血清中的 T_3 水平升高,超过了生理水平,会产生轻度的甲状腺中毒症状。服用 T_3 期间,FT_4 的水平降低,如果没有仔细分析,会错误地增加激素治疗剂量。这些由 T_3 引起的问题很容易被忽略,除非定期监测 T_3 水平。由于大量的 T_4 会在外周转化为 T_3,口服 T_3 并无益处也不可取(参见"三碘甲状腺

原氨酸")。

干甲状腺片存放过久，药物会失去效力，但这并不像原来想象得那么重要，因为干甲状腺片的主要优点是廉价，但它并不是甲状腺替代治疗的首选药物。用干甲状腺片治疗的患者应建议其换用左甲状腺激素（T_4）。虽然，60mg 的干甲状腺片理论上相当于 $75\sim100\mu g$ 的 T_4，如果干甲状腺片产品的活性低于规定的含量，那么这种等价关系就不成立。更换治疗时还要考虑患者的体重（见案例 52-5，问题 3）。

各种合成的甲状腺激素制剂在效力，起效时间和生物半衰期等方面均有不同。

左甲状腺素或 L-甲状腺素

左甲状腺素是甲状腺替代治疗的首选药[35,65,71]。优点有稳定、效力均一、相对廉价、无致敏性外源性蛋白成分。半衰期长达 7 日，故可以每日服药 1 次。必要时，可以采用更方便的服药方法，比如周末时停服 2 次。一般品牌的左甲状腺素的平均吸收率为 81%[72]。空腹服用吸收很充分[73]。目前的指南推荐在早饭前 60 分钟，或者晚饭后 $3\sim4$ 小时服用以保证良好吸收[35,65]。要注意有些药物会影响左甲状腺素的吸收（见案例 52-9，问题 1）。

仿制和专利品牌左甲状腺素的稳定性、效价、生物利用度和互换性一直是受关注的问题，因为它是于 1938 年由美国食品、药物和化妆品管理法案最先批准生产的。为了解除对片剂含量及稳定性的担忧，美国食品药品管理局（FDA）要求到 2001 年 8 月之前，所有的左甲状腺素的生产商必须提交新药（NDA）申请，截至 2003 年，未能提交新药应用申请的所有产品都必须停产[74]。许多 FDA 批准的品牌和仿制配方批准在 NDA 获得 AB 或 BX 级，标示了某些仿制药和品牌药的互换性。为了提高对方法的重视，FDA 曾经确定了生物等效性，但美国甲状腺协会，美国内分泌协会和美国临床内分泌协会联合表达了对 FDA 的可互换结论的不满[75]。左甲状腺片的生产商雅培公司和其他公司也表达对 FDA 结论的不满[76]。虽然这个议题仍然存在争论，但多数证据仍然支持 FDA 的评级，并建议这些药物在多数患者间是可以互换的[35,65,77-80]。

三碘甲状腺原氨酸

T_3（碘塞罗宁钠，Liothyronine Sodium，Cytomel）不作为常规的甲状腺激素替代治疗药物，主要是因为服用 T_3 带来的各种问题（参见"干甲状腺片"）[71]。多数随机试验研究表明，合用 T_4 和小剂量的 T_3 与单独使用 T_4 的效果类似，除了一个初步研究表明了更有助于改善患者的认知能力和情感障碍[81,82]。并且，一个前瞻性研究发现 50 个患者，经甲状腺切除术后只服用左甲状腺钠片，T_3 水平与那些甲状腺功能正常的患者手术前的水平一样，这个试验证明了对于替代治疗的患者仅服用左甲状腺素钠片就足够了[83]。使用 T_3 来提高冠状动脉搭桥术患者的心肌收缩力仍然存在争议[84]。

尽管 T_3 吸收较好，但半衰期短（1.5 日），要获得稳定的药效需要每日多次给药。其他的缺点有价格昂贵，

潜在的心脏毒性。T_3 主要用于需要短期甲状腺激素替代治疗的患者和 T_4 向 T_3 转化受损的患者。有些支持者建议对于甲状腺功能正常病态综合征的患者使用 T_3 来做替代治疗。T_3 治疗时要监测 TSH 和 TT_3 或 FT_3 的水平。

复方甲状腺素

复方甲状腺素是人工合成的 T_4 和 T_3 按照 $4:1$ 的生理比例混合而成。它与那些含有 T_3 的药物有着同样的缺点。该药很稳定，效力高，但价格比其他的甲状腺激素产品贵，因为不主张口服 T_3，并且添加 T_3、在 T_4 治疗的基础上添加 T_3 也没有好处，因此这种昂贵药物已经不推荐使用[81,82]。患者应该换用等剂量的左甲状腺素。

甲状腺素

剂量

> **案例 52-5，问题 3：** 患者 M.W. 用甲状腺激素治疗，合适的初始剂量和维持量是多少？

M.W. 的维持剂量要根据他的体重而定。对于大多数患者，平均治疗量 $1.6\sim1.7\mu g/(kg\cdot d)$（如 $100\sim125\mu g$）足以使 TSH 恢复正常[62,71]。为了防止骨质疏松或心脏方面毒性的出现，应避免应用使 TSH 低于正常或达到测不出的水平（亚临床甲状腺功能亢进）的左甲状腺素剂量[71,85-89]。左甲状腺素过量会导致心动过速、房性心律失常，受损的心室松弛，活动耐力下降，增加心血管事件死亡率[85]。对于甲状腺激素需要量较少的老年患者和那些对 T_4 剂量的变化反应灵敏的患者，用药时考虑以上的情况尤为重要（见案例 52-6）。随着年龄增长，应每年评价激素的用量，必要时减少用量以保证 TSH 正常。

在易感患者中，甲状腺激素替代治疗的速度取决于心脏毒性的可能。小量的 T_4（如$<75\mu g$），在甲状腺功能未达正常时就可以加快心率，增加每搏输出量，增加氧耗量和心脏做功。在一个双盲试验中，在相对年轻的无症状心脏病的甲状腺功能减退患者中分别采用起始全部替代剂量和 $25\mu g$ 逐步增加剂量的治疗方案后，比较两者临床结局的不同。结果发现，接受起始全部替代剂量的患者的甲状腺功能检查的正常转归率更快（4 周）[90]，并且没有任何毒性。由于 M.W. 没有发生心脏毒性的危险因素（见案例 52-11，问题 3），不需要缓慢加量（如老年、心脏病及长病程甲状腺功能减退患者则需要缓慢加量），可以初始给予预计全剂量的左甲状腺素 $125\mu g/d[70kg\times1.7\mu g/(kg\cdot d)=120\mu g]$[35]。还可以选择较保守的方法，起始量 $100\mu g/d$ 或者 $112\mu g/d$，治疗 $6\sim8$ 周后测定 FT_4 或 FT_4I 和 TSH，如果 TSH 水平依然升高，又没有发生毒性反应，加量至 $125\mu g/d$。合适的替代剂量应使 TSH 降到 $1\sim2U/ml$，FT_4 或 FT_4I 恢复正常，临床症状好转。一般来说，调整剂量时，每月加量不能超过 $12.5\sim25\mu g/d$。即使没有冠心病的患者，若年龄在 $50\sim60$ 岁，也应从小剂量开始服用 L-T_4（$50\mu g/d$），逐渐增至目标

剂量[35]。

治疗监测

甲状腺功能减退症的临床症状、体征的改善和化验指标恢复正常是治疗的最终目标。如果替代治疗的激素剂量充足,2 ~ 3 周后症状可有改善,但 4 ~ 6 周内不能达到最大疗效。贫血、毛发和皮肤改变等症状改善的较慢,一般需要几个月才能好转[60,66]。

严重的黏液水肿患者可能会在开始 6 周内出现 T_4 的一过性升高,因为甲状腺功能减退症的低代谢状态使甲状腺激素的代谢清除降低。

应该在开始治疗后的 6 ~ 8 周检测 FT_4 或 FT_4I 和 TSH,因为 T_4 半衰期为 7 日,需要 3 ~ 4 个半衰期才能达到稳定的血药浓度。在这个时间之前的检测结果(如患者 M. W.)会引起误导,应该慎重对待。所以此时,不需要改变左甲状腺素的剂量。

许多左甲状腺素替代治疗的患者会有 TT_4 和 FT_4 水平升高,但没有出现明显的甲状腺功能亢进的临床症状[83,91]。尽管这些激素水平升高,但 TSH 正常就可诊断患者的甲状腺功能是正常的。因为 T_3 是不能从没有功能的甲状腺释放出来的,需要高浓度的 T_4 来增加从外周转换获得的 T_3 的总量。Jonklaas 等报道了对于术后接受左甲状腺素钠治疗的患者的平均 FT_4 的含量(1.34ng/dl)要高于他们术前的水平(1.06ng/dl)[83]。同样也比较了术后左甲状腺素钠替代治疗与术前之间 T_3 水平的差别。然而,只有 TSH 水平大于 4.5µU/ml 的患者的 T_3 水平较低。表明 T_3 水平较低可能是左甲状腺素钠替代治疗未达到优化剂量的结果。因此,TSH 是左甲状腺素钠替代治疗最佳指标。

甲状腺激素水平检测结果升高的另一种可能是由于标本采集时间造成的人工误差。在改变治疗方案之前,应该弄清 M. W. 的服药时间和采血时间之间的关系。随机标本与谷值标本相比,FT_4 水平和 TSH 水平相差很大[92,93]。一项研究表明与谷值标本相比,随机标本的 FT_4 水平高 12%,TSH 水平低 19%[93]。口服左甲状腺素后 9 小时,可以测到 FT_4 的一过性升高。

M. W. 的疲劳症状可能与她的甲状腺功能减退症没有关系。患者可能会持续出现甲状腺功能减退的症状,尽管 TSH 的值已经恢复正常。虽然,有些人建议 TSH 的目标值滴定在 1 ~ 2µU/ml 或者更低,可以改善替代治疗的感受,但是这个结论还是存在争议的。一个研究发现,在甲状腺功能减退的患者中,改变 T_4 的剂量,使得 TSH 的浓度在 2 ~ 4.8µU/ml、0.3 ~ 1.9µU/ml 或者低于 0.3µU/ml,这个变化并不能使得患者在心理上、甲状腺功能减退症的症状或生存质量上得到改善[94]。一个证明高剂量 T_4 替代安全性的数据发现 TSH 的水平达到很低但是可以检测到的水平(0.04 ~ 0.4µU/ml)与那些 TSH 抑制的水平(<0.03µU/ml)或 TSH 升高的水平(>4µU/ml)相比,不会增加心血管疾病或骨折的风险[95]。

总之,如果 TT_4 和 FT_4 升高而没有甲状腺功能亢进症的症状(如患者 M. W.),则不需要减少左甲状腺素钠的用量;应测谷值 FT_4 和 TSH 水平来评价是否过量以及实验室的误差。另外,获得一个服用左甲状腺素钠至少 9 小时后的 TSH 水平的数据也是合适的。如果剂量正确,重复值应该在正常范围内。如果 TSH 水平过度的抑制说明这个药物的剂量过高。对于 M. W.,缺少甲状腺功能亢进的症状,提示其甲状腺功能是正常的。并且在测定谷值的实验室指标水平之前不需要调整治疗方案。需要更多的寻找和评估其他导致疲劳的原因。

三碘甲状腺原氨酸

案例 52-6

如前所述,T_3 不是甲状腺替代治疗的首选药。服用左甲状腺素钠可以简化用药方案和方便治疗监测过程。

FT_4 水平低并不说明应增加 C. B. 的 T_3 用量。因为她服用 T_3 药物,FT_4 始终是降低的,不可能达到正常水平。实际上,疲乏的症状可能与甲状腺功能亢进症有关,因为她相当于每日服用 0.2 ~ 0.3mg 的左甲状腺素。接受 T_3 治疗的患者,监测 TSH 和 FT_3 水平非常重要。监测 TSH 可以评价甲状腺的功能状态。TSH 降低,FT_3 升高提示甲状腺功能亢进症。要注意老年人患甲状腺功能亢进症时因为交感神经系统反应不灵敏,可以没有典型症状。

对于老年患者,开始左甲状腺素钠治疗时要慎重,要避免先前被甲状腺功能减退所掩盖的心血管疾病的恶化(见案例 52-11,问题 2 和 3)。一般来说,老年患者替代治疗剂量[大概 $T_4 \leq 1.6\mu g/(kg \cdot d)$]要比年轻患者小[96-98]。大于60岁的患者一般 $T_4 \leq 50\mu g/d$。但这样的低剂量 T_4 适用于所有的老年患者[98]。为什么老年人需要的剂量小，原因还不清楚，普遍认为与甲状腺激素的代谢率随年龄增长而下降有关。由于用药剂量随年龄而变化，所以应该每年对患者进行随访，评价原来的剂量是否还合适。

患者 C.B. 一直服用 T_3，没有发生心脏毒性的证据，所以可以比较放心的换用 T_4。对于 C.B. 来说，左甲状腺素经验治疗剂量 $68\mu g/d$[$40kg \times 1.6\mu g/(kg \cdot d)$]是比较合适的剂量。停用 T_3，给予 T_4 初始剂量 $50\mu g/d$，根据 C.B. 的临床症状和甲状腺功能检测结果调整剂量。T_3 的作用会在停药后 3~5 日消失。相反，T_4 的水平会在用药后 4~5 日缓慢升高，因此防治甲状腺功能减退时不会出现剂量重叠。

注射用药剂量

案例 52-7

问题 1：G.F.，70 岁男性，患甲状腺功能减退症多年。服用左甲状腺素 $0.1mg/d$。最近，因为脑卒中瘫痪住院，无法口服用药。最近的一次甲状腺功能检测结果正常。对 G.F. 应采用哪种合理的给药方法？

由于左甲状腺素的半衰期为 7 天，假如 G.F. 还可以恢复口服用药，可以先停药 1 周。但是如果需要注射用药，左甲状腺素有肌内注射（IM）或静脉注射（IV）两种剂型可供选择。静脉注射更常用，因为肌内注射吸收慢而且不可预测，尤其是存在循环衰竭的时候。由于口服 T_4 的吸收率大约 80%[72]，所以注射用药应适当减量。一旦静脉注射左甲状腺素治疗有效，如果无法口服用药，每周肌内注射 1 次也是有效的[99]。

孕期用药剂量

案例 52-8

问题 1：P.K. 是一位 35 岁患桥本甲状腺炎的女性，她目前已经怀孕 6 周。实验室检查结果提示：TT_4 5$\mu g/dl$（正常值，4.8~10.4），FT_4 0.7ng/dl（正常值，0.8~1.4）。她每日早晨服用左甲状腺素钠片 $0.1mg/d$，和富含铁和钙的孕妇维生素。妊娠中 P.K. 应如何调整左甲状腺素剂量？

未充分诊治的孕妇的甲状腺功能减退症对母亲和婴儿发育是有害的[100,101]。有报道母亲的甲状腺功能减退可能造成小产、自发流产、高血压、子痫前期、剖宫产率和死胎率的升高等。母亲的甲状腺功能减退还可能造成婴儿先天的缺陷和甲状腺功能低下（见案例 52-8，问题 2），胎儿发育异常，新生儿认知形成受损。与甲状腺功能正常的母亲相比，在怀孕期间未诊断出的甲状腺减退会造成儿童的 IQ 平均降低 7 分[100]。在一个研究中还发现了如果母亲在怀孕的头 3 个月出现低甲状腺素血症但 TSH 正常，婴儿出生后

1~2 岁时出现精神和运动发育迟缓[101]。正常孕妇甲状腺功能在早期胎儿发育是至关重要。在早期妊娠的末期，胎儿开始分泌甲状腺激素，在这之前胎儿都依赖母亲的甲状腺激素。转运母体的甲状腺激素是在胎盘的控制下[102]。如果桥本甲状腺炎母亲的甲状腺抗体进入了胎儿的循环，婴儿患先天性甲状腺功能低下的风险是很低的。婴儿的脐带血在出生时应该检验分析来确保婴儿 TSH 水平是正常的并且其甲状腺功能也是正常的。

大多数患原发性甲状腺功能低下的妇女在怀孕后，需要将 T_4 的剂量增加 30%~50% 来维持妊娠前 3 个月的甲状腺功能正常[102-105]。只有在妊娠 5 周（也可以提前到 3 周）~16 周出现 TSH 水平升高的时候才需要增加 T_4 的剂量（如亚临床甲状腺低能症）。常常，不会出现明显的甲状腺功能减退的症状，并且 FT_4 和 FT_4I 的值是正常的。因为母体的甲状腺功能减退会造成一系列的不良反应，因此一些专家主张对于所有的怀孕妇女都筛查 TSH 的水平，同时一旦确定怀孕，经验性的将 T_4 的服用剂量增加 30%（每周增加 2 片）[106]。由于人绒毛膜促腺激素有 TSH 类似的作用，导致怀孕期间 TSH 生理性的下降，所以对于孕期妇女，正常 TSH 的上限应该调整[102]。在怀孕的前 3 个月 TSH 不应该高于 $2.5\mu U/ml$，在怀孕中期和后期不应高于 $3.0\mu U/ml$[105]。

甲状腺激素需求增加的生理性解释包括：高雌激素水平导致 TBPA 增加两倍，甲状腺激素分布体积的增加，以及孕妇 T_4 转运的增加[102,105]。HCG 水平升高会引起甲状腺激素的分泌的增加[102]。血清蛋白的改变也会影响 T_4 水平的测定从而得到错误的结果。一种新的检测手段，通过液相质谱或串联质谱法，对血清滤液或超滤液中的 T_4 进行检测，制定出可靠的妊娠早期特异的 FT_4 参考范围，但是该检测方法常常不易开展。若缺乏妊娠早期特异的 FT_4 的参考范围，则可通过 FT_4 或 TT_4 指数对甲状腺素水平进行评价。同时服用含铁或含钙的孕妇维生素可以减少 T_4 的吸收（见案例 52-9，问题 1）。并且这些药物间会发生相互作用会导致剂量的调整。当含铁和钙的孕妇维生素与 T_4 分开 4 小时服用后，只有 31% 的妇女需要增加 T_4 的剂量[108]。需要增加甲状腺激素的需求的原因包括生理性的和药物相互作用两部分。在怀孕早期的 3 个月需要每月密切监测 FT_4 和 TSH 的水平，妊娠 26~28 周至少检测 1 次。必要时调整 T_4 的剂量来保持 TSH 在正常范围，FT_4 和 FT_4I 在正常值的上限。TT_4 作为参考指标时，参考范围需增加 50% 作为标准[35,107]。

现在关注一下 P.K. 的 TT_4 和 FT_4 降低的问题。妊娠时由于 TBG 升高，TT_4 应该更高。应该检测 TSH 水平，如果排除了患者未遵医嘱服药或药物干扰，应将 T_4 加量至 $125\mu g$。含铁和钙的孕妇维生素与 T_4 的服用时间至少要隔开 4 小时。还应告诉 P.K. 为了更好地吸收，T_4 应该在晚上服用[73]。6 周内重复测定 TSH，为保证 TSH 在正常范围内，可以适当调整甲状腺激素的剂量。分娩以后，恢复至妊娠前的剂量，复查 FT_4 和 TSH 确保甲状腺功能正常。

先天性甲状腺功能减退症

案例 52-8,问题 2: P. K. 产下一健康婴儿,T. K.,足月,顺产。生后检测 T. K. 的血清 T_4 水平为 5μg/dl(正常值,4.8~10.4)。TSH 为 35μU/ml(正常值,0.45~4.1)。在家里,T. K. 变得易瞌睡,哭声细弱,吸吮困难,生长停滞。如何评价(包括治疗方案和评价预后)?智力发育会受到怎样的影响?

T. K. 的症状提示先天性甲状腺功能减退症;尽管在大多数婴儿中,临床症状轻微而且不特异,很容易漏诊,往往在几个月以后才被诊断。早期的表现包括:黄疸时间延长,皮肤色斑(表皮的大理石花纹),昏睡,喂养困难,便秘,低体温,哭声嘶哑,囟门大,腹部膨胀,张力减低,反射减慢,猪样面容。可以出现呼吸困难,骨骼发育迟缓,窒息(但摸不到甲状腺肿大)。这些婴儿合并其他先天性缺陷或并发症的危险性增加[109]。大规模的新生儿筛查可以在出生后几个星期,即在出现明显的临床表现和不可逆的变化之前及时发现先天性甲状腺功能减退症。

T. K. 出生后血清 T_4 减低,TSH 水平升高(>20μU/ml),这个应引起注意,并予以证实。胎儿在宫内接触硫脲类药物或过多的碘,或者母体血液中的 TRAb 通过胎盘进入胎儿体内,均可导致一过性的甲状腺功能减退。随着婴儿体内 TRAb 的清除,甲状腺功能检测结果会在 3~6 个月内不经过治疗而恢复正常[109]。如果在随后的几周内血清 T_4 减低,FT_4 降低,TSH 升高,则可以诊断甲状腺功能减退症。血清 T_3 常在正常范围内,对诊断没有帮助。在出生后的前几周正常情况下的 T_4 水平较高,在生后 2~4 个月逐渐下降到正常。FT_4I 也可以升高。由于这些复杂的变化,血清甲状腺激素水平应该与相应的同龄儿的正常范围比较。

甲状腺激素对正常的生长发育,尤其对于 3 岁前的中枢神经系统的发育,起重要作用。如果不治疗,会造成身材矮小和不可逆转的智力低下。T. K. 的 IQ 和体格能否正常发育取决于开始治疗的年龄、起始治疗 T_4 的剂量、治疗期间血清 T_4 水平、治疗期间的维持是否适当以及造成甲状腺功能缺陷的原因和严重程度[110-116]。达到甲状腺功能正常的时间和出现神经发育障碍之间是成反比的[109]。

左甲状腺素钠是替代治疗的选择用药。可以将 T_4 药片碾碎混合到母乳或是配方奶中;混悬液不稳定,不主张使用。T_4 的片剂不应当与含有豆油的物质混合,因为可以导致其吸收降低,延长 TSH 水平降低到 10μU/ml 以下所需时间。如果需要服用含豆油的物质,T_4 应该在 2 次喂食中途时服用[109]。T_3 不是理想的选择,因为它的半衰期短,血清 T_3 水平波动较大(见表 52-8)。T_4 替代治疗的首剂以尽可能快的提高血清甲状腺素浓度为目标,以便将甲状腺功能减退造成的认知功能障碍减小到最低限度。最初的治疗哪怕只是延迟几日也会产生低智商的严重后果[111,112,116]。7 日内使血清甲状腺素水平>10μg/dl(129nmol/L)的最小推荐剂量为每日 10~15μg/(kg·d)[110]。但是,最近的研

究提示大于推荐剂量的甲状腺素用量[12~17μg/(kg·d)]会更加有效,但存在神经系统的不良反应[109,111,112]。在足月的健康婴儿中,初始给予足够的替代剂量 T_4 是安全的,除非患儿有潜在的心脏病或者对甲状腺激素特别敏感。对于这些患儿,可减少起始量(大约为推荐剂量的 25%~33%),逐渐加量直至达到治疗剂量。甲状腺素替代治疗的推荐剂量随患儿年龄的增加而减少(见表 52-4 和表 52-9)。

表 52-9

T_4 推荐替代剂量

年龄	每日 T_4 剂量(μg/kg)
3~6 个月	10~15
6~12 个月	5~7
1~10 岁	3~6
>10 岁	2~4

T_4,甲状腺素

如果在生后 3 个月内开始替代治疗,血清 T_4 水平 >10μg/dl,患儿的智力发育和体格生长就不会受到严重损害[109-112,114]。最严重的先天性甲状腺功能减退的儿童,他们的智商会低于他们的兄弟姐妹[113]。20 年后,这些先天性甲状腺功能低下的儿童若接受的是不很合适的 T_4 替代治疗[<7.8μg/(kg·d)],与同胞兄弟姐妹相比,他们会有运动和智力损伤的结局[114]。然而,那些接受最优治疗方案的儿童仍会有一些记忆力、注意力和行为上的缺陷[117]。通过新生儿筛查发现的患儿,如果能够在生后 4~6 周内开始替代治疗,患儿的平均智商水平会与对照组相似。如果在 6 周~3 个月(平均 IQ,95)或 3~6 个月(平均 IQ,75)开始替代治疗,患儿的智商会降低。如果 6 个月~1 年后才开始替代治疗,即便有后续处置,但智力发育已受到不可逆的损害。更高的 IQ 见于那些 T_4 服用剂量大于 10μg/(kg·d),治疗的第 1 个月血清平均 T_4 水平大于 14μg/dl 的患儿[109,111,112,116,118]。那些甲状腺替代治疗延迟或不充分的患儿也更容易发生神经系统缺陷[治疗 30 日内 T_4<8μg/dl,TSH 延迟恢复正常(18~24 个月)]。即便替代治疗的很充分,但以下情况发生低智商、运动和言语障碍危险性仍然很高:新生儿期甲状腺功能减退症的临床症状明显、出生时 T_4 小于 2μg/dl、甲状腺发育不全和骨骼发育迟缓[109,110,112]。

治疗的目标是前两周内 T_4 在正常值上限(如 10~18μg/dl 或 FT_4 2~5ng/dl)。此后的目标就是,T_4 达到 10~16μg/dl(或者 FT_4 为 1.6~2.2ng/dl)。如果 TSH 在治疗的第一个月内,或不晚于 3 个月内恢复正常,IQ 会有改善[111,112,116,118]。在治疗开始后每 2~4 周常规监测甲状腺功能。6 个月以内应每 1~2 个月监测 1 次甲状腺功能,然后每 3~4 个月监测 1 次直到 3 岁,最后每 6~12 个月监测 1 次直到发育完成[109]。尽管在大孩子中,TSH 水平受抑是替代治疗充分的可靠指标,但在婴儿中,TSH 正常不能作为唯

一的监测指标,是因为 TSH 可能会延迟落后于 T_4 和 FT_4 水平的纠正。应避免替代过量以防止大脑功能受损、骨龄增加和颅骨过早闭合(过早关闭颅缝合线)。生长和发育正常也是治疗的目标之一。其他的治疗效果包括行为、皮肤颜色、体温、面容的改善和其他甲状腺功能减退症的症状和体征的好转。孩子需要终身替代疗法。

左甲状腺素钠治疗无效和药物相互作用

案例 52-9

问题 1:R. T. ,45 岁女性,主诉体重增加,月经过多,行动迟缓,畏寒。患有桥本甲状腺炎,每日服用左甲状腺素钠 150μg;高胆固醇血症,服用考来烯胺 4g,每日 4 次;贫血,$FeSO_4$ 325mg,每日 2 次;痛经,每日服用含雌激素的避孕药;有消化性溃疡病史,服用抗酸药和硫糖铝 1g,每日 2 次。最近开始服用碳酸钙 1g,每日 2 次;雷洛昔芬每日 60mg 来保护骨骼。实验室检查结果:

血清胆固醇浓度:280mg/dl
TSH:21μU/ml(正常值为 0.45~4.1)
FT_4:0.6ng/dl(正常值为 0.8~1.4)
TgAb 和 TPOAb:阳性

R. T. 自己将左甲状腺素钠加量,因为较大剂量时她自觉症状要好一些。为什么 R. T. 对甲状腺激素的治疗反应不好?

R. T. 的症状和化验结果说明甲状腺激素替代治疗不足。治疗失败的可能原因包括患者依从性不好、误诊、吸收不好、药物失效、代谢过快、组织抵抗[71,119,120]。甲状腺抵抗非常少见,而依从性不好、误诊、代谢过快不能合理解释 R. T. 的问题。

最有可能的解释是药物的生物利用度低或药物失活。应该明确患者服用 T_4 与用餐的时间关系,因为空腹或晚上服药时,甲状腺素的生物利用度会提高[71,73,121,122]。左甲状腺素钠空腹服用,与饭同服或晚上服药相比,会使得 TSH 水平明显下降[122]。应避免 T_4 与大豆蛋白、咖啡或高纤维的食物(如燕麦麸、大豆)同时服用,因为可能破坏 T_4 的吸收[123-125]。患者既往无肠道切除手术史和胃肠道疾病史(如脂肪泻、吸收不良),比较 R. T. 对口服和注射 T_4 的反应,就可以明确其对激素的吸收是不完全的[119]。

R. T. 服用的其他药品也会降低左甲状腺素钠的生物利用度。雌激素治疗由于增加了 TBG 来增加 T_4 的结合,使得 T_4 的需求量增加[1]。当与甲状腺素同时服用时,考来烯胺、考来替泊、硫酸亚铁、抗酸药、硫糖铝、某些钙剂(尤其是碳酸盐)以及雷洛昔芬,会减少甲状腺素的吸收[71,126-133]。其他调脂药(如洛伐他汀)和磷酸盐结合剂也能干扰甲状腺素的吸收[129,134]。应该问清楚 R. T. 服用甲状腺药物的时间,并建议她空腹或晚上服用药物[73],至少要与雷洛昔芬间隔 12 小时,与铁剂、钙剂和考来烯胺间隔 4 小时以上服用[126-133]。应该停用含铝的药物(抗酸药,硫糖铝),因为分开服用 T_4 和含铝的药物并不能消除

两者的相互作用[130,131]。R. T. 应该换用不含铝和钙的抗酸药,必要时可以用 H_2 受体拮抗剂。但要避免使用质子泵抑制剂(如奥美拉唑),因为胃酸分泌的下降可以减少 T_4 的吸收,尽管有些数据是矛盾的[135,136]。为 R. T. 调整合适的服药时间后,6~8 周后应重新评价治疗反应和监测甲状腺功能。

案例 52-9,问题 2:R. T. 的高胆固醇血症是由甲状腺功能减退症引起的吗?

Ⅱa 型高胆固醇血症是甲状腺功能减退症患者中最常见的脂代谢异常[137]。甲状腺功能减退症患者的胆固醇合成速度正常,但清除速度减慢。甘油三酯的清除变慢可以导致高甘油三酯血症。高胆固醇血症发生在甲状腺功能减退症的临床表现出现之前。如果没有其他的因素参与,单纯的甲状腺素治疗可以降低胆固醇水平。

黏液性水肿昏迷

临床表现

案例 52-10

问题 1:R. B. 65 岁女性,躁动不安,持续胸痛,服硝酸甘油不缓解而来急诊室。患酒精性心肌病,心绞痛和甲状腺功能减退症。尽管医师多次嘱其应规律服药,R. B. 只是偶尔服药。4 个月前 FT_4 为 0.5ng/dl(正常值,0.8~1.4)。肌内注射氟哌啶醇 2mg 和硫酸吗啡 10mg 来控制躁动症状。肌注后,护士注意到她精神萎靡,昏睡,呼吸变浅。R. B. 的口温是 34.5℃,出现寒战和颤动。如何解释 R. B. 的主观症状和客观检查结果?

R. B. 表现出黏液性水肿昏迷的症状[138]。典型的特征是低体温、腱反射迟钝,从恍惚到昏迷不同严重程度的精神障碍。其他的主要表现包括组织缺氧、二氧化碳潴留、严重的低血糖、低钠血症和偏执性精神病。典型的体征(见表 52-3)有颜面和眼睑浮肿、皮肤变黄、外侧眉毛脱落。可出现胸腔积液,心包积液和心脏增大。黏液性水肿性昏迷多发生于老年女性,就像 R. B 这样,症状与体征很难与老年痴呆和其他疾病鉴别。诱导因素包括:寒冷天气或低体温,应激(如手术、感染和创伤);伴随疾病如心肌梗死,糖尿病,低血糖,水电解质紊乱(尤其低钠血症);服用镇静剂、麻醉止痛剂、抗抑郁药和其他呼吸抑制剂和利尿剂。

氟哌啶醇和吗啡可能诱发了 R. B. 的黏液性水肿性昏迷。黏液性水肿严重的患者,呼吸抑制剂(麻醉剂,止痛剂,吩噻嗪类,镇静催眠剂)可以独立或者与吩噻嗪造成的低体温效应协同作用,进一步加重黏液性水肿性昏迷患者的低体温和二氧化碳潴留[138,139]。不应给予氟哌啶醇等镇静剂,必要时可以给予小剂量的抑制作用较弱的镇静催眠剂,如苯二氮䓬类。黏液性水肿患者对镇静剂(尤其吗啡)的呼吸抑制作用敏感。小剂量(如 10mg)的吗啡可以使甲状腺

功能减退症患者发生昏迷,也可以导致已经处于昏迷状态的患者死亡。如果需要使用吗啡,剂量应为常用量的 1/3~1/2,同时密切观察呼吸频率。

治疗

案例 52-10,问题 2:针对 R.B. 的黏液性水肿性昏迷,给出什么样的合理治疗方案?

黏液性水肿性昏迷的急诊处理通常在 ICU,包括甲状腺素替代,维持重要脏器的功能,去除诱因。尽管及时积极地给予大剂量的甲状腺素替代治疗,仍然有 60%~70% 的死亡率[138]。

首选哪种药物,T_4 还是 T_3,来治疗黏液性水肿性昏迷,因为没有进行对照试验而依然存在争议。尽管 T_3 的心脏毒性更大,但由于它起效更快,可以更快地逆转昏迷,而且在严重的系统性疾病时,外周 T_4 向 T_3 转化会受到抑制,所以治疗黏液性水肿性昏迷时多推荐使用 T_3[139-143]。T_4 和 T_3 分别使用或两者合用,治疗黏液性水肿性昏迷均有效。但由临床上使用 T_4 比 T_3 的经验多,所以多选择左甲状腺素。并且在服用 T_3 以后,血清 T_3 达到较高的水平,仍然有一定的死亡率[143]。当 T_4 治疗无效,或合并系统性疾病(如心力衰竭)使 T_4 向 T_3 转化受损时,可以考虑使用 T_3。T_3 水平升高超过生理水平只见于口服 T_3 以后,静脉注射 T_3 不会出现。治疗后 1 个月内的高死亡率相关因素包括:高龄、心脏并发症、T_4 替代剂量 $\geq 500\mu g/d$ 或 $T_3 \geq 75\mu g/d$[139,143]。

对于年龄小于 55 岁无心脏病的患者,初始给予左甲状腺素 400~500μg 静脉注射,与 TBG 结合达到饱和,使血清 T_4 水平升高到 6~7$\mu g/dl$[138,144]。初始剂量可根据患者的体重和其他限制因素(如年龄、心脏病)进行调整。为防止心绞痛的恶化,可将 R.B. 的初始剂量减至 300μg。给予合适的剂量后,24 小时内意识开始清楚,生命体征恢复正常,TSH 水平下降。如果 T_3 是首选,通常的剂量是 10~20μg,静脉注射,随后的 24 小时内每 4 小时 10μg,接下来的几日内每 6 小时 10μg,直至可以开始口服治疗[138]。

药物的维持剂量应该根据患者临床反应调整。由于黏液性水肿患者口服给药时吸收不好,为保证适当的血药浓度多采用静脉给药。胃肠功能恢复正常后可口服给药。最小的剂量(无不良反应)为 T_4 50~100$\mu g/d$,或 T_3 10~15$\mu g/12h$[138,144]。

支持治疗包括辅助通气、纠正低血糖、限制液体量、纠正低钠血症、补充血容量防止循环衰竭和维持血压。不主张盖被取暖来纠正 R.B. 的低体温,因为会使血管扩张,可能导致心源性休克。糖皮质激素未被证明对原发性黏液性水肿患者有益,但对于垂体功能低下所致的黏液性水肿昏迷有效。因为很难鉴别原发性和继发性黏液性水肿,所以经验上每 6 小时给予氢化可的松 50~100mg[138]。

积极减轻 R.B. 的胸痛症状的同时要除外急性心肌梗死的可能。抗麻醉剂纳洛酮可以对抗吗啡的作用,对该患者有益。纳洛酮还有助于唤醒醉酒后昏迷的患者。

甲状腺功能减退症合并充血性心力衰竭

临床表现

案例 52-11

问题 1:E.B. 45 岁女性,胸骨后压榨感,胸痛,气短,劳力性呼吸困难,端坐呼吸入院。各种主客观指标提示充血性心力衰竭合并心肌梗死。既往患劳力性心绞痛,Graves 病,10 年前性放射性碘治疗。体格检查发现心脏增大,舒张期高血压,肥胖,颜面浮肿,腱反射迟钝,胫前黏液性水肿。相应的实验室检查:

FT_4:0.2ng/dl(正常值 0.8~1.4)

TSH:100μU/ml(正常值 0.45~4.1)

CK:300U/L(正常值 32~267)

天冬氨酸转氨酶(AST):80U/L

乳酸脱氢酶(LDH):250U/L

肌钙蛋白:0.3ng/ml(正常值 0.3~1.5)

胸片示心脏增大和心包积液,心电图示心动过缓,T 波低平,ST 段压低。给予利尿剂,硝酸盐、血管紧张素转化酶抑制剂和洋地黄。E.B. 的症状好转,但心脏病变不可逆转。

为什么这些临床表现提示甲状腺功能减退症?

E.B. 的甲状腺功能检测异常、症状、体征、放射性碘治疗的病史均提示严重的甲状腺功能减退症。黏液性水肿性心脏病与低排性心力衰竭难以鉴别,因为两者症状相似:心脏增大、呼吸困难、水肿、心包积液和心电图异常[85,138]。所有的心血管疾病患者(如心绞痛、心律失常等),出现新的症状或原有症状恶化均应除外甲状腺功能减退症。单纯的甲状腺功能减退症很少引起充血性心力衰竭,但可以使原有的心脏病加重。长 QT 间期引起的间歇等室性心律失常则很少见。

尽管 E.B. 的心肌酶谱(AST、CK、LDH)水平升高提示心肌梗死,但甲状腺功能减退症时的慢性骨骼和心肌损害以及酶清除减慢也会导致各种酶轻度或显著升高。肌钙蛋白正常以及肌酸激酶消除缓慢可以除外心肌梗死。

治疗

案例 52-11,问题 2:E.B. 的甲状腺功能减退症对她的心脏病治疗和她目前的状况有何影响?

如果 E.B. 的心脏病是由甲状腺功能减退症引起的而不是器质性病变,那么给予足量的 T_4 治疗 2~4 周后,心脏大小、舒张压、心电图、血清酶均可以恢复正常。但是有心脏病的患者,对甲状腺激素的耐受较差,只能由 T_4 50~75$\mu g/d$ 起始,心功能才能恢复。

关于甲状腺功能减退症时脂代谢异常和动脉粥样硬化的关系阐述的很少,还存在争议[137]。有趣的是,甲状腺功能减退症患者很少发生心绞痛和心肌梗死。理论上来说,甲状腺功能减退症时的低代谢状态可以降低需氧量,保护缺血心肌。但是,甲状腺功能减退症可以使红细胞生成2,3-二磷酸甘油减少,使氧解离曲线左移,从而使心肌梗死时心内膜下缺血加重。这一效应会使缺血组织进一步缺氧。甲状腺素治疗时可以使加重心绞痛或期前收缩,所以用量要谨慎[145-147](见案例52-11,问题3)。没有器质性心脏病时,洋地黄无效,甚至是有害的。甲状腺功能减退时患者对洋地黄敏感性增强,如果不减少维持量,很容易发生洋地黄中毒(见案例52-14,问题3)[148,149]。因为甲状腺功能减退患者的有效循环血量低,而且对血管扩张剂反应灵敏,所以硝酸盐可以导致低血压和/或昏厥。需要使用β受体阻滞剂时,应使用作用于心脏的高选择性β受体阻滞剂。非选择性的β受体阻滞剂可以引起冠脉痉挛,其机制是甲状腺功能减退症患者的去甲肾上腺素水平升高,α肾上腺素能神经张力增高,而β受体阻滞剂可以使之进一步升高。

> **案例52-11,问题3:** 像 E. B. 这样患心绞痛的患者,如何进行甲状腺激素替代治疗? 心脏病患者应选择何种激素替代?

长期的甲状腺功能减退症,合并动脉粥样硬化性心脏病,以及老年患者,对甲状腺激素的心脏作用较敏感。给予正常的治疗量,甚至低于治疗量时,就可能发生严重的心绞痛、心肌梗死、室上性和室性期前收缩、心力衰竭或猝死。这些情况要求甲状腺替代治疗时应特别小心,有时候不能予以足量替代剂量,以避免心脏的毒性[145-147,150]。

在开始甲状腺素治疗之前,应控制心绞痛和心脏的功能状态。如果心绞痛控制得不好,在进行激素治疗前,可行心脏冠脉导管检查准确评价冠脉的病变。为控制心绞痛的发作,可以对甲状腺功能减退症的患者施行冠状动脉搭桥手术,安全有效,并发症少,术后可以给予足量的甲状腺激素替代,而不会发生心脏毒性[151]。

给予患者 E. B. T$_4$ 治疗,起始量12.5~25μg,在患者能够耐受的情况下,每4~6周增加相似的剂量,直至达到治疗剂量。药物加量的速度取决于每次加量患者的耐受性。如果发生心脏毒性,应立即停药。如果症状好转,应重新开始启用小剂量治疗,延长2次加量的时间间隔。如果再次出现心脏体征,在心功能检查期间应停止进一步的甲状腺素治疗。那些心脏敏感性很高的患者,很难使甲状腺功能恢复正常。对于这些患者,合适的替代剂量为既要防止发生黏液性水肿同时又不出现心脏毒性反应[147]。用药期间要监测 E. B. 的临床症状和心电图。一旦出现心脏病变恶化的征兆,应立即停药或者减量。在加量的过程中不必监测甲状腺功能(TSH 或 FT$_4$),因为在达到足量之前,检测的结果会保持在较低水平。当达到最大的耐受剂量或者估计已经达到最大治疗剂量时,再检测甲状腺功能。

对于合并心脏病变的患者,考虑到其短效性,有些人主张选用 T$_3$ 作为替代。T$_3$ 停药后,T$_3$ 的作用在3~5日消失,T$_4$ 的作用7~10日才能消失。如果发生心脏毒性,停药后 T$_3$ 的作用消失得更快,理论上来讲,这对于心脏病患者是有益的。但 T$_3$ 的效力强,要保证稳定的血药浓度,加量的过程要更细致小心,实施起来很困难,所以一般不推荐使用

T$_3$。并且口服以后,较高的血清 T$_3$ 水平可以导致更严重的心脏毒性,尤其易引起心绞痛。

亚临床甲状腺功能减退症

> **案例 52-12**
>
> **问题 1:** M. P. 53 岁,健康女性,常规体检。否认甲状腺功能减退症状并感觉良好,无其他疾病,未服用其他药物,无过敏史。常规实验室检查的结果除了 FT$_4$ 1.2ng/dl(正常值 0.8~1.4),TSH 8μU/ml(0.45~4.1),其他均在正常范围内。根据 M. P. 的临床表现和实验室检查,他是否需要甲状腺治疗?

M. P. 的 FT$_4$ 在正常范围,TSH 升高,提示有亚临床甲状腺功能减退症。流行病学研究表明亚临床甲状腺功能减退的发病率为4%~10%,但在老年人尤其是老年女性中会升至26%[87,88]。亚临床甲状腺功能减退是否是甲状腺功能不全的早期阶段尚不十分清楚。使用 KaplanMeier 曲线分析,未经治疗的患者在10年后发展为临床甲状腺功能减退症的估计风险,当 TSH 4~6μU/ml 时为0%,TSH 6~12μU/ml 时为42.8%,TSH>12μU/ml 时为76.9%。甲状腺抗体阳性的患者该风险有所增加[152]。由于临床上最常见的情况是无症状,TSH<10μU/ml,甲状腺抗体阴性且既往无甲状腺疾病史,所以建议进行常规的甲状腺功能筛查,尤其是老年女性[88]。

包括精神及认知障碍等在内的轻微症状在亚临床甲状腺功能减退患者内的发生率接近30%,但 TSH 平均水平超过11μU/ml。包括休息时心室舒张功能和活动时收缩功能减弱在内的心功能不全以及动脉硬化、心梗等事件的发生已经报道[85,88,153-155]。显示冠心病风险增加的数据是矛盾的,它受到亚临床甲状腺功能减退症的严重程度,实验设计和随访时间长度影响。一项 meta 分析指出冠心病的风险增加1.6倍[156],一项横断面分析结果认为仅 TSH 在10μU/ml 以上的患者中,相对危险度为2.2,然而一项长达20年纵向分析发现有较大风险(风险比为1.7),且与 TSH 升高的程度无关[157]。然而,一项大型前瞻性群组研究,在10年随访过程中,发现与动脉粥样硬化或心脏性死亡无重要关联,但全因死亡率增加[158]。一项引人注意的数据显示,来自11个大型的前瞻性队列研究,涉及3 450例亚临床甲状腺功能减退患者,调整了常规心血管因素后,发现冠心病(风险比为1.89)和死亡率(风险比为1.5)风险增加,但是总死亡率仅在 TSH 在1 010μU/ml 以上时才增加[159]。冠心病或冠心病死亡率未发现与 TSH 水平轻微增高有关。

其他的因身体某一部分功能不全而表现出的不典型、非特异性的症状和体征也有可能出现,甚至有可能是老年人的主要症状。精力不足、神智混乱、食欲缺乏、体重下降、大小便失禁、抑郁、行动不能、腕管综合征、耳聋、肠梗阻、贫血、高胆固醇血症和低钠血症等均有报道[87,88,153-155]。

由于研究结果相互矛盾,所以应用甲状腺素治疗亚临床甲状腺功能减退尚存在争议。应用甲状腺素治疗的好处

包括:①阻止向临床甲状腺功能减退的进展;②改善脂代谢异常并降低心血管事件风险;③逆转甲状腺功能减退的症状。TSH 高水平($>10\mu U/ml$)、有明确甲状腺疾病史、高脂血症及甲状腺抗体阳性的患者可以从甲状腺素替代治疗中获得更多的收益[85,88,152,155,160]。左甲状腺素可以明显地使总胆固醇水平降低 7.9~15.8mg/dl、LDL 降低 10mg/dl,血清 HDL 及甘油三酯无明显改变[88,154,155,160]。甲状腺素治疗后对眼压升高、记忆减退、情感障碍、躯体不适以及心脏舒张功能的改善也有报道[157,159,160,165]。

治疗老年患者的亚临床甲状腺功能减退症需要评价治疗的利弊。甲状腺替代治疗可能会加重老年患者已有的心脏病。对于 $TSH>10\mu U/ml$ 的无症状患者进行甲状腺替代治疗是合理的,而那些具有轻度的甲状腺功能减退症状、血脂异常、实验室检查异常和脏器病变的患者更应该进行甲状腺替代治疗[87,88,152,154,160]。对于症状较轻的亚临床甲低的患者($TSH 6~8\mu IU/ml$),若合并心血管风险(舒张功能不全,动脉粥样硬化性疾病,糖尿病)或具有甲低的临床指征(如甲状腺肿、抗体),进行 25~75μg/d 的替代治疗可能获益[88]。80 岁以上症状较轻的亚临床甲状腺功能减退症治疗尚无证据支持[88]。无症状的亚临床甲状腺功能减退症且 $TSH<10\mu U/ml$ 的患者不需要立即治疗,但有必要保持密切随访。

由于 M.P. 没有症状且 TSH 水平$<10\mu U/ml$,所以有理由推迟治疗,并在几个月后复查 TSH。

正常 TSH 水平下的垂体功能减退症及甲状腺素替代治疗

案例 52-13

问题 1:K.N. 65 岁,女性。易疲劳、怕冷、皮肤干燥、体重增加数月。甲状腺功能检查及 DTR 在正常范围内。TSH,2.5μU/ml(正常值 0.45~4.1)。否认特殊用药史。于是,给予经验性的左甲状腺素治疗 3 个月。如何解释其 TSH 结果?基于其临床表现的甲状腺素治疗是否必需?

尽管临床症状考虑为甲状腺功能减退(易疲劳、怕冷、皮肤干燥、体重增加),但 TSH 水平提示 K.N. 甲状腺功能正常。但是由于垂体功能低下(TSH 水平可以正常或稍低)不能除外,需检查 FT_4 水平;如果低于正常,则垂体功能减退的可能性较大。垂体功能低下是否要诊断以及 FT_4 是否应加入甲状腺功能筛查中还有争论[161]。

如果 FT_4 水平正常,则提示甲状腺功能正常,则垂体功能低下可以除外,而甲状腺素替代治疗也不应提倡。一项随机双盲安慰剂对照交叉临床试验发现,对于甲状腺功能检查正常但存在甲状腺功能减退表现的患者,T_4 治疗组与安慰剂对照组相比,尽管 TSH 及 FT_4 水平有所变化但在认知及心理的改善上无明显优势[162,163]。

K.N. 的甲状腺素治疗没必要再继续下去,因为没有证据显示这种治疗对于甲状腺正常的个体有益。

甲状腺功能亢进症

临床表现

案例 52-14

问题 1:S.K.,48 岁,女性,因心肌梗死入院。主诉包括胸痛,服硝酸甘油不缓解,活动后气促增加,精神紧张,心悸,肌肉无力,食欲增加体重却下降,以及鼻出血;同时皮肤易发生瘀伤。患者有深静脉血栓病史,平素服用华法林 5mg/d;最近一次国际标准化比值(international normalized ratio,INR)1.8(正常值 1,治疗值 2~3)。患心绞痛,服用硝酸甘油 0.4mg;充血性心力衰竭,服用地高辛 0.25mg/d。

体格检查发现患者消瘦,面部潮红,运动功能亢进,精神紧张。血压 180/90mm/Hg,脉搏不齐,130 次/min;呼吸频率 30 次/min,体温 37.5℃。其他阳性体征包括:视物睑睑迟滞,眼球突出,视力下降,甲状腺弥漫性肿大,未见结节;甲状腺左叶可闻及杂音,颈静脉怒张,双肺底湿啰音,皮肤温暖潮湿,多处淤斑,新发房颤,轻度腹泻,肝脏增大,肢端病变,可凹性水肿 2+,细颤,近端肌乏力,月经稀少不规律。

实验室检查如下:
FT_4:2.9ng/dl(正常值 0.8~1.4)
TSH:$<0.5\mu U/ml$(正常值 0.45~4.1)
24 小时 RAIU:80%(正常值 5%~35%)
INR:4.8(正常值 1,治疗值 2~3)
TPA:200IU/ml(正常值<0.8)
ALP:200U/L
TBIL:1.1mg/dl
AST:60U/L
ALT:55U/L

RAI 扫描提示甲状腺弥漫性肿大,是正常大小的 3~4 倍。哪些实验室检查和临床表现提示 S.K. 患甲状腺功能亢进症?

S.K. 的临床表现和实验室检查结果[164]与 T_4 过多引起的高代谢状态有关(见表 52-5)。她的眼部症状与 Graves 病的表现相一致,包括眼睑迟滞(向下看时,眼睑滞后于眼球下落,上眼睑和角膜之间可见一窄条白色的巩膜,呈凝视状)、眼病(眼球突出)及视力减退。甲状腺杂音、心悸、劳力性呼吸困难、充血性心力衰竭恶化(颈静脉怒张,双肺底啰音,水肿,肝大)、腹泻、月经稀少不规律、精神紧张、震颤、肢体乏力、体重下降、食欲亢进、多汗、皮肤潮红均与代谢亢进状态相关。尽管窦性心动过速是甲状腺功能亢进症最常见的心律失常表现,但 5%~20%甲状腺功能亢进症患者以新发房颤为主要症状,尤其是大于 70 岁的患者[165]。结合 S.K. 的症状:FT_4 升高、TSH 水平检测不出、RAIU 增高、TPO 抗体阳性,以及弥漫性甲状腺肿大可以确诊为 Graves 病。她的心功能状况和其他疾病因甲状腺功能亢进症而加重（表 52-6 列举了甲状腺功能亢进症的病因）。

低凝血酶原血症

案例 52-14,问题 2：哪些因素导致了 S. K. 的低凝血酶原血症？这对她后续药物治疗有何影响？

S. K. 的低凝血酶原血症和出血倾向可能与华法林作用增强有关。这或许是因为华法林在肝脏的代谢减少（继发于肝脏淤血），但 S. K. 的症状更可能是甲状腺功能亢进症与华法林对维生素 K 依赖性凝血因子联合作用的结果。

华法林代谢

华法林和维生素 K 依赖性凝血因子的代谢过程会受到甲状腺功能状态的影响。甲状腺功能亢进症患者血液循环中的维生素 K 依赖性的凝血因子水平通常不会发生变化，因为这些因子的合成和分解都在增加。然而，当华法林诱导的凝血因子合成减少与甲状腺功能亢进症诱导的凝血因子分解加速同时发生时，华法林的抗凝作用就会增强[12,166]。这或许可以解释 S. K. INR 的升高、皮肤淤斑及鼻衄的病史。

甲状腺功能减退症则情况相反，其凝血因子的代谢和合成均减慢。由于甲状腺功能减退症患者的凝血因子清除较慢，因此口服抗凝药的起效时间就会相对延迟[12,166]。因此，想要达到相同的抗凝疗效，甲状腺功能亢进症患者需要减少华法林用量，而甲状腺功能减退症患者需要增加用量。甲状腺功能异常的患者使用华法林时，应密切监测凝血功能，并根据甲状腺功能的变化调整剂量。

硫脲类药物的作用

S. K. 的甲状腺功能亢进症最可能用硫脲类药物治疗，必须谨慎使用。硫脲类药物，尤其是丙硫氧嘧啶（propylthiouracil,PTU），尽管很少引起低凝血酶原血症、血小板减少和出血，但仍与其发生相关[167]。硫脲类药物能抑制骨髓及凝血因子 II、III、VII、IX、X 和 XIII 的合成；停药后长达 2 个月，维生素 K 和凝血酶原时间仍可能处于较低水平。上述这些影响可能是肝脏合成功能发生临床不明显的改变或者肝脏毒性造成的（见案例 52-15,问题 10）[30,168-171]。通常在开始治疗后 2 周~18 个月出现症状。服用维生素 K 或输血治疗出血有效（见案例 52-15,问题 3 和 4,硫脲类药物治疗的进一步讨论）。

地高辛反应

案例 52-14,问题 3：由于持续性房颤和室性心动过速，S. K. 的地高辛剂量增加到 0.5mg/d。为什么需要如此大剂量的地高辛？控制她的心室速率还有哪些其他选择？

甲状腺功能亢进症引起的房颤通常对洋地黄的反应较差。甲状腺功能正常的房颤患者如要维持心室率 70 次/min,地高辛的日剂量从给予外源性 T₃ 治疗前的 0.2mg 要

增加到给予外源性 T₃ 治疗后的 0.8mg[172]。甲状腺功能亢进症患者可以耐受更高剂量的地高辛而没有不良反应[148,149,172]。然而，为了将心脏毒性最小化，甲状腺功能亢进症合并房颤的患者，地高辛治疗的心室律目标（如 100 次/min）要比甲状腺功能正常的房颤患者高一些。如果需要进一步减慢心室律，可以加用 β 受体阻滞剂或钙离子通道拮抗剂（如地尔硫革或维拉帕米）。与钙离子通道拮抗剂相比,β 受体阻滞剂可以更加有效地控制心室率，并且较少引起低血压，除非有严重的支气管痉挛等禁忌证，则 β 受体阻滞剂为首选。

这种明显的洋地黄抵抗是由于心肌功能自身的变化、地高辛的分布容积增加以及糖苷的肾小球滤过率增加造成的[148,149,172]。相反，甲状腺功能减退症患者对洋地黄的反应过度敏感，较小的剂量就可以达到治疗效果。无论作用机制如何，需要意识到，甲状腺功能亢进症患者需要高于正常剂量的地高辛，当甲状腺功能亢进症情况被纠正以后，则应减少地高辛的初始剂量。

S. K. 应该长期坚持使用华法林抗凝，因为甲状腺功能亢进症合并房颤的患者发生系统性栓塞的患病率较高。房颤一经诊断就应立即开始抗凝治疗，直到 S. K. 的甲状腺功能恢复正常并且心律转复为窦性心律。尤其是年轻患者服用华法林的出血风险较低，所以更应该及早开始抗凝治疗。治疗之前应权衡抗凝作用的风险和效益（参见第 16 章）。由于对华法林的敏感性增高，因此我们要保证密切监测其抗凝效果（见案例 52-14,问题 2）。如果她的甲状腺功能没有恢复正常则不应该尝试心脏复律，因为无论是药物复律还是电复律，其成功率都很低。如果要实施心脏复律，那么至少应该在甲状腺功能恢复正常后的 3~4 个月[165]。

T₃ 甲状腺毒症:临床表现

案例 52-15

问题 1： C. R. ,27 岁女性,3 个月间断怕热、多汗、震颤、严重肌肉无力，不能上楼。食欲亢进,体重增加。心脏搏动增强，轻度吞咽困难。有甲状腺疾病的家族史，但否认甲状腺药物服用史和颈部射线接触史。C. R. 曾接受碘剂静脉滴注治疗，症状得到改善，但治疗的过程中病情反复。患有 2 型糖尿病，通过饮食来控制;患有关节炎，每 4 个小时口服阿司匹林 650mg。没有定期随诊。

相关体格检查包括血压 180/90mmHg,脉搏 110 次/min,腱反射亢进,上睑下落迟滞,甲状腺弥漫性肿大,约为正常大小的四倍（约 100g）。实验室检查：

TT₄:6μg/dl（正常值,4.8~10.4）

FT₄:2ng/dl（正常值,0.8~1.4）

TSH:<0.01μU/ml（正常值,0.45~4.1）

TPA:350IU/ml（正常值,<0.8）

GLU:350mg/dl

评估这些实验室检查和临床表现。

C. R. 的实验室检查 TPOAb 呈阳性,甲状腺激素水平升高,可确诊为自身免疫性甲状腺功能亢进状态。然而,血

清 FT$_4$ 仅显示轻微升高,这并不符合其严重的临床症状、TSH 水平显著降低,以及其他实验室检查。阿司匹林可将 T$_4$ 从 TBG 置换下来,因此可以解释为什么 TT$_4$ 处于正常范围的较低水平(见案例 52-2)。应该考虑可能是甲状腺功能亢进症的特殊类型——T$_3$ 型甲状腺功能亢进症。其临床特点包括甲状腺功能亢进症的体征和症状,FT$_4$ 正常或正常高限,TSH 水平检测不出,以及 T$_3$ 水平升高。T$_3$ 升高是由于甲状腺优先分泌 T$_3$,以及外周 T$_4$ 向 T$_3$ 转化。诊断此病必须检测 T$_3$ 水平。

无症状性的 T$_3$ 水平升高常在 T$_4$ 升高以及明显的甲状腺功能亢进症症状出现之前。T$_3$ 型甲状腺功能亢进症可能标志着典型 T$_4$ 型甲状腺功能亢进症的早期阶段,这有助于早期诊断,也可以作为硫脲类药物治疗中止后复发的早期标志。

碘剂

案例 52-15,问题 2:为什么起初滴注碘剂可改善 C. R. 的症状,而后来却无效?何时使用碘剂治疗?作用的机制是什么?

碘剂的作用包括:抑制甲状腺激素释放,通过阻断碘的有机化作用减少碘化酪氨酸和碘甲状腺原氨酸的合成,减少甲状腺的血流[173]。但是大剂量的碘为甲状腺激素的合成提供了大量的底物,从而使甲状腺功能亢进症加重(见案例 52-24)[28,173]。

外源性碘对甲状腺内碘的有机化过程的抑制作用称为 Wolff-Chaikoff 效应。这是甲状腺正常的内在自我调节功能,以防止碘负荷过大时过多地合成甲状腺激素。当甲状腺内碘的浓度达到临界水平时,Wolff-Chaikoff 效应就会发生,并且 TSH 刺激不会抵消这种效应。但是,正如 C. R. 所呈现的那样,如果继续使用碘剂,甲状腺可以"避开"这种阻断效应。甲状腺通过减少碘的转运或"漏出"碘而有效避开。这两种机制都可以降低甲状腺内碘的临界水平,从而减弱对碘有机化的阻断作用。C. R 的表现就很好地展现了这种作用。因此,碘不应作为 Graves 病的首选治疗方法。

相反,有些患者对碘剂治疗反应良好,例如:①患者甲状腺内已储存较大量的碘(如"热结节",Graves 病);②碘有机化过程中的结合机制受损(如桥本甲状腺炎);③药物引起的甲状腺功能紊乱(见案例 52-23 和案例 52-24);④Graves 病经过放射性碘或手术治疗后甲状腺功能正常,并且未曾接受过甲状腺替代治疗。

这些患者对碘较敏感,小剂量的碘就可以引起 Wolff-Chaikoff 效应,使甲状腺功能亢进症症状改善,或引起甲状腺功能减退症[16,28,173]。因此,手术或放射性碘后复发的甲状腺功能亢进症患者可以单用碘剂治疗。

碘剂最重要的药理作用是当给予 6mg/d 的剂量时,能够迅速抑制甲状腺激素释放[16,173]。其机制尚未明确,但与 Wolff-Chaikoff 效应无关,因为后者在给药几周后才出现。与 Wolff-Chaikoff 效应不同,这一作用可受到 TSH 分泌增加的影响而被部分抵消。因此,正常的甲状腺可以在 7~14 日内避开这种作用,因为甲状腺激素释放受到抑制可以刺激 TSH 分泌反射性增加。甲状腺功能亢进症患者在碘治疗初期的 2~7 日内症状会有所改善,主要是由于碘抑制甲状腺激素的释放。碘的这种快速起效的特点使其被用于治疗甲状腺危象,以及等待硫脲类药物和放射性碘起效之前用来改善症状。

甲状腺手术前 2 周给予大剂量的碘,可使腺体缩小、血流减少、脆性降低,从而增加甲状腺的韧性。碘通过诱导甲状腺状态恢复正常,使手术简单易行,并且降低术后并发症的风险[173]。

稳定的碘能够口服,包括味道较差的卢戈氏碘溶液(5%的碘和 10%的碘化钾),含碘量为 8mg/滴;口感较好的饱和碘化钾溶液(saturated solution of potassium iodide, SSKI),含碘 50mg/滴[179]。最小有效日剂量为 6mg[173],但多用较大的剂量(如饱和碘溶液每次 5~10 滴,每日 4 次)。

碘治疗的优点有简单、廉价、相对无毒、无腺体破坏。缺点包括"逸脱"、加重甲状腺功能亢进症症状、过敏反应、停药后复发,如果放射性碘治疗前使用会影响治疗效果。

治疗方法

案例 52-15,问题 3:C. R. 可采用的各种治疗方法的优点和缺点分别是什么?

治疗 Graves 相关性甲状腺功能亢进症有 3 种主要方法:硫脲类药物、放射性碘和手术(表 52-10)[174]。大多数情况下,可以选择 3 种方法中的任意 1 种,但哪种治疗方法最有效仍具有争议。通常最终选择哪种治疗方法是经验性的,根据医师可获得的医疗资源及患者的意愿来决定。1 篇刊登在主流内分泌杂志上的治疗指南综述显示放射性碘是最常用的治疗方法,而手术是最少采用的[174]。高龄、心脏病、合并眼病以及毒性多结节性甲状腺肿引起的甲状腺功能亢进症患者最好选用放射性碘。对药物不耐受的妊娠妇女,存在梗阻症状时,或怀疑有恶性疾病时最好选用手术治疗。

硫脲类药物

对于儿童、妊娠妇女和没有并发症的 Graves 病年轻患者,倾向于用硫脲类药物治疗[164,175,176]。这是保留甲状腺完整性,不导致甲状腺功能永久性减退的唯一方法,而放射性碘和手术治疗则会带来这一风险。

因为 Graves 甲状腺功能亢进症有自限性,所以硫脲类药物主要用来控制症状直到发生自行缓解。放射性碘和手术治疗之前给予硫脲类药物,耗竭甲状腺内储存的甲状腺激素,这可以防止继发甲状腺危象。尽管硫脲类药物对于毒性结节性甲状腺功能亢进症也有效,但后者无法进行自发缓解,因而还需要疗效更肯定的治疗方法(手术或放射性碘)。

硫脲类药物的缺点包括服用量大、患者依从性差、可能有药物毒性、疗程长、停药后缓解率低(见案例 52-16)。

C. R. 服用硫脲类药物还有一些潜在的弊端。她的甲状腺相对较大、病情严重,使得预后自发缓解的效果差;如

表 52-10

甲状腺功能亢进症的治疗

治疗方法	药物/剂量	作用机制	毒性	适应证
一线治疗				
硫脲类药物				
甲巯咪唑(他巴唑)5 和 10mg 片剂;也可制成直肠栓剂[179]	甲巯咪唑 30~40mg 1 次或分成 2 次口服(最大量:60mg/d)坚持 6~8 周或至甲状腺功能正常,然后维持 5~10mg/d 口服,12~18 个月	阻断甲状腺激素合成过程的有机化,不阻断 T_4 转化为 T_3	皮疹,消化道症状,关节痛,胆汁淤积性黄疸,粒细胞缺乏,先天性皮肤发育不全,妊娠胚胎病综合征(只有甲巯咪唑)	适用于成人/儿童,不包括甲状腺危象和妊娠初期 3 个月(见 PTU)。每日服药 1 次可提高依从性
PTU 丙硫氧嘧啶 50mg 片剂;可制成直肠给药配方[177,178]	100~200mg 每 6~8 小时口服 1 次(最大量:1 200mg/d)坚持 6~8 周或直至甲状腺功能恢复正常;然后维持 50~150mg 每日口服 1 次,12~18 个月	与甲巯咪唑类似,并且阻断外周 T_4 转化为 T_3(只有 PTU)	肝炎,某些是致死性的。与甲巯咪唑类似	适用于甲状腺危象,妊娠初期 3 个月
手术				
	术前准备碘剂、甲巯咪唑或 β 受体阻滞剂;见详细术前准备	甲状腺近全切除术	甲状腺功能减退症,瘢痕,甲状旁腺功能减退,手术和麻醉风险,声带损害	肿物阻塞,窒息,恶性肿瘤,妊娠中期 3 个月,对放射性碘和甲巯咪唑有禁忌证
放射性碘				
	^{131}I 放射性同位素;80~100μCi/g 甲状腺组织。平均剂量约为 10mCi;眼病患者提前用糖皮质激素治疗	腺体破坏	甲状腺功能减退症;眼病恶化;辐射引起的白血病;基因损害;恶性肿瘤;罕见的辐射病	手术风险较低或有心脏病的成人和老年患者;有甲状腺手术病史;使用甲巯咪唑有禁忌证;在儿童中应用逐渐增加
一线治疗的辅助治疗				
碘				
卢戈溶液 8mg/滴(5% 碘,10% 碘化钾),饱和的碘化钾溶液 50mg/滴	每次 5~10 滴,每日 3 次,术前 10~14 日坚持口服;最小有效剂量 6mg/d	↓腺体血流,↑坚韧度;阻断甲状腺激素释放	超敏反应,皮疹,黏膜溃疡,过敏反应,金属味觉,鼻液溢,腮腺和颌下肿胀;胎儿甲状腺肿大和死亡	甲状腺术前准备;甲状腺危象,症状性缓解。不可在放射性碘之前使用或妊娠期长期使用
β 受体阻滞剂				
普萘洛尔或其他等效 β 受体阻滞剂。避免 ISA	普萘洛尔每 6 小时口服 10~40mg,必要时服用以控制心率<100 次/min;缓慢静脉滴注 0.5~1mg	阻断甲状腺激素在外周的作用,对原发病无效;阻断 T_4 向 T_3 转化	与 β 受体阻滞相关;心动过缓,CHF,阻断低血糖时的升血糖反应,支气管痉挛,高剂量时 CNS 症状;胎儿心动过缓	等待硫脲类药物和放射性碘起效时缓解症状;术前准备;甲状腺危象

表 52-10

甲状腺功能亢进症的治疗（续）

治疗方法	药物/剂量	作用机制	毒性	适应证
钙离子通道拮抗剂				
	地尔硫䓬 120mg 每日 3～4 次口服或必要时维拉帕米 80～120mg 每日 3～4 次以控制心率<100 次/min	阻断甲状腺激素在外周的作用，对原发病无效	心动过缓，外周水肿，CHF，头痛，潮红，低血压，头晕	对于不能耐受 β 受体阻滞剂的患者，作为替代剂来缓解甲状腺功能亢进症症状
糖皮质激素				
	泼尼松或等效糖皮质激素 50～140mg 每日分 2 次口服；甲状腺危象：每 6 小时静脉注射氢化可的松 50～100mg 或等效糖皮质激素	↓ TSI，抑制炎症反应；阻断 T_4 向 T_3 转化	激素治疗并发症	眼部病变，甲状腺危象（静脉注射皮质类固醇），胫前黏液性水肿，合并眼病的患者行放射性碘治疗之前预处理

CHF，充血性心力衰竭；CNS，中枢神经系统；ISA，内在拟交感活性；PTU，丙硫氧嘧啶；T_3，三碘甲状腺原氨酸；T_4，甲状腺素；TSI，甲状腺刺激免疫球蛋白；μCi，微居里[87-89]

果先前的碘治疗增加了甲状腺内储存的甲状腺激素，则会使硫脲类药物起效延迟；另外，她的依从性差，吞咽困难，可能需要其他治疗手段。而硫脲类药物可制备后经直肠途径给药[177-179]。

手术

手术的适应证有[164,180-182]：①疑似恶性肿瘤；②食管阻塞，出现吞咽困难；③出现呼吸困难；④有使用硫脲类药物（例如过敏）和放射性碘（例如妊娠）的禁忌证；⑤甲状腺巨大，用放射性碘和硫脲类药物治疗很难逆转的甲状腺肿大；⑥患者意愿。一些争论认为手术在 Graves 病的治疗中未充分使用[180]。一项比较 3 种方法的前瞻性、随机试验显示，手术治疗较放射性碘和硫脲类药物而言，可以使甲状腺功能较快恢复正常，且复发率更低[181]。一项纳入 35 篇研究、7 241 例 Graves 病患者的 meta 分析发现，甲状腺手术切除的成功率为 92%，且甲状腺功能亢进症的复发率很低（7.2%）[183]。如果用药物治疗后甲状腺肿大不能逆转，C. R. 的吞咽困难持续存在，则应该进行手术治疗。如果择期手术，必须使 C. R 的甲状腺功能恢复正常，以防止术后 T_4 水平骤然升高，继发甲状腺危象（见案例 52-22，问题 1）。有经验的外科医师应该选择甲状腺全切除或近全切除，而不是次全切除[180,182,183]。尽管甲状腺次全切除可以避免甲状腺全切除引起的甲状腺功能减退症风险，但是甲状腺功能亢进症复发的可能性会与残留甲状腺组织的多少成比例增加[180,181]。如果甲状腺次全切除后甲状腺功能亢进症复发，应选择放射性碘，因为 2 次手术会增加术后并发症的风险。

如果手术医师经验丰富，患者术前准备充分，术后并发症的发生率是很低的。手术治疗的不足是费用高、需要住院、会引起甲状腺功能减退症、有一定术后并发症的风险，以及患者对手术的恐惧（见案例 52-15，问题 12）[180,181,183]。

放射性碘

放射性碘（radioactive iodine，RAI），是在美国最常用的治疗方法，被首选用来治疗：①虚弱、心脏病变或者高龄不适合手术治疗的患者；②药物治疗无效或出现药物不良反应患者；③手术后甲状腺功能亢进症复发的患者[164,174,181,184]。

妊娠是放射性碘使用的绝对禁忌证。曾经因为担心放射性碘可能会导致遗传缺陷或肿瘤，而在所有年龄介于 20～35 岁的患者都限制使用放射性碘。然而，在经过 50 多年临床经验证实放射性碘安全、有效后，在青少年中的使用正在增加[184-187]。没有关于注射[131]I 引起遗传缺陷的报道，并且性腺接受的辐射剂量<3rad，与其他辐射性诊断检查（例如钡灌肠）接受的剂量相当[188]。接受[131]I 治疗患白血病和恶性肿瘤的发生率并不会比接受药物治疗或手术的患者高[185,189]。在一项 98 名青少年患者接受[131]I 治疗后随访 36 年的回顾性研究中，没有发现甲状腺癌和白血病的报道[187]。有意思的是，接受放射性碘治疗的患者，在经过机场安检扫描终端时可能引发放射性检测器，因此这类患者应该在治疗后至少 12 周以内，需携带医疗文书通过安检[190,191]。

尽管放射性碘无痛、有效、经济、快捷，但是对其放射性、恶性肿瘤一些未经证实的担忧，以及甲状腺功能减退症高发生率都可能限制了该方法的应用。另外放射性碘可以安全的使用于非妊娠期的年轻患者。然而，C. R. 先前用过碘剂治疗，稀释了体内的[131]I。因此在 3～6 个月内放射性碘不可能达到治疗浓度。

硫脲类药物治疗

丙硫氧嘧啶和甲巯咪唑

> **案例 52-15，问题 4：** C. R. 在检测了基线 FT₄ 和 TSH 水平之后开始服用 PTU，起始剂量每 8 小时 200mg。3 周后，她气愤地抱怨症状加重、药物无效；她很不情愿地承认因为吞咽困难、恶心、呕吐、腹泻、虚弱、咳嗽、咽喉痛等原因没有按时服药。PTU 和甲巯咪唑治疗甲状腺功能亢进症的优点有哪些？

两种硫脲类药物治疗甲状腺功能亢进症均有效。硫脲类药物的抗甲状腺作用主要是阻断碘的有机化过程，从而抑制甲状腺激素的合成[175,176]。甲状腺自身抗体的生成也可能会受到抑制。对于大多数甲状腺功能亢进症成人和儿童，应首选甲巯咪唑，因为有越来越多关于 PTU 导致肝炎的报道，其中某些甚至是致死性的。PTU 应该用于甲状腺危象和妊娠初期 3 个月（因为甲巯咪唑有罕见的致畸性）、对甲巯咪唑过敏的患者（除了粒细胞缺乏症和肝炎）以及不适于用放射性碘和手术的患者[30,169]。

剂量和服用方法

甲巯咪唑用药初期单剂量给药即可起效，而相比之下 PTU 则需多剂量给药才能使甲状腺功能达到正常[175,176]。尽管曾试过 PTU 单剂量给药，但每日多次给药才更有效。与 PTU 相比，甲巯咪唑肝毒性更小、价格更低，每日服用的量少，也没有苦味。然而在甲状腺危象时却更倾向于使用 PTU，因为与甲巯咪唑不同，PTU 还可以阻断外周 T₄ 向 T₃ 转化[192]。服用 PTU 24~48 小时以内，外周 T₃ 合成即可下降 25%~40%，这是由于 PTU 起效快速所致。与甲巯咪唑和碘剂合用相比，合用 PTU 和碘剂 T₃ 水平和 T₃：T₄ 的比值下降的更为显著。而且，妊娠初期 3 个月使用 PTU 优于甲巯咪唑（见案例 52-18）。

> **案例 52-15，问题 5：** 为什么 C. R. 用硫脲类药物治疗无效？PTU 的剂量合适吗？

C. R. 的治疗反应欠佳表明她对硫脲类药物给药方案依从性较差，或是由于先前腺体内碘负荷造成的药物延迟反应。

硫脲类药物起效缓慢，因为它们主要阻断激素的合成而不是释放。因此，甲状腺激素会继续分泌直至腺体内储存的激素耗竭。如果给予足够的剂量，2~3 周后可以改善临床症状[176]。

PTU 的剂量要适当。硫脲类药物的剂量包括两个阶段：初始治疗达到甲状腺功能正常，然后维持治疗达到缓解。起始时，如同 C. R. 所采用的那样，PTU 要分 3~4 次给予高剂量来达到阻断作用（400~800mg/d，依据甲状腺功能亢进症的严重程度）[164,175,176]。在严重甲状腺功能亢进症或甲状腺危象时，偶尔需要 1 200mg/d 的 PTU 或等效药

物[192]。也可使用等效剂量的甲巯咪唑（相同毫克数的甲巯咪唑比 PTU 的效力大 10 倍）。然而，要使甲状腺功能恢复正常，通常甲巯咪唑的用量不必多于 40mg/d[164,175,176]。甲巯咪唑的毒性也很少见（见案例 52-15，问题 10 和 11）。硫脲类耐药现象很少发生，大多数疗效不佳是因为患者的依从性不好，就像 C. R. 那样。

PTU 服药次数多也妨碍了 C. R. 的依从性。PTU 的血浆半衰期较短（1.5 小时），但是给药间隔取决于甲状腺内的药物浓度，因为后者与药物的抗甲状腺作用有关[176]。PTU 必须每 6~8 小时给药 1 次，如果是严重的甲状腺功能亢进症或者甲状腺危象时可以每 4 小时给药 1 次。相比之下，甲巯咪唑的血浆半衰期为 6~8 小时，在甲状腺内可以维持 20 小时，作用可以持续长达 40 小时[176,193]。

当一日需要多次服药时，很难确定 PTU 依从性是否较差。对于 C. R. 的最佳选择是换用甲巯咪唑 30~40mg，每日 1 次来提高依从性，或者分 2 次服用减少胃肠道反应。在服用甲巯咪唑 4~6 周甲状腺功能恢复正常后，日常剂量可以每月逐渐减少 25%~30%，达到维持甲状腺功能正常的最小剂量，通常是甲巯咪唑 5~10mg/d。如果在给予足量的硫脲类药物的前提下 C. R. 的甲状腺功能亢进症仍不好转，最有可能的原因是依从性不好。

治疗监测

> **案例 52-15，问题 6：** 监测硫脲类药物的疗效和毒副作用，需要额外获得哪些客观指标？

在给予硫脲类药物治疗前，应测定 FT₄ 和 TSH 的基线水平。白细胞计数（white blood cell，WBC）及分类亦有助于鉴别甲状腺功能亢进症合并白细胞减少症和药物引起的白细胞减少症或粒细胞缺乏症（见案例 52-15，问题 11）。基线肝功能检查能够协助评估硫脲类药物引起的肝脏毒性（见案例 52-15，问题 10）。治疗 4~6 周后或者改变治疗剂量 4~6 周后，应复查 FT₄ 和 TSH。服用维持量时如果患者的甲状腺功能保持正常，就可以 3~6 个月复查 1 次。

疗程

> **案例 52-15，问题 7：** C. R. 服用硫脲类药物要多久？

尽管缺少关于最佳治疗周期的数据，按照传统，硫脲类药物的疗程为 1~2 年[164,175,176]。治疗的目标是控制 Graves 病的症状直到自发缓解。Graves 病的自发缓解率为 30%~50%，但是复发率较高[194]。因为不知道何时以及是否会发生自发缓解，所以可以理解为什么最佳治疗周期不明确。以前主张采用短程治疗（小于 6 个月）来节省时间和费用、改善依从性，因为早期的研究表明短程治疗的缓解率与长程治疗相当。然而，现在不推荐短程治疗，因为通过对短程疗法的患者进行长期随访发现这种方法缓解率较低[175,176]。

大部分数据都支持 12~18 个月的疗程以达到约 60% 的缓解率[175,176,195,196]。两项前瞻性随机试验表明由 6 个月

延长至 18 个月的治疗可使患者获益,而 42 个月的疗程与 18 个月相比未见显著获益[195,196]。然而,另一项回顾性研究观察到,疗程大于 12 个月的缓解率仅为 17.5%[197]。这些结果差异强调说明了最佳的治疗时间取决于自发缓解的时间,而自发缓解则受患者高变异性的影响。然而,对于依从性比较好的患者可以服药 1~2 年。如果停药不久甲状腺功能亢进症复发,可以重新开始治疗。如果没有发生不良反应,也不采取放射性碘或手术治疗,甲巯咪唑可以持续使用。对于 C. R. 来说,鉴于她的依从性不好,这个目标恐怕很难达到。

注意事项

案例 52-15,问题 8:甲巯咪唑对 C. R. 的其他疾病有何影响?

甲状腺功能亢进症主要是通过增加肝脏基础葡萄糖生成,以及胰岛素的新陈代谢,从而诱导或加重糖尿病[198]。因此,硫脲类药物的有效治疗有助于控制 C. R. 的 2 型糖尿病。

尽管硫脲类药物与红斑狼疮、狼疮样综合征和血管炎的发生相关,但 C. R. 的关节炎应该不会受到影响[176,199]。这些不良反应很罕见,其发生率<0.1%。狼疮样综合征的表现有皮肤溃疡、脾大、迁移性多发性关节炎、胸膜炎、心包炎、动脉周围炎和肾脏病变。当结缔组织发生病变,相关血清学检查也会异常:血球蛋白过高,皮肤红斑狼疮阳性,抗核抗体阳性。给予充足糖皮质激素治疗,然后停止硫脲类药物后可以恢复。由于甲巯咪唑与 PTU 可能发生交叉反应,所以出现这些反应的患者应选择手术治疗或放射性碘治疗。C. R. 在治疗的过程中应注意监测狼疮样不良反应,但是这种综合征很少出现,治疗相对安全。

辅助治疗

案例 52-15,问题 9:在等待硫脲类药物起效之前可以给予哪些辅助治疗来减轻 C. R. 的症状吗?

碘剂(见案例 52-15,问题 2),没有内在拟交感活性的 β-肾上腺素受体阻滞剂或钙离子拮抗剂可以用来减轻一些 C. R. 的症状[200,201]。由于 C. R. 先前应用碘剂并无效,所以可以尝试 β 受体阻滞剂。

β 受体阻滞剂可快速减轻甲状腺功能亢进症相关的神经过敏、心悸、乏力、体重减轻、多汗、怕热和震颤等症状,这是因为许多症状和体征都是由于交感神经过度兴奋引起的[164,200]。而交感神经过度兴奋则是因为 β 肾上腺素受体数量增加,而非儿茶酚胺的水平升高。由于 β 受体阻滞剂不会显著影响原发病的进程及甲状腺激素的水平,所以患者一般仍保持轻微的甲状腺功能亢进症症状,体重也不会增加。所以,β 受体阻滞剂不能单独用来治疗甲状腺功能亢进症。

所有无内在拟交感活性的 β 受体阻滞剂(阿替洛尔、美托洛尔、普萘洛尔)都可以缓解甲状腺功能亢进症的症状,但只有普萘洛尔能够显著抑制 T_4 向 T_3 的外周转化[200]。除了 T_3 水平轻度下降,甲状腺功能检查结果不受影响。

总之,β 受体阻滞剂可作为:①甲状腺危象的有效辅助治疗药物;②术前准备用药;③妊娠期甲状腺功能亢进症的短期治疗[180,192,200]。惊喜的是,普萘洛尔还可以改善甲状腺功能亢进症的神经肌肉症状,包括甲状腺功能亢进症毒性的周期性瘫痪。目前的治疗指南推荐合并心脏病或静息心率超过每分钟 90 次的老年患者,使用 β 受体阻滞剂作为辅助治疗[34]。

当存在 β 受体阻滞禁忌证时,地尔硫䓬或维拉帕米可以作为有效的替代物[201]。地尔硫䓬 120mg,每日 3~4 次。而二氢吡啶类钙离子通道拮抗剂未必有效。

由于 C. R. 有糖尿病病史,因此我们要考虑 β 受体阻滞剂对糖尿病患者的影响(参见第 53 章)。使用 β 受体阻滞剂时,如果在患者的治疗中可造成血糖过低,最好选用心脏选择性的 β 受体阻滞剂。应该基于甲状腺功能亢进症临床症状及客观指标的缓解,比如心率的减慢,来决定适宜的剂量。最初美托洛尔可以服用 25~50mg,每日 2 次,滴定剂量以维持心率降至 90 次/min 以下。另外还可以选择地尔硫䓬、维拉帕米或碘剂。

不良反应

案例 52-15,问题 10:体检时发现 C. R. 两腿胫前各有一块区域感觉瘙痒,可见几处红色斑丘疹,且腹胀。出现这些反应需要停用 PTU 吗?

硫脲类皮疹

C. R. 的表现可能是 PTU 引起的皮疹,但瘙痒区域的位置提示也可能为胫前黏液性水肿或者 Graves 病的皮肤病变。大约 4%合并浸润性突眼的 Graves 病患者也会出现皮肤病变。由于黏多糖沉积和毛囊粗大,皮肤增厚,出现红斑,按之不会凹陷。也会出现瘙痒和疼痛。治疗方法包括局部使用糖皮质激素,控制 Graves 病以及心理安慰。

服用硫脲类药物的患者中有 5%~6%可出现皮肤瘙痒性的红斑丘疹[176]。皮疹可出现在任何时间,但多见于治疗初期。如果皮疹很轻,可以不必停药,同时给予抗组胺药或局部使用糖皮质激素控制症状;这类型皮疹一般也会自发消退。或者,也可以换用另一种硫脲类药物,因为这种不良反应的交叉敏感性很少见。如果出现荨麻疹或者皮疹与药物的其他全身不良反应同时出现(如发热、关节痛),应停用硫脲类药物。

肝炎

C. R. 出现的恶心、呕吐、腹泻、乏力和腹胀等症状需要进一步评估。这些症状可能与 PTU 引起的轻微胃肠道反应有关或者是由于患者的依从性不好导致了甲状腺危象(见案例 52-22,问题 1),或者更加严重的是 PTU 引起了肝炎。PTU 引起严重肝脏毒性的发生率为 0.1%,由此导致的肝移植或肝衰竭,儿童多见[30,169,202,203]。尽管肝脏毒性本质上是肝细胞性的,但也有胆汁淤积、肝坏死和暴发性肝衰竭的报道[168,170,176]。给予 PTU 治疗的前 2 个月内,大约30%的患者会出现转氨酶一过性升高,但没有症状,不需要停药[168]。在 PTU 减到维持量后的 3 个月内肝酶可以降至正常。然而,如果患者出现了肝炎的临床表现则需要立刻停药,以保证肝功能完全恢复。PTU 诱导肝脏毒性的机制可能与自身免疫有关,因为血液循环中可以检测到自身抗体,体外可以检测到 PTU 致敏的外周淋巴细胞[170]。临床表现明显的肝炎多发生在 PTU 治疗的前 2 个月,与药物剂量无关。相反,甲巯咪唑很少引起胆汁淤积性黄疸,只有在老年患者或药物剂量较大时容易出现(>40mg/d)[171]。硫脲类药物引起肝炎时,不主张换用其他的硫脲类药物,因为有过死亡的报道。对于这样的患者,可以进行放射碘或手术治疗。

对于 C. R. 来说,在等待甲状腺功能检查、转氨酶和胆红素结果时就应该停用 PTU。由于患者没有临床症状,所以不推荐在服用硫脲类药物治疗期间常规监测肝功能。但是对于有肝病病史及有肝炎危险因素(如饮酒)的患者应该常规监测肝功能。所有服用硫脲类药物的患者在开始治疗的前 2 个月都要密切观察肝炎的临床症状,必要时可以检查肝功能。

粒细胞缺乏症

案例 52-15,问题 11:评估 C. R. 关于咽喉疼和咳嗽的主诉。

C. R. 的主诉不能被轻易忽略,因为这些症状可能预示着 PTU 引起的粒细胞缺乏。粒细胞缺乏(中性粒细胞<500/µl)是硫脲类药物引起的最严重的血液系统不良反应,对于 C. R. 要高度怀疑是粒细胞缺乏症[176,204]。相比之下,硫脲类药物引起的白细胞减少通常是一过性的,不会进一步引起粒细胞缺乏,也不预示着治疗中断。应该仔细询问 C. R. 的病史。当患者的体温达到 40℃ 并持续 2 日以上、感到不适或出现咽喉疼等感冒样症状,医师应高度警惕粒细胞缺乏的可能。如果主观症状和实验室检查结果都提示粒细胞缺乏,应该立即停用 PTU,检查白细胞计数和分类。一般不推荐通过常规连续测定白细胞计数来监测粒细胞缺乏症,因为后者的发生是非常突然的。相反,应该告知患者,如果出现了皮疹、发热、咽喉痛或者感冒样症状要立即就诊。然而,一项研究表明在抗甲状腺治疗的前 3 个月内每周监测白细胞计数及分类可以在感染发生前及时发现无症状的粒细胞缺乏患者[204]。

粒细胞缺乏的发生率大概为 0.5%,但范围是 0.5%~6%[176,204]。发生粒细胞缺乏的危险因素还不清楚。这一反应没有性别差异,可能是异质性的或者剂量依赖性。一些报道提出大于 40 岁或使用大剂量甲巯咪唑(>40mg/d)的患者比那些服用任何剂量的 PTU 的患者更易发生粒细胞缺乏。尽管还存在争议,但接受小剂量甲巯咪唑(<40mg/d)的患者比接受大剂量或常规剂量 PTU 的患者发生粒细

胞缺乏的危险性要低[176,204]。

粒细胞缺乏主要发生在治疗的前 3 个月内,但其他时间也可以发生,最晚可以在开始硫脲类药物治疗 12 个月以后[176]。甲巯咪唑在治疗时延迟发生粒细胞缺乏之比 PTU 更常见。在 55 名硫脲类药物引起粒细胞缺乏的患者中,PTU 的治疗时间(17.7±9.7 日)显著短于甲巯咪唑的治疗时间(36.9±14.5 日)[204]。硫脲类药物引起粒细胞缺乏的机制还不清楚。过敏反应(异质性)和毒性反应(剂量依赖性)都有可能。但已经证实的是自身免疫反应,血液循环系统内存在抗中性粒细胞抗体和对抗甲状腺药物致敏的淋巴细胞[205]。死亡原因通常为严重感染。

粒细胞缺乏一经诊断,应停用抗甲状腺药物,密切监测患者的感染征象,必要时给予抗生素。粒细胞集落刺激因子有助于缩短恢复时间[176,206]。如果患者开始恢复,粒细胞在几日到 3 周内在外周出现;粒细胞计数会随后很快恢复正常[204,206]。

尽管一些粒细胞缺乏的患者替代或继续硫脲类药物治疗后仍可以恢复,但再次服药的危险明显大于益处,应该选用其他的治疗方法。避免换用其他的硫脲类药物,是因为这些药物之间可能存在交叉过敏[176]。

总之,所有接受硫脲类药物治疗的患者都应该了解粒细胞缺乏的症状。如果出现这些症状,应该及时与医师或药师联系。如果患者无法与他们的医师联系,要告诉急诊医师他们服用了硫脲类药物,并且检查白细胞计数和分类。在更多的临床试验证实其为有效性和经济性的可靠指征之前,不建议常规监测白细胞计数及其分类。

术前准备

案例 52-15,问题 12:因为发生了粒细胞缺乏和肝炎,C. R. 停用 PTU。粒细胞恢复正常后,准备进行手术。在进行甲状腺切除术之前,C. R. 需要做哪些术前准备?甲状腺切除术的术后并发症有哪些?

手术时 C. R. 的甲状腺功能要求达到正常水平,防止发生甲状腺危象,甚至是死亡。一般来说,碘剂(见案例 52-15,问题 2)、硫脲类药物或普萘洛尔均可以用来恢复甲状腺功能[173,192,200]。而碘剂和普萘洛尔合用比单药使用更有效。术后甲状腺危象通常单独使用普萘洛尔,其降低甲状腺脆性和血流的效果比碘剂差[200]。

因为 C. R. 接受硫脲类药物治疗只有 1 周的时间,其甲状腺内可能还储存着大量的甲状腺激素;因此,术前准备很有必要。

除去麻醉意外和手术风险,术后并发症还包括甲状旁腺功能减退、粘连、喉神经损伤、出血、感染和伤口愈合不良。但有经验的外科医师操作可以将并发症的发生率减少到最低[180-183,207]。甲状腺全切除出现并发症的风险要高于次全切除,但甲状腺功能亢进症复发的风险较低。甲状腺功能减退症,尤其是亚临床甲状腺功能减退症经常发生在术后第 1 年,并且术后 10 年发生率呈隐匿性升高。永久性甲状腺功能减退症的发生率从 6%~75% 不等,与残留的甲

状腺组织的量成反比[180-183,207]。因此,术后应每年检查 1 次甲状腺功能。在完成甲状腺全切除术后,术后患者应给予左甲状腺素 1.7μg/(kg·d)的剂量[34]。如果由于疏忽切除了甲状旁腺,则会造成血钙过低,威胁生命。甲状腺全切除术后的患者,应该测量其血清钙离子和甲状旁腺激素浓度[34]。

硫脲类药物的复发率

案例 52-16

问题 1: B. D. ,30 岁女性,服用甲巯咪唑每日 5mg 超过 2 年。期间甲巯咪唑曾停药 2 次,每次停药后甲状腺功能亢进症均复发。她拒绝手术和放射性碘治疗。尽管经过甲巯咪唑治疗,临床上达到甲状腺功能正常,但她的腺体没有随着治疗而减小,仍然比正常的大。近期的实验室检查示 FT$_4$ 1ng/dl(正常值 0.8~1.4),TSH 6.5μU/ml(正常值 0.45~4.1)。为什么腺体依然肿大?对于 B. D. ,有何主观和客观表现将会影响她的缓解率并且意味着她需要更长疗程的甲巯咪唑的治疗?联合 T$_4$ 治疗有帮助吗?

TSH 水平高于正常提示:甲巯咪唑过多地抑制激素合成导致 TSH 水平升高,后者刺激甲状腺腺体肿大。解决这个问题的最简单方法是减少甲巯咪唑的维持量至每日 2.5mg 以使 TSH 值降至最低并且将腺体刺激最小化。

甲巯咪唑的长期缓解效果不尽如人意。停药后 6 年内平均缓解率为 50%(范围 14%~75%)[175,176,195-197],而复发率却高达 80%。如果随访的时间足够长,永久性缓解率通常低于 25%[175,176,208]。为什么有些患者能够缓解而有些停药就复发,其原因还尚不清楚,就像有的患者停药后 10~15 年甲状腺功能仍保持正常不是因为治疗的结果,而是桥本甲状腺炎的自然病程所致[164]。换句话说,无论采取何种治疗,Graves 甲状腺功能亢进症的自然过程可能最终是甲状腺功能减退症。某些因素对预测甲状腺功能亢进症复发和缓解有一定的作用,并且可以用来指导治疗。

长期硫脲类药物治疗(见案例 52-15,问题 7)可能通过改变 Graves 病的基本潜在病变来改善甲状腺功能亢进症的缓解率[175,195-197]。大量的研究表明在硫脲类药物治疗期间,抗甲状腺受体(TSI)和抗甲状腺微粒体抗体的滴度会下降,但在安慰剂或 β 受体阻滞剂治疗时两者没有变化[175,176,196,209]。在硫脲类药物治疗最后的 12~24 个月内,TSI 滴度很低或检测不到的患者有 45% 的机会缓解,然而完成治疗后的 1~5 年内滴度居高不下的患者缓解率却小于 10%[208-211]。那些甲状腺肿大程度较小、症状轻、不吸烟的患者其治疗效果最好。大剂量的硫脲类药物不仅不能提高缓解率,还会带来更大的毒副作用,如粒细胞缺乏、关节痛、皮炎、胃炎及肝脏毒性[175,195,208]。

一些临床特征可以预测患者有更高的缓解率,并且也可帮助帮助医师确定哪些患者在改用放射性碘或手术前需要更长时间硫脲类药物的治疗。这些临床表现有甲状腺肿不明显、症状轻、病程短、治疗过程甲状腺体积变小、不吸烟、无眼病,以及 TSI 水平很低或检测不出[176,208,209]。另外建议吸烟者戒烟以提高缓解率(见第 91 章)[212]。

一项研究初步证实,左甲状腺素联合维持量的硫脲类药物服用 1 年,之后继续单独服用左甲状腺素 1 年可明显降低硫脲类药物停药后的复发率[211]。甲状腺素和甲巯咪唑联合治疗与甲巯咪唑单独治疗相比,TSH 受体抗体滴度显著下降。接受药物联合治疗 3 年与甲巯咪唑单独治疗 3 年相比,停药后复发率亦显著降低(1.7% vs 34.7%)。遗憾的是,几个评估了甲巯咪唑联合 T$_4$ 疗效的前瞻性研究并未证实先前这些良好的结果[208,210,213,214]。因此对这种治疗方法的支持逐渐减少,也不推荐在已经服用甲巯咪唑的基础上联合应用 T$_4$。

B. D. 的甲状腺肿大明显,提示长期治疗的缓解率降低。尽管硫脲类药物在患者能够耐受的情况下可以继续使用,但 B. D. 使用硫脲类药物已大于 2 年,应该考虑手术或放射性碘的治疗方法。如果她打算在今后几年内怀孕,那么选择其他的疗法就至关重要(见案例 52-18)。

亚临床甲状腺功能亢进症

案例 52-17

问题 1: J. C. ,68 岁男性,常规血液检查发现 TSH 水平 0.15μU/ml(正常值 0.45~4.1),FT$_4$ 和 FT$_3$ 激素水平正常。其他方面均正常,否认曾有任何甲状腺功能异常的症状。体格检查甲状腺腺体正常。患者否认甲状腺疾病家族史,且无药物服用史。应该如何解释这些检查结果?应该如何管理 J. C. 的病情?

J. C. 实验室检查结果中,TSH 值低于正常范围,游离甲状腺素水平正常,这符合亚临床甲状腺功能亢进症(subclinical hyperthyroidism,SHyper)的表现[87-89]。对于 J. C 来说,不太可能引起其 TSH 值受到抑制的原因,包括药物(如二甲双胍、贝沙罗汀、糖皮质激素)(见表 52-1),中枢性甲状腺功能低下,以及非甲状腺疾病(见案例 52-1,问题 1 和 2)[10,60]。TSH 水平受到抑制也可能是健康老年患者的正常表现。

SHyper 的危险性和有临床症状的甲状腺功能亢进症相似,包括心脏表现(例如房性和室性期前收缩、房颤、左室肥厚、舒张期功能不全),骨质疏松,高骨折风险,尤其是绝经期后妇女,还会表现轻微的甲状腺功能亢进症症状[85-89]。老年患者的甲状腺功能亢进症症状,即使是临床甲状腺功能亢进症,都有可能是“淡漠型”,表现不明显,这是因为交感神经系统受到损害反应减退。SHyper 的程度和房颤之间有显著的关联性,但是与逐渐增加的动脉粥样硬化性心脏病或死亡率之间的关联较低[158]。SHyper 中房颤的相对风险为 5.2,并随年龄增长、男性、FT$_4$ 升高水平,以及 TSH 受抑制的程度而增加。在两项分别随访 10 年和 13 年的队列性研究中发现,房颤的相对风险介于 1.6~3.1,这取决于 TSH 受抑制的程度[158,215]。内源性 SHyper 患者病情将来是否会发展为有临床症状的甲状腺功能亢进症,其可能性现在尚不明确。患者甲状腺功能也许会自发恢复到正常,也许发展为甲状腺功能亢进症，或者持续 SHyper 状态。如果患者 TSH 浓度低至测不出，其病情有很大可能会发展为临床甲状腺功能亢进症，这种概率每年大概为 1%～5%[88]。一项对于 2 024 名 SHyper 患者随访 7 年的研究发现，有 36%的患者 7 年内甲状腺恢复到正常，尤其是 TSH 水平在 0.1～0.4μU/ml 的患者[216]。

对于 SHyper 的管理饱受争议，尤其是无明显临床症状的患者，因为评估其治疗结果的根据很有限[87-89]。目前指南推荐对于 Shyper（TSH<0.1μU/ml）患者，以下情况给予治疗：65 岁以上老人、绝经后妇女未进行抗骨吸收治疗者（见第 10 章）、心脏病和骨质疏松者[34,87,88]。如果 TSH 水平介于 0.1～0.45μU/ml，合并 65 岁以上老人、心脏病及甲状腺功能亢进症症状的患者，可以考虑进行治疗[34]。对于绝经后妇女，60 岁及以上老年人，有心脏病病史，骨质疏松，或者甲状腺功能亢进症症状的患者，最近一篇综述推荐当其 TSH 水平<0.1μU/ml 时进行放射性碘或硫脲类药物治疗[89]。对于 TSH 水平介于 0.1～0.4μU/ml 的患者，如果有符合上述条件可以考虑进行治疗；否则不推荐进行干预，因为 TSH 可能会自行恢复正常。

应该复查 J.C. 的甲状腺功能。通过 RAIU 和扫描来确定是否有活跃区域或结节导致 TSH 受抑制。因为 J.C. 健康状况一般为良好，如果存在心脏病或骨质疏松则可以考虑进行治疗；否则基于目前的证据任何干预都是不合理的。建议密切监测甲状腺功能，每 6 个月到 1 年复查 1 次。如果出现甲状腺功能亢进症症状或者心脏病、骨质疏松，则推荐进行放射性碘治疗。

妊娠期甲状腺功能亢进症

案例 52-18

问题 1：N.N.，32 岁女性，怀孕 3 个月，想知道如何治疗自己的 Graves 病。妊娠期甲状腺功能亢进症的治疗方法是什么？

0.02%～1.4%的妊娠期妇女合并甲状腺功能亢进症，并且多在怀孕之前就已患有甲状腺功能亢进症[217]。甲状腺功能亢进症的症状在妊娠中后期会有所改善，在产后初期会加重。治疗对于防止损害胎儿和维持妊娠都至关重要。放射性碘、长期碘治疗和含碘的复合物都是妊娠期甲状腺功能亢进症的禁忌疗法，因为这些物质能够通过胎盘导致胎儿甲状腺肿和甲状腺功能缺陷[217-219]。12mg/d 的碘就可以导致新生儿甲状腺肿大和死亡。也要避免长期使用 β 受体阻滞剂，因为它可以发生胎儿呼吸抑制、胎盘过小、胎儿宫内发育迟缓、缺氧反馈受损、产后心动过缓和血糖过低[217,218]。但是，如果需要迅速控制甲状腺功能亢进症，那么短期（1～4 周）使用普萘洛尔是安全的[102,105,217-219]。在妊娠期使用碘剂仅限于甲状腺切除术前暂时使用或仅用于控制甲状腺危象[105,220]。

妊娠期甲状腺功能亢进症患者可选择手术或者硫脲类药物治疗。孕中期做好充分的术前准备，手术是很安全的。孕早期和孕晚期更宜采用硫脲类药物治疗，因为手术会引

起自然流产。与甲巯咪唑相比，PTU 更适合在孕早期使用，因为鲜少有其致畸的报告；孕早期过后推荐使用甲巯咪唑，因为可以降低与 PTU 相关的肝炎风险。两种硫脲类药物同样有效[221]，其胎盘穿透率相似[222]，并且在脐带血样中甲状腺激素浓度没有明显差异[223]。一则有趣的报道指出，甲巯咪唑与先天性头皮缺损（例如发育不全）和胚胎病综合征（食管和鼻孔闭锁）有关[224-227]。不过，应用甲巯咪唑引起可逆性发育不全的发风险（2.7%）并不比 PTU（3%）或甲状腺功能亢进症对照组（6%）高[221,224,225]。所以，如果不耐受 PTU 或服药依从性不佳，甲巯咪唑在整个妊娠期应用都是安全的[217,218,221]（参见第 49 章）。

当母亲接受了大剂量的硫脲类药物治疗，即使母亲仍在甲状腺功能亢进症状态，胎儿可以出现甲状腺功能减退症和甲状腺肿[217,218]。胎儿的甲状腺大概在妊娠的 12～14 周开始有功能，因此，为了避免胎儿的甲状腺肿或功能受到抑制，建议只给予最低有效剂量的硫脲类药物。如果能将母亲的 FT_4 维持在正常范围的上三分之一（1.5～1.9ng/L），那么超过 90%的新生儿其 FT_4 水平都会正常[105,220]。相反，如果母亲的 FT_4 水平处于正常范围的下三分之二，超过 30%的新生儿 FT_4 都会降低[105]。对母亲甲状腺功能亢进症的控制会增加胎儿甲状腺功能减退症的风险。最初给予大剂量 PTU（最大量 300mg/d，分 3 次给药）或甲巯咪唑（20～30mg/d，每日 1 次），一旦症状得以控制，就可逐渐减量至 PTU 50～150mg/d，孕早期过后改为甲巯咪唑 5～15mg/d 直至妊娠期结束。一些 Graves 病患者在孕中可以自行得到缓解，还有一些患者在妊娠后半期可以停止硫脲类药物治疗[217]。在孕中 22～26 周需要测量促甲状腺激素受体抗体（thyrotrophin receptor antibody，TRAb）水平，因为 TRAb 水平的消失表明硫脲类药物治疗可以终止[34]。硫脲类药物的这种适当剂量既可以使母亲的甲状腺功能亢进症症状控制满意，又可以避免新生儿发生临床上明显的甲状腺功能障碍。如果需要高于最大推荐剂量的硫脲类药物来控制症状的患者，则需要考虑在孕中期手术治疗。

然而，如果患 Graves 病的母亲在妊娠期接受 PTU 治疗，即使剂量很小（100～200mg），新生儿血清中甲状腺激素的水平也会有明显的轻度下降[217,218,226]。还不太清楚血清 T_4 水平的轻度一过性下降是否会损害智力发育或对新生儿的其他方面有害。迄今为止，在子宫内接触过 PTU 或甲巯咪唑的孩子与未曾接触过的孩子相比，还没有发现他们的智力发育有明显的差异[228-230]。但是，如果在母体内暴露于 PTU>300mg/d 的孩子，其 IQ 会较低[228,229]。

尽管胎儿或新生儿的一过性甲状腺功能减退症似乎不会对其造成危险，但母亲还是应当维持轻度的甲状腺功能亢进症状态[217,218]。或许对于母体轻度甲状腺功能亢进症可以耐受良好，但是甲状腺功能减退症时母亲和胎儿则都不能耐受（见案例 52-8，问题 1）。T_4 水平应该维持在正常范围的上三分之一以减少胎儿甲状腺功能减退症的风险，因为妊娠期甲状腺功能检测结果"正常"提示孕妇实际上是甲状腺功能减退症（TBG 和 TBPA 水平升高）。治疗目标是使 TSH 维持在抑制状态（目标 0.1～0.4μU/ml），因为完全的去纠正母体的甲状腺功能亢进症会增加胎儿甲状腺功

能减退症的风险[34,102]。

为了防止胎儿甲状腺肿或甲状腺功能减退症，给母亲联合甲状腺素治疗是不恰当的，因为甲状腺激素并不能进入胎儿体内循环。甲状腺补充治疗会增加硫脲类药物的使用，这样会使母体的甲状腺功能亢进症治疗复杂化，并且进一步损害胎儿甲状腺素的生成[217]。如果母体在妊娠期间没有发生甲状腺毒性，则胎儿出生是正常的。所有有Graves病病史妊娠患者，在孕期都应该监测TSI来评估胎儿患甲状腺功能亢进症的风险[217]。母亲患Graves病，新生儿中有1%~5%也患此病；因此所有新生儿都应该评估此类情形[105,220]。最后，甲巯咪唑和PTU都可安全使用在哺乳期母亲上，甲巯咪唑最大剂量不得超过10~20mg/d，或者低剂量更合适；PTU最大剂量不得超过200mg/d（曾有报道高至750mg/d）[231,232]。普萘洛尔和碘剂都能够分泌到乳汁里，所以应避免使用（见第49章）。

放射性碘治疗

治疗前准备

案例52-19

问题1： B. J. ，35岁女性，最近诊断患有Graves病，合并充血性心力衰竭和心绞痛。在服用甲巯咪唑30mg/d和卢戈液5滴/d短期治疗之后，B. J. 接受了放射性碘治疗。6个月以后，她仍然有甲状腺功能亢进症症状。评价B. J. 治疗前的预处理对放射性碘治疗疗效的影响。

严重甲状腺功能亢进症以及合并心脏病的虚弱或老年患者应该在RAI治疗前接受抗甲状腺预处理，目的是耗竭体内储存的甲状腺激素，并且减少RAI治疗后甲状腺功能亢进症（发生在使用131I治疗后的10日内）和甲状腺破坏后释放甲状腺激素造成的甲状腺危象[176,192,233]。而其他的甲状腺功能亢进症患者无须预处理，可以安全地接受RAI治疗。

RAI治疗前不应给予卢戈氏碘溶液或其他的碘剂，因为碘会减少甲状腺对RAI的摄取，从而降低后者的疗效。碘的这种效应要持续几个星期。如果需要快速控制甲状腺功能亢进症的症状的话，可以在RAI治疗后给与碘剂1~7日。

RAI治疗前可以给予硫脲类药物使甲状腺功能达到正常状态，但是这样预处理可能会降低治愈率，并增加再次RAI治疗的几率[176,184,234]。一项纳入14个临床试验的meta分析发现RAI治疗前后使用硫脲类药物（PTU，甲巯咪唑，卡比马唑）会增加治疗失败的风险（相对风险1.28；95%置信区间，1.07~1.52），并且无论是否应用硫脲类药物，都有32%的可能会降低甲状腺功能减退症的风险[184]。为了促进甲状腺更好的摄取和保留131I，至少要在RAI治疗开始之前2~3日停用硫脲类药物[234-236]。如果必要的话，硫脲类药物可以在RAI治疗之后的第3~7日重新开始服用而不会影响RAI的疗效。β受体阻滞剂在RAI治疗前、

中、后都可以使用，不会影响RAI的吸收。

B. J. 仍然有甲状腺功能亢进症症状是因为用甲巯咪唑和碘剂进行前期治疗降低了RAI的疗效。在RAI治疗前，应该给予B. J. 普萘洛尔来减轻甲状腺功能亢进症状，因为她只是短期的使用过硫脲类药物。在RAI治疗后，如果B. J. 的心力衰竭加重，碘剂优于普萘洛尔。对于后续的RAI剂量，用甲巯咪唑预先治疗应该在RAI治疗前2~3日停药，因此会有一段较短的甲状腺功能亢进症持续时间。

起效时间

案例52-19，问题2： B. J. 在进行第2次RAI治疗后的2周甲状腺功能亢进症症状还没有消失。RAI治疗何时才能起效？关于放射安全性应该教育B. J. 注意些什么？

尽管在1个月内RAI治疗的某些疗效显著，但一般需要6~18周才能达到最大疗效[164,184,233]。大约80%~90%的患者接受单次非剥离剂量的RAI治疗就可以达到甲状腺功能正常，或是更为常见的甲状腺功能减退症；10%~20%要在2次或多次剂量后才能达到甲状腺功能正常或甲状腺功能减退。这种起效缓慢是RAI的不足之处，但是可以在接收131I后1~14日给予β受体阻滞剂或碘剂来快速控制甲状腺功能亢进症症状。如果需要进行2次RAI治疗，则不宜使用碘剂。也可以使用硫脲类药物，但它的起效时间会延迟3~4周。

再次RAI治疗与第1次至少要间隔3个月，除非患者的甲状腺功能亢进症很严重，否则一般推荐的间隔时间是6个月。在第1次治疗的效果达到最大之前不要给予第2次RAI治疗。虽然B. J. 在RAI治疗前使用了碘剂，可能会降低甲状腺内保留131I的量，但也至少要等3个月以后才能进行第2次治疗。

RAI治疗的安全保护措施在美国并不普遍，而且在不同的地区随着RAI的使用剂量不同也有所差异[184]。一般来说，B. J. 应该在5日内避免与儿童密切接触，在10日内避免与孕妇密切接触，在5日内避免与体液密切接触。B. J. 应该避免航空旅行、公共交通，以及如果在工作活动中需要密切接触，也应避免超过2个小时。其他建议包括单独使用浴室设施、使用坐便以防止尿液喷洒，以及如厕后盖好盖板至少冲水2次等。

医源性甲状腺功能减退症

案例52-20

问题1： S. D. ，54岁女性，来甲状腺门诊复诊，在此之前已经6个月没有随访。3年前开始接受RAI治疗，1年前因甲状腺功能亢进症复发再次RAI治疗。目前没有其他疾病也没有服用任何药物。轻度肥胖，颜面浮肿，穿着很厚的衣服，主诉疲劳乏力，精神很差。她反射迟钝、皮肤发凉、干燥。如何解释她的这些症状？

S. D. 的临床表现与病史和RAI治疗后的继发甲状腺功能减退症一致。根据FT4和TSH水平可以明确做出诊

断。虽然在治疗后的 3~6 周会出现一过性的甲状腺功能减退症，但是医源性甲状腺功能减退症是 ^{131}I 治疗的主要并发症[164]。据报道这种医源性黏液性水肿的发生率为 7%~8%，但每年以 2.5% 的恒定速率在增加。据报道这种并发症在治疗后 1~14 年的发病率是 26%~70%[233]。

发生甲状腺功能减退症的最好预测指标是使用 ^{131}I 的总剂量。预防医源性甲状腺功能减退症的方法是计算 ^{131}I 的剂量，这可以控制甲状腺功能亢进症复发及甲状腺功能减退症发生。但是，当我们使用了低剂量的 ^{131}I 为了避免发生甲状腺功能减退症时，甲状腺功能亢进症的治愈率反而会下降而且并不会影响甲状腺功能减退症的发生率。因此，医源性甲状腺功能减退的发生与时间有必然的联系。甲状腺功能减退症很容易治疗，并其会有治疗终点。所以应该让患者清楚 RAI 治疗后的继发性甲状腺功能减退是存在潜伏期且表现隐匿的，需要每月进行密切监测。了解 RAI 治疗后不久出现的一过性甲状腺功能减退症，应该可以减少不必要的甲状腺激素替代治疗。

突眼病

临床表现

案例 52-21

问题 1：H. R.，50 岁男性，被诊断为 Graves 病时首次出现"大眼凝视"（图 52-3）、乏力、多汗、甲状腺增大。RAI 治疗后加重了眼睛的症状。虽然甲状腺功能正常，但体格检查发现双结膜水肿充血、右眼球突出、眼睑闭合不全、视力下降。主诉畏光、流泪、易怒，吸烟后症状加重。他其他疾病包括 2 型糖尿病，服用二甲双胍和吡格列酮。H. R. 眼部的病变与 Graves 病有什么关系？

H. R. 的表现是 Graves 病浸润性突眼的症状[237-239]。Graves 病的眼征是此病最显著的病变。少数情况下，突眼会单独发生而并没有发生甲状腺功能亢进症。好在只有 3%~5% 的患者发生严重的突眼，而 25%~50% 的患者只有眼睛的一些改变。老年患者及男性患者突眼情况比女性更严重。吸烟患者常常 TSI 水平更高，眼部症状更严重[212,238,240]。

还不清楚 Graves 病时为什么眼睛和眼肌会受累，可能和突眼患者体内发现的 TSH 受体抗体有关[239]。组织学检查可见球后组织淋巴细胞浸润、黏多糖、脂肪（因为脂肪和黏多糖生成增加）和水分含量增加。眼睛的症状包括水肿、结膜水肿、流泪过多、畏光、角膜突出（突眼）、瘢痕、溃疡、眼外肌麻痹使眼球运动障碍、视网膜和视神经损伤致盲。

眼部疾病可以发生在任何时期而且经常是双侧的。一旦甲状腺功能恢复正常，眼部症状常常可以恢复或保持稳定；但是，一些案例在甲状腺功能正常期间或 RAI 治疗后病情依旧会发展（见案例 52-21，问题 2）。吡格列酮通过刺激脂肪合成及增加球后脂肪量使眼球突出 1~2mm[241]。虽然在有甲状腺病史的患者里眼部病变相当普遍，但是与吡格列酮相关的眼部改变，其总体发病率尚不清楚[241]。

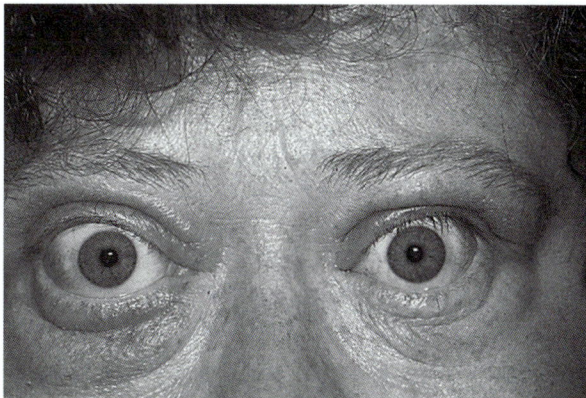

图 52-3 Graves 病眼病。（经授权引自 Goodheart HP. Photoguide of Common Skin Disorder. 2nd ed. Philadephia，PA：Lippincott Williams & Wilkins；2003. ）

眼部症状的管理

案例 52-21，问题 2：H. R. 先前治疗甲状腺功能亢进症的方法合适吗？目前他的眼睛症状应该如何处理？

甲状腺功能亢进症的最佳治疗方法以及各种治疗方法对于突眼的影响仍存有争议[237,238,242]。硫脲类药物可以通过免疫抑制作用，控制甲状腺功能亢进症而改善或者维持眼部症状[237]。但是，许多医师认为 RAI 腺体消融或手术切除的方法更好，因为这样可以去除抗原的来源，防止突眼进一步发展。然而几项研究已经证实了 RAI 治疗后眼部症状会立刻发展甚至恶化[240,242]。一项随机试验显示，对于轻度活跃的眼病患者，在 RAI 治疗开始后的 1~3 日开始使用泼尼松 0.4~0.5mg/kg，持续 1 个月，在随后的 2 个月逐渐减量，可以阻止眼部症状进一步恶化[34,240,242]。最近一项研究显示短期，给予低剂量泼尼松治疗 [0.2mg/（kg·d），持续 6 周] 与给与常规剂量同样有效[243]。6 个月后，临床活动评分、突眼或眼睑退缩的表现在临床上没有区别。如果患者在治疗期间眼病逐渐严重甚至威胁到视力的话，则应该使用手术治疗或硫脲类药物治疗类代替 RAI 治疗[34]。不管用哪种治疗方法，控制甲状腺功能亢进症可以改善眼睛的症状，但不会改善眼球突出。

对于 H. R.，应在 RAI 治疗之后服用泼尼松 40~60mg/d 并持续 2~3 个月，直到眼部症状有所缓解。由于突眼的病理生理机制还不清楚，当患者的甲状腺功能恢复正常以后，只能经验性对症治疗突眼症状[237,238]。还应该建议 H. R. 戒烟，防止突眼进一步加重[212]。另外为防止加重眼病，应该停用吡格列酮。

由于长时间处于平卧位，眶周水肿和结膜水肿会在晨起时加重；抬高床头、使用利尿剂、限制盐的摄入有助于减轻上述症状。护目镜可以缓解畏光症状，减少外部刺激。糖皮质激素滴眼可以减轻局部的刺激，但需谨慎使用，因为会增加感染的风险。吸烟和粉尘会局部刺激眼睛，应该避免。人工泪液和润滑剂可以减轻由于眼睑回缩带来的不适症状（如眼干、红眼、流泪）[237]。眼睑闭合不全增加了角膜瘢痕和角膜溃疡发生的风险，因此要用润滑滴眼液每日滴眼数次以及临睡前滴眼以保持眼球湿润。夜间闭合眼睑有助于防止眼干和角膜瘢痕。必要时可行侧眼睑手术闭合（睑缘缝合术）。

当突眼严重并且恶化时，需要进行积极的治疗。急症治疗进展性突眼伴随视力下降时，全身给予糖皮质激素，其疗效结果往往不一致。泼尼松 35~80mg/d 通常有效，有时可能需要剂量高达 100~140mg/d[237,238]。疼痛、刺激、流泪以及其他的主观症状常在用药 24 小时内得到改善。为了恢复眼肌和视神经的功能，治疗时间需要达到 3 个月。达到预期的效果后应该迅速减量以减少激素的不良反应。而结膜下和球后注射糖皮质激素效果不好。

对眼眶部位行 X 线照射治疗也可以减轻充血和炎症症状[237]。眶部放疗结合全身使用糖皮质激素可以达到最大的治疗效果。血浆置换和免疫抑制剂如环磷酰胺、硫唑嘌呤、环孢素和甲氨蝶呤，也可以和激素联合使用，但效果不佳。未来多集中于研究抗肿瘤坏死因子和抗白介素受体抗体药物，它们可以中和眼部的某些炎症反应[237,239]。

如果上述方法和甲状腺消融术不能阻止视力下降和突眼病的发展，应该考虑行眶内减压手术。

甲状腺危象

临床表现

案例 52-22

问题 1：H. L. ,48 岁女性，因乏力、虚弱、劳力性呼吸困难、气短、心悸、不能进食水入院 3 周。1 年前，她注意到自己开始喜欢寒冷天气、神经过敏、情绪不稳定。几日前她丈夫去世，她出现恶心、呕吐、易怒、失眠、震颤、40℃发热，她自己认为这些症状是上呼吸道感染引起的。否认近期服药史。入院时的实验室检查示 FT_4，4. 65ng/dl（正常值 0. 8~1. 4），TSH 水平未检测出。分析 H. L. 的症状和检查结果。

她的临床表现提示甲状腺危象，这是一种危及生命的急症，可能是由于她丈夫去世造成的应激状态所促发的。甲状腺危象的临床表现[192]包括急性高热、心动过速、呼吸加快，下列脏器和系统受累：心血管系统（心动过速、肺水肿、高血压和休克），中枢神经系统（震颤、情绪不稳定、神志不清、精神错乱、淡漠、昏睡和昏迷），消化系统（腹泻、腹痛、恶心、呕吐、肝大、黄疸、胆红素和凝血酶原时间非特异性升高）。高血糖也是甲状腺危象常见的临床表现。

大约 2%~8% 的甲状腺功能亢进症患者会出现甲状腺危象。甲状腺危象的发病机制还不太清楚，但可以描述其为甲状腺功能亢进症的一种"过激"或失代偿形式。"失代偿"是指身体系统不能充分抵抗甲状腺功能亢进症的影响。这个不单纯是由于在手术或 RAI 治疗后，甲状腺激素释放过多。儿茶酚胺也起着重要作用；过量的甲状腺激素、交感神经兴奋和肾上腺合成激素增多，三者共同导致了甲状腺危象的临床表现。虽然甲状腺激素表现出独立的作用，但儿

茶酚胺阻滞剂如 β 受体阻滞剂和钙离子通道拮抗剂（如地尔硫䓬、维拉帕米），可以减轻甲状腺功能亢进症的许多症状。

治疗

案例 52-22,问题 2：H. L. 应该立即采取什么治疗方案（包括给药途径）？

强化、连续和及时的治疗可以显著降低甲状腺危象的死亡率。甲状腺危象的死亡率高达 20%~30%[192]。甲状腺危象的治疗应主要针对下面讨论的四个方面[192]。

减少激素的合成和释放

给予大剂量的硫脲类药物，适宜选用 PTU 800~1 200mg/d 或甲巯咪唑 60~100mg/d，每日分 4 次口服。如果 H. L. 无法口服，可以直肠给予 PTU 或甲巯咪唑（灌肠比栓剂生物利用度更高），与口服给药同样有效[177-179]。两种药都没有商业化的注射制剂，限制了其静脉给药的应用。PTU 是首选的硫脲类药物，因为它比甲巯咪唑起效快，抑制外周 T_4 向 T_3 转化，减少了甲状腺激素的主要来源。

碘剂可以快速阻断甲状腺内储存的 T_4 的释放，应该在硫脲类药物给药后至少 1 小时给予。这种给药方式不会增加甲状腺激素合成的底物，也不会阻断硫脲类药物的治疗效果。硫脲类药物治疗的同时添加碘剂（卢戈溶液 15~30 滴/d，分 2 次口服）常可以在 1 日内缓解症状。

考来烯胺 4g/次，每日 4 次口服，可以协助迅速降低甲状腺激素水平，可是需要和其他药物分开服用，以防止影响其他药物的吸收[244]。其他有效的治疗方法包括血浆除去法、活性炭吸附和血浆置换。

逆转甲状腺激素和儿茶酚胺的外周作用

减轻甲状腺危象中常见的心动过速、紧张、震颤和其他由肾上腺素过度刺激引起的症状，最好选择 β 肾上腺素受体阻滞剂。普萘洛尔是首选的 β 受体阻滞剂，因为其临床有效性已被证实，而且它可以抑制外周 T_4 向 T_3 转化[192,200]。如果需要快速起效，可以每 5 分钟给予普萘洛尔 1mg 缓慢静推，使心率降到约 90 次/min。随后予普萘洛尔 5~10mg/h 静脉滴注维持合适的心率，也可静脉滴注艾司洛尔 50~100μg/(kg·min)。如果灌注维持良好，可滴定或口服 β 受体阻滞剂（如普萘洛尔，40mg，每 6 小时 1 次；阿替洛尔，50~100mg，每日 2 次；美托洛尔，50~100mg，每日 1 次；纳多洛尔，40~80mg，每日 1 次）。

生命功能的支持治疗

支持治疗包括镇静、吸氧、静脉滴注葡萄糖和维生素、抗生素抗感染、洋地黄维持心功能、水化、冰袋、擦浴处理高热、合理使用退热剂。因为可能存在肾上腺功能减退，需要经验性每 6 小时静脉给予氢化可的松 100~200mg。药理剂量的激素会迅速抑制血清 T_3 的水平，这对甲状腺危象的治疗有益，所以建议常规应用。

去除危象诱因

甲状腺危象的诱因包括感染（最常见）、创伤、甲状腺切除术前准备不充分、外科手术、应激反应、糖尿病酮酸中毒、妊娠、栓塞、中途停止抗甲状腺治疗、药物治疗和 RAI 治疗[192]。

药物引起的甲状腺疾病

锂盐

案例 52-23

问题 1： D. A. , 56 岁男性, 诉行动迟缓、怕冷、乏力和感觉难受, 医师把他的症状归结为双相情感障碍抑郁。他先前服用舍曲林 100mg/d, 控制良好; 但是 4 个月前由于出现过分快乐和不能控制的购物欲, 加用碳酸锂 900mg/d。体格检查发现颜面浮肿和甲状腺肿大。如何合理评估患者的症状表现和检查结果？

需要对 D. A. 进行甲状腺功能（TSH, FT_4）检查和甲状腺超声, 评估锂剂和舍曲林引起的甲状腺功能减退症和甲状腺肿大的可能性[4,5,13,245]。如果 TSH 升高, 开始服用 T_4 甲状腺素, 如果必要, 继续锂剂治疗。尽管躁狂抑郁人群中甲状腺肿大和甲状腺功能减退症的发生率还不清楚, 但 TSH 基线升高的概率明显高于普通人群, 为 10%。

虽然锂可以在甲状腺内高度富集, 但它抗甲状腺的作用机制还不清楚。与碘相似, 长期的锂剂治疗能抑制腺体释放甲状腺激素。血清 T_3 和 T_4 水平下降会导致 TSH 水平代偿性和一过性升高, 直至达到新的稳态[4,5,13]。

长期使用锂剂治疗被报道大约有 19% 的患者 TSH 水平会升高[13]。典型的表现是开始治疗的几个月内血清甲状腺激素水平降低, TSH 水平升高, 1 年后恢复到治疗前的水平。在一个研究中, TSH 水平在开始治疗 10 日内升高。锂剂治疗前甲状腺抗体阳性的患者, TSH 水平恢复正常的可能性很小。长期锂剂治疗会诱导出现甲状腺抗体并使基线抗体滴度升高。由于甲状腺功能异常往往是一过性的, 所以对亚临床甲状腺功能减退症患者进行治疗前应该进行较长时间的观察。

治疗 5 个月至 2 年后的患者会有一小部分出现临床甲状腺功能减退症, 一项持续 15 年的研究发现与抗体阴性的患者相比, 甲状腺抗体阳性的女性患者甲状腺功能减退症的发生率为 1.5%, 相对风险 8.4[4,5,13]。锂剂诱导的甲状腺肿大伴或不伴甲状腺功能减退症在治疗后数周至数月都很常见。尽管有报道发生率小于 6%, 但是如果应用特异性更高的成像技术（例如超声）诊断甲状腺肿大, 发生率可高达 40%~60%[4,5,13]。锂通过诱导细胞增殖而直接导致甲状腺肿大或许可以解释甲状腺功能正常而甲状腺肿的发生原因。甲状腺肿在停用锂剂后消退, 也可以在继续锂剂治疗的同时被甲状腺激素所抑制。如果有局部梗阻症状, 应该手术切除肿大的甲状腺。在 D. A. 的案例中, 舍曲林可

能增强或与锂协同发挥抗甲状腺作用, 因为该药也有一定的抗甲状腺作用[245]。

锂引起的甲状腺功能减退症患者大多数都是 50 岁以上的女性, 并且都有甲状腺功能异常的病史（如桥本甲状腺炎）, 锂剂治疗前甲状腺抗体阳性病史, 或者明显的甲状腺疾病家族史[4,5,13]。因此, 在锂剂治疗之前应检查甲状腺基线功能（FT_4、TSH）、抗体以及甲状腺超声, 并且治疗后每年复查, 如有临床指征复查需要更加频繁。应当询问患者有无甲状腺疾病史或家族史, 以及是否同时服用其他有潜在致甲状腺肿大的药物（如三环类的抗抑郁药、碘剂、含碘的祛痰剂或草药）。

碘剂和胺碘酮

案例 52-24

问题 1： C. Y. , 54 岁男性, 患慢性房颤, 感虚弱、无力、震颤、怕热、心悸加ít 6 个月, 之前服用胺碘酮 200mg/d 持续两年时间。体格检查发现甲状腺多发结节性肿大, 约 50g, C. Y. 说结节一直有。否认甲状腺疾病家族史, 否认服用任何甲状腺药物。他目前的症状开始出现于一次磁共振成像后, 过程中使用了碘对比剂。C. Y. 的甲状腺功能亢进症症状是由什么引起的？

磁共振检查带来的碘负荷或胺碘酮均可能是导致 C. Y. 甲状腺功能亢进症症状的原因[3,12,17,28,57,173]。碘引起的甲状腺功能亢进症, 即 Jod-Basedow 现象, 首次被命名是在 19 世纪, 当时给居住在碘缺乏地区的患者补充足够的碘以后, 患者出现甲状腺毒症。此后又有其他的案例报道。T_3 甲状腺功能亢进症毒症和经典的 T_4 甲状腺功能亢进症毒症都曾经被报道发生在摄取碘剂或注射 X 线对比剂后。

虽然有人推测碘缺乏和多结节性甲状腺肿, 如 C. Y. 所表现的那样, 是发生 Jod-Basedow 现象的前提条件, 但实际上, 那些居住在碘充足的地区和甲状腺功能正常无明显危险因素的患者（如阳性家族史）, 也会发生碘甲状腺功能亢进症[28,173]。

胺碘酮含有大量的碘, 所以在易感患者中能引起甲状腺功能减退症或甲状腺功能亢进症[3,12,16,17,28,57,173]。每 400mg 的胺碘酮可以释放出 12mg（37%）的游离碘。多结节性甲状腺肿的患者不能闭合碘负荷过高时碘的有机化过程（Wolff-Chaikoff 效应）, 这些患者最容易发生碘诱导的甲状腺功能亢进症。相反, 抗体阳性或者隐形桥本甲状腺炎的患者都不能避免 Wolf-Chaikoff 效应, 他们最可能发生甲状腺功能减退症。

胺碘酮引起的甲状腺功能减退症可能发生在治疗过程的任何时期, 似乎与药物的累积量无关。胺碘酮引起甲状腺功能减退症时 FT_4 正常偏低或低于正常, TSH 持续升高（见案例 52-4）, 这会发生在 6%~10% 的长期用药患者中。甲状腺功能减退症对 T_4 治疗的反应较好, 一般无需停胺碘酮[3,17,57]。胺碘酮诱发的甲状腺功能减退症一般停药即可缓解, 可是由于胺碘酮半衰期较长, 所以缓解可能会延迟。

与此相反, 1%~5% 的长期用药患者会发生胺碘酮引起

的甲状腺功能亢进症,且在治疗初期或在治疗过程中突然发生,所以常规监测甲状腺功能用处不大。甲状腺激素水平升高,TSH 水平检测不出,以及与甲状腺功能亢进症相关的临床表现是胺碘酮所致甲状腺功能亢进症的最好指标。快速性心律失常加重可能是胺碘酮所致甲状腺功能亢进症最早的临床提示。

胺碘酮所致甲状腺功能亢进症分为 I 型和 II 型两种[3,12,55,57]。I 型发生在有潜在甲状腺疾病危险因素(如多结节性甲状腺肿的患者中),并且与碘负荷有关。大量的碘负荷导致甲状腺激素生成过多,延长了甲状腺功能亢进症的病程,这给治疗带来了困难。II 型是由于胺碘酮引起破坏性的甲状腺炎导致过量的甲状腺激素进入血液循环。这种情况多发生在甲状腺正常的患者。特异性的实验室检查包括 RAIU 降低和 IL-6 水平升高。

胺碘酮所致的甲状腺功能亢进症其治疗很复杂,因为常常很难明确甲状腺功能亢进症的类型,有时两种类型可同时存在。胺碘酮的半衰期较长(22～55 日)并会在脂肪中驻留,因此仅停用胺碘酮并不能立即改善甲状腺功能亢进症症状。而 RAI 切除治疗也不起作用,因为胺碘酮含大量的碘,其会抑制 RAI 的摄取。甲巯咪唑联合高氯酸钾是 I 型甲状腺功能亢进症的首选治疗[3,12,17,28,57,173]。而联合糖皮质激素阻断 T_4 向 T_3 转化的效果却不理想,因为胺碘酮会抑制 T_4 向 T_3 转化。不管怎样,治疗 II 型甲状腺功能亢进症的最佳选择,是抑制 T_4 向 T_3 转化的药物(如 β 受体阻滞剂、糖皮质激素,如果可以的话还有含碘对比剂),而非上述药物[3,17,28,57,246]。另外,甲状腺全切术可以快速控制甲状腺功能亢进症症状,如果必要的话可以继续给予胺碘酮治疗。由于这些患者伴有心脏疾病,因此如果在术前短期口服胆囊对比剂会使手术顺利进行,降低并发症[246]。强烈建议 C. Y. 将胺碘酮换成决奈达隆,后者不含碘,对甲状腺也没有不良反应。

非毒性多结节甲状腺肿的患者,有可能发生甲状腺功能亢进症,应避免使用大剂量的碘剂(见案例 52-4 和案例 52-15,问题 2)。

针对于甲状腺癌的促甲状腺素-α 和甲状腺抑制疗法

案例 52-25

问题 1:J. R. ,28 岁男性,去年因甲状腺乳头状癌行甲状腺全切术,随后进行了 RAI 治疗。服左甲状腺素 200μg/d,临床检查甲状腺功能正常,TSH 水平<0.2μU/ml(正常值 0.45～4.1)。他在犹豫是否停用甲状腺素,以便进行 RAIU 扫描和甲状腺球蛋白检测来评估肿瘤复发。他的医师关心他的 TSH 抑制水平,并且担心停用 L. H 的左甲状腺素,因为 L. H. 自述进行这些检查时他感到无力。在检查期间,就其 TSH 水平和是否需要停用左甲状腺素,你能向医师建议什么?

甲状腺癌患者,甲状腺全切除术后,予以 RAI 和左甲状腺素治疗来抑制 TSH 低于正常水平,这些可以提高患者整体存活率[247]。甲状腺抑制能达到的实际的程度较为复杂,取决于甲状腺癌的严重程度,以及无瘤预后的可能性。长期抑制促甲状腺激素来避免甲状腺癌复发,其疗效必须和长期抑制带来的风险以及不良反应(例如骨质疏松、心脏毒性)平衡。对于肿瘤复发或转移中高度危险的患者,需要将 TSH 水平长期抑制在<0.1μU/ml[29]。而无瘤患者可以考虑将 TSH 维持在正常低值 0.3～2μU/ml。每年复查是否有残余癌组织或正常甲状腺组织对于评估恶性肿瘤复发十分重要。这需要通过停止 T_4 抑制治疗、升高内源性 TSH 水平及给予重组人 TSH(如促甲状腺素-α)来进行。如果存在有功能的滤泡细胞,那么 TSH 水平升高会使甲状腺球蛋白浓度升高或 RAIU 扫描阳性,这提示需要进一步 RAI 治疗。促甲状腺素-α 可能为首选,因其筛查时,无需停用 T_4 治疗而造成令人困扰的甲状腺功能减退症状[248]。促甲状腺素-α 检测患者局部肿瘤复发有 7% 的失误,停用甲状腺激素的检出率则为 100%,但却可以 100% 检测到转移瘤患者[29,248]。

J. R. 应该继续当前抑制剂量服用左甲状腺素,因为其 TSH 被适当地抑制,而没有甲状腺功能亢进症的表现。

(唐彦 译,柴晓峰 校,梅丹、邢小平 审)

参考文献

1. Arafah BM. Increased need for thyroxine in women with hypothyroidism during estrogen therapy. *N Engl J Med.* 2001;344:1743.
2. Marqusee E et al. The effect of droloxifene and estrogen on thyroid function in postmenopausal women. *J Clin Endocrinol Metab.* 2000;85:4407.
3. Basaria S, Cooper DS. Amiodarone and the thyroid. *Am J Med.* 2005;118:706.
4. Bocchetta A et al. Fifteen-year follow-up of thyroid function in lithium patients. *J Endocrinol Invest.* 2007;30:363.
5. Bocchetta A, Loviselli A. Lithium treatment and thyroid abnormalities. *Clin Pract Epidemol Ment Health.* 2006;2:23.
6. Carella C et al. Long-term outcome of interferon-induced thyroid autoimmunity and prognostic influence of thyroid autoantibody pattern at the end of treatment. *J Clin Endocrinol Metab.* 2001;86:1925.
7. Dalgard O et al. Thyroid dysfunction during treatment of chronic hepatitis C with interferon alpha: no association with either interferon dosage or efficacy of therapy. *J Intern Med.* 2002;251:400.
8. deGroot JWB et al. Imatinib induces hypothyroidism in patients receiving levothyroxine. *Clin Pharmacol Ther.* 2005;78:433.
9. Desai J et al. Hypothyroidism after sunitinib treatment for patients with gastrointestinal stromal tumors. *Ann Intern Med.* 2006;145:660.
10. Golden WM et al. The retinoid receptor agonist bexarotene inhibits thyrotropin secretion in normal subjects. *J Clin Endocrinol Metab.* 2007;92:124.
11. Krouse RS et al. Thyroid dysfunction in 281 patients with metastatic melanoma or renal carcinoma treated with interleukin-2 alone. *J Immunother Emphasis Tumor Immunol.* 1995;18:272.
12. Kurnik D et al. Complex drug–drug–disease interactions between amiodarone, warfarin, and the thyroid gland. *Medicine.* 2004;83:107.
13. Lazarus JH. Lithium and thyroid. *Best Pract Res Clin Endocrinol Metab.* 2009;23:723–733.
14. Lodish MB, Stratakis CA. Endocrine side effects of broad-acting kinase inhibitors. *Endocr Relat Cancer.* 2010;17(3):R233–R244.
15. Mandac JC et al. The clinical and physiological spectrum of interferon alpha induced thyroiditis: toward a new classification. *Hepatology.* 2006;43:661.
16. Markou K et al. Iodine-induced hypothyroidism. *Thyroid.* 2001;11:501.
17. Martino E et al. The effects of amiodarone on the thyroid. *Endocr Rev.* 2001;22:240.
18. McDonnell Me BLE, Bernardo J. Hypothyroidism due to ethionamide. *N Engl J Med.* 2005;352:2757.
19. Rini BI et al. Hypothyroidism in patients with metastatic renal cell carcinoma treated with sunitinib. *J Natl Cancer Inst.* 2007;99:81.
20. Smit JW et al. Bexarotene induced hypothyroidism: bexarotene stimulates the peripheral metabolism of thyroid hormones. *J Clin Endocrinol Metab.* 2007;92:2496.

21. Surks MI, Sievert R. Drugs and thyroid function. *N Engl J Med*. 1995;333:1688.

22. Takasu N et al. Rifampin-induced hypothyroidism. *J Endocrinol Invest*. 2006;29:645.

23. Weijl NI et al. Hypothyroidism during immunotherapy with interleukin-2 is associated with antithyroid antibodies and response to treatment. *J Clin Oncol*. 1993;11:1376.

24. Wong V et al. Thyrotoxicosis induced by alpha-interferon therapy in chronic viral hepatitis. *Clin Endocrinol*. 2002;56:793.

25. Barclay ML et al. Lithium associated thyrotoxicosis: a report of 14 cases, with statistical analysis of incidence. *Clin Endocrinol*. 1994;40:759.

26. Dang AH, Hershman JM. Lithium-associated thyroiditis. *Endocrinol Pract*. 2002;8:232.

27. Peeters RP et al. Genetic variation in the thyroid hormone pathway genes; polymorphisms in the TSH receptor and the iodothyronine deiodinases. *Eur J Endocrinol*. 2006;155:655.

28. Roti E, Uberti ED. Iodine excess and hyperthyroidism. *Thyroid*. 2001;11:493.

29. The ATAGT. Management guidelines for patients with thyroid nodules and differentiated thyroid cancer. *Thyroid*. 2006;16:109.

30. Cooper DS et al. Revised American Thyroid Association management guidelines for patients with thyroid nodules and differentiated thyroid cancer. *Thyroid*. 2009;19(11):1167–1214.

31. Demers LM, Spencer CA. Laboratory Medicine Practice Guidelines. Laboratory support for the diagnosis and monitoring of thyroid disease. *Thyroid*. 2003;13:19.

32. Ross DS. Serum thyroid-stimulating hormone measurement for assessment of thyroid function and disease. *Endocrinol Metab Clin North Am*. 2001;30:245.

33. Surks MI et al. ATA guidelines for use of laboratory tests in thyroid disorders. *JAMA*. 1990;263:1529.

34. Bahn RS et al. Hyperthyroidism and other causes of thyrotoxicosis: management guidelines of the American Thyroid Association and American Association of Clinical Endocrinologists. *Endocr Pract*. 2011;17(3):456–520.

35. Garber JR et al. Clinical practice guidelines for hypothyroidism in adults: cosponsored by the American Association of Clinical Endocrinologists and the American Thyroid Association. *Endocr Pract*. 2012;18(6):988–1028.

36. Surks MI et al. The thyrotropin reference range should remain unchanged. *J Clin Endocrinol Metab*. 2005;90:5489.

37. deGroot LJ. Non-thyroidal illness syndrome is a manifestation of hypothalamic-pituitary dysfunction, and in view of current evidence, should be treated with appropriate replacement therapies. *Crit Care Clin*. 2006;22:57.

38. Warner MH, Beckett GJ. Mechanisms behind the non-thyroidal illness syndrome, an update. *J Endocrinol*. 2010;205:1–13.

39. Plikat K et al. Frequency and outcome of patients with nonthyroidal illness syndrome in a medical intensive care unit. *Metabolism*. 2007;56:239.

40. Slag MF et al. Hypothyroxinemia in critically ill patients as a predictor of high mortality. *JAMA*. 1981;245:43.

41. Friberg L et al. Association between increased levels of reverse triiodothyronine and mortality after acute myocardial infarction. *Am J Med*. 2001;111:699.

42. Acker CG et al. Thyroid hormone in the treatment of post-transplant acute tubular necrosis (ATN). *Am J Transplant*. 2002;2:57.

43. Lechan RM. The dilemma of the nonthyroidal illness syndrome. *Acta Biomed*. 2008;79(3):165–171.

44. DeGroot LJ. The non-thyroidal illness syndrome. [Updated 2015 Feb 1]. In: De Groot LJ, Beck-Peccoz P, Chrousos G et al., eds. *Endotext*. South Dartmouth, MA: MDText.com; 2000.

45. Wang R et al. Salsalate administration: a potential pharmacological model of the sick euthyroid syndrome. *J Clin Endocrinol Metab*. 1998;83:3095.

46. McDonnell RJ. Abnormal thyroid function test results in patients taking salsalate. *JAMA*. 1992;267:1242.

47. Curran PG, Degroot LJ. The effect of hepatic enzyme-inducing drugs on thyroid hormones and the thyroid gland. *Endocrinol Rev* 1991;12:135.

48. Surks MI, DeFesi CR. Normal serum free thyroid hormone concentrations in patients treated with phenytoin or carbamazepine: a paradox resolved. *JAMA*. 1996;275:1495.

49. Isojarvi JIT et al. Thyroid function in men taking carbamazepine, oxcarbazepine, or valproate for epilepsy. *Epilepsia*. 2001;42:930.

50. Tiihonen M et al. Thyroid status of patients receiving long-term anticonvulsant therapy assessed by peripheral parameters: a placebo-controlled thyroxine therapy trial. *Epilepsia*. 1995;36:1118.

51. Blackshear JL et al. Thyroxine replacement requirements in hypothyroid patients receiving phenytoin. *Ann Intern Med*. 1983;99:341.

52. DeLuca F et al. Changes in thyroid function tests induced by 2 month carbamazepine treatment in L-thyroxine-substituted hypothyroid children. *Eur J Paediatr*. 1986;145:77.

53. English TN et al. Abnormalities in thyroid function associated with chronic therapy with methadone. *Clin Chem*. 1988;34:2202.

54. Hsu SHJ et al. Effect of long-term use of raloxifene, a selective estrogen receptor modulatory on thyroid function test profiles. *Clin Chem*. 2001;10:1865.

55. Kostoglour-Athanassiou I et al. Thyroid function in postmenopausal women with breast cancer on tamoxifen. *Eur J Gynaecol Oncol*. 1998;19:150.

56. Eskes SA, Wiersinga WM. Amiodarone and thyroid. *Best Pract Res Clin Endocrinol Metab*. 2009;23(6):735–751.

57. Cohen-Lehman J et al. Effects of amiodarone therapy on thyroid function. *Nat Rev Endocrinol*. 2010;6(1):34–41.

58. Samuels ER et al. Comparison of pramipexole and modafinil on arousal, autonomic, and endocrine functions in healthy volunteers. *J Psychopharmacol*. 2006;20(6):756–770.

59. Haugen BR. Drugs that suppress TSH or cause central hypothyroidism. *Best Pract Res Clin Endocrinol Metab*. 2009;23:793–800.

60. Vigersky RA et al. Thyrotropin suppression by metformin. *J Clin Endocrinol Metab*. 2006;91:225.

61. Cappelli C et al. TSH-lowering effect of metformin in type 2 diabetic patients: differences between euthyroid, untreated hypothyroid, and euthyroid on L-T4 therapy patients. *Diabetes Care*. 2009;32(9):1589–1590.

62. Roberts CGP, Ladenson PW. Hypothyroidism. *Lancet*. 2004;363:793.

63. Brent GA, Koenig RJ. Chapter 39. Thyroid and Anti-Thyroid Drugs. In: Brunton LL, Chabner BA, Knollmann BC, eds. *Goodman & Gilman's The Pharmacological Basis of Therapeutics, 12e*. New York, NY: The McGraw-Hill Companies; 2011.

64. Hoang TD et al. Desiccated thyroid extract compared with levothyroxine in the treatment of hypothyroidism: a randomized, double-blind, crossover study. *J Clin Endocrinol Metab*. 2013;98(5):1982–1990.

65. Jonklaas J et al. Guidelines for the treatment of hypothyroidism: prepared by the american thyroid association task force on thyroid hormone replacement. *Thyroid*. 2014;24(12):1670–1751.

66. Sawin CT et al. A comparison of thyroxine and desiccated thyroid in patients with primary hypothyroidism. *Metabolism*. 1978;27:1518.

67. Rees-Jones RW, Larsen PR. Triiodothyronine and thyroxine content of desiccated thyroid tablets. *Metabolism*. 1977;26:1213.

68. Rees-Jones RW et al. Hormonal content of thyroid replacement preparations. *JAMA*. 1980;243:549.

69. Csako GA et al. Therapeutic potential of two over-the-counter thyroid hormone preparations. *Drug Intell Clin Pharm*. 1990;24:26.

70. Sawin CT, London MH. "Natural" desiccated thyroid, a health food thyroid preparation. *Arch Intern Med*. 1989;149:2117.

71. Wiersinga WM. Thyroid hormone replacement therapy. *Horm Res*. 2001;56(Suppl 1):74.

72. Fish LH et al. Replacement dose, metabolism, and bioavailability of levothyroxine in the treatment of hypothyroidism. *N Engl J Med*. 1987;316:764.

73. Bolk N et al. The effect of thyroxine is greater when taken at bedtime. *Clin Endocrinol (Oxf)*. 2007;66:43.

74. Hennessey JV. Levothyroxine a new drug? Since when? How could that be? *Thyroid*. 2003;13:279.

75. AACE, TES, and ATA joint position statement on the use and interchangeability of thyroxine products. *Thyroid*. 2004;14:486.

76. Blakesley VA. Current methodology to assess bioequivalence of levothyroxine sodium products is inadequate. *AAPS J*. 2005;7:E42.

77. Toft A. Which thyroxine? *Thyroid*. 2005;15:124.

78. Gibaldi M. Bioequivalence of thyroid preparations: the final word? *AAPS J*. 2005;7:E59.

79. Bolton S. Bioequivalence studies for levothyroxine. *AAPS J*. 2005;7:E47.

80. Klein I, Danzi S. Evaluation of the therapeutic efficacy of different levothyroxine preparations in the treatment of human thyroid disease. *Thyroid*. 2003;13:1127.

81. Escobar-Morreale HF et al. Review: treatment of hypothyroidism with combinations of levothyroxine plus liothyronine. *J Clin Endocrinol Metab*. 2005;90:4946.

82. Grozinsky-Glasberg S et al. Thyroxine-triiodothyronine combination therapy versus thyroxine monotherapy for clinical hypothyroidism: meta-analysis of randomized controlled trials.. *J Clin Endocrinol Metab*. 2006;91:2592.

83. Jonklaas J et al. Triiodothyronine levels in athyreotic individuals during levothyroxine therapy. *JAMA*. 2008;299(7):769–777.

84. Kaptein EM et al. Clinical review: Thyroid hormone therapy for postoperative nonthyroidal illnesses: a systematic review and synthesis. *J Clin Endocrinol Metab*. 2010;95(10):4526–4534.

85. Fazio S et al. Effects of thyroid hormone on the cardiovascular system. *Recent Prog Horm Res*. 2004;59:31.

86. Murphy E, Williams GR. The thyroid and the skeleton. *Clin Endocrinol*. 2004;61:285.

87. Surks MI et al. Subclinical thyroid disease: scientific review and guidelines

for diagnosis and management. *JAMA*. 2004;291:228.

88. Biondi B, Cooper DS. The clinical significance of subclinical thyroid dysfunction. *Endocr Rev*. 2008;29:76–131.

89. Mitchell AL, Pearce SHS. How should we treat patients with low serum thyrotropin concentrations? *Clin Endocrinol (Oxf)*. 2010;72:292–296.

90. Annemieke R et al. The starting dose of levothyroxine in primary hypothyroidism treatment: a prospective, randomized, double-blind trial. *Arch Intern Med*. 2005;165:1714.

91. Grund FM, Niewoehner CB. Hyperthyroxinemia in patients receiving thyroid replacement therapy. *Arch Intern Med*. 1989;149:921.

92. Dong BJ et al. Bioequivalence of generic and brand-name levothyroxine products in the treatment of hypothyroidism. *JAMA*. 1997;277:1205.

93. Ain KB et al. Thyroid hormone levels affected by time of blood sampling in thyroxine-treated patients. *Thyroid*. 1993;3:81.

94. Walsh JP et al. Small changes in thyroxine dose do not alter well-being or symptoms in patients with hypothyroidism. *J Clin Endocrinol Metab*. 2006;91:2624.

95. Flynn RW et al. Serum thyroid-stimulating hormone concentration and morbidity from cardiovascular disease and fractures in patients on long-term thyroxine therapy. *J Clin Endocrinol Metab*. 2010;95(1):186–193.

96. Sawin CT et al. Aging and the thyroid: decreased requirements for thyroid hormone in older hypothyroid patients. *Am J Med*. 1983;75:206.

97. Davis FB et al. Estimation of a physiologic replacement dose of levothyroxine in elderly patients with hypothyroidism. *Arch Intern Med*. 1984;144:1752.

98. Kabadi UM. Variability of L-thyroxine replacement dose in elderly patients with primary hypothyroidism. *J Fam Pract*. 1987;24:473.

99. Grebe SKG et al. Treatment of hypothyroidism with once-weekly thyroxine. *J Clin Endocrinol Metab*. 1997;82:870.

100. Haddow JE et al. Maternal thyroid deficiency during pregnancy and subsequent neuropsychological development of the child. *N Engl J Med*. 1999;341:549.

101. Pop VJ et al. Maternal hypothyroxinemia during early pregnancy and subsequent child development: a 3-year follow-up study. *Clin Endocrinol*. 2003;59:282.

102. Galofre JC, Davies TF. Autoimmune thyroid disease in pregnancy: a review. *J Womens Health (Larchmt)*. 2009;18(11):1847–1856.

103. Mandel SJ et al. Increased need for thyroxine during pregnancy in women with primary hypothyroidism. *N Engl J Med*. 1990;323:91.

104. Alexander EK et al. Timing and magnitude of increases in levothyroxine requirements during pregnancy in women with hypothyroidism. *N Engl J Med*. 2004;351:241.

105. Abalovich M et al. Management of thyroid dysfunction during pregnancy and postpartum: an Endocrine Society Clinical Practice Guideline. *J Clin Endocrinol Metab*. 2007;92(8, Suppl):S1–S47.

106. Vaidya B et al. Detection of thyroid dysfunction in early pregnancy: universal screening or targeted high-risk case finding? *J Clin Endocrinol Metab*. 2007;92:203.

107. Stagnaro-Green A et al. Guidelines of the American Thyroid Association for the diagnosis and management of thyroid disease during pregnancy and postpartum. *Thyroid*. 2011;21(10):1081–1125.

108. Chopra IJ, Baber K. Treatment of primary hypothyroidism during pregnancy: is there an increase in thyroxine dose requirement in pregnancy? *Metabolism*. 2003;52:122.

109. Rastogi MV, LaFranchi SH. Congenital hypothyroidism. *Orphanet J Rare Dis*. 2010;5:17.

110. Rovet JF. In search of the optimal therapy for congenital hypothyroidism. *J Pediatr*. 2004;144:698.

111. Salerno M et al. Effect of different starting doses of levothyroxine on growth and intellectual outcome at four years of age in congenital hypothyroidism. *Thyroid*. 2002;12:45.

112. Bongers-Schokking JJ et al. Influence of timing and dose of thyroid hormone replacement on mental, psychomotor, and behavioral development in children with congenital hypothyroidism. *J Pediatr*. 2005;147:768.

113. Rovet JF. Children with congenital hypothyroidism and their siblings: do they really differ? *Pediatrics*. 2005;115:e52.

114. Oerbeck B et al. Congenital hypothyroidism: influence of disease severity and L-thyroxine treatment on intellectual, motor, and school-associated outcomes in young adults. *Pediatrics*. 2003;112:923.

115. Simoneau-Roy J et al. Cognition and behavior at school entry in children with congenital hypothyroidism treated early with high-dose levothyroxine. *J Pediatr*. 2004;144:747.

116. Heyerdahl S, Oerbeck B. Congenital hypothyroidism: developmental outcome in relation to levothyroxine treatment variables. *Thyroid*. 2003;13:1029.

117. Oerbeck B et al. Congenital hypothyroidism: no adverse effects of high dose thyroxine treatment on adult memory, attention, and behavior. *Arch Dis Child*. 2005;90:132.

118. Selva KA et al. Initial treatment dose of L-thyroxine in congenital hypothyroidism. *J Pediatr*. 2002;141:786.

119. Ain KB et al. Pseudomalabsorption of levothyroxine. *JAMA*. 1991;266:2118.

120. Sherman SI, Malecha SE. Absorption and malabsorption of levothyroxine. *Am J Ther*. 1995;2:814.

121. Benvenga S et al. Delayed intestinal absorption of levothyroxine. *Thyroid*. 1995;5:249.

122. Bach-Huynh TG et al. Timing of levothyroxine administration affects serum thyrotropin concentration. *J Clin Endocrinol Metab*. 2009;94(10):3905–3912.

123. Liel Y et al. Evidence for a clinically important adverse effect of fiber-enriched diet on the bioavailability of levothyroxine in adult hypothyroid patients. *J Clin Endocrinol Metab*. 1996;80:857.

124. Bell DS, Ovalle F. Use of soy protein supplement and resultant need for increased dose of levothyroxine. *Endocr Pract*. 2001;7:193.

125. Benvenga S et al. Altered intestinal absorption of L-thyroxine caused by coffee. *Thyroid*. 2008;18(3):293–301.

126. Siraj ES et al. Raloxifene causing malabsorption of levothyroxine. *Arch Intern Med*. 2003;163:1367.

127. Harmon SM, Seifert CF. Levothyroxine-cholestyramine interaction reemphasized [letter]. *Ann Intern Med*. 1991;115:658.

128. Campbell NRC et al. Ferrous sulfate reduces thyroxine efficacy in patients with hypothyroidism. *Ann Intern Med*. 1992;117:1010.

129. Demke DM. Drug interaction between thyroxine and lovastatin [letter]. *N Engl J Med*. 1989;321:1341.

130. Sperber AD, Liel Y. Evidence for interference with the intestinal absorption of levothyroxine sodium by aluminum hydroxide. *Arch Intern Med*. 1992;152:183.

131. Havrankova J, Lahaie R. Levothyroxine binding by sucralfate [letter]. *Ann Intern Med*. 1992;117:445.

132. Singh N et al. Effect of calcium carbonate on the absorption of levothyroxine. *JAMA*. 2000;283:2822.

133. Singh N et al. The acute effect of calcium carbonate on the intestinal absorption of levothyroxine. *Thyroid*. 2001;11:967.

134. Diskin CJ et al. Effect of phosphate binders upon TSH and L-thyroxine dose in patients on thyroid replacement. *Int Urol Nephrol*. 2007;39:599.

135. Centanni M et al. Thyroxine absorption is decreased in patients with *Helicobacter pylori*-related gastritis and atrophic gastritis and by omeprazole therapy. *N Engl J Med*. 2006;354:1787.

136. Dietrich JW et al. Absorption kinetics of levothyroxine is not altered by proton-pump inhibitor therapy. *Horm Metab Res*. 2006;38:57.

137. Duntas LH. Thyroid disease and lipids. *Thyroid*. 2002;12:287.

138. Wartoksky L. Myxedema coma. *Endocrinol Metab Clin North Am*. 2006;35:687.

139. Yamamoto T et al. Factors associated with mortality of myxedema coma: report of eight cases and literature survey. *Thyroid*. 1999;9:1167.

140. MacKerrow SD et al. Myxedema-associated cardiogenic shock treated with intravenous triiodothyronine. *Ann Intern Med*. 1992;117:1014.

141. Pereira VG et al. Management of myxedema coma: report on three successfully treated cases with nasogastric or intravenous administration of triiodothyronine. *J Endocrinol Invest*. 1982;5:331.

142. Ladenson PW et al. Rapid pituitary and peripheral tissue responses to intravenous L-triiodothyronine in hypothyroidism. *J Clin Endocrinol Metab*. 1983;56:1252.

143. Hylander B, Rosenqvist U. Treatment of myxedema coma: factors associated with fatal outcome. *Acta Endocrinol (Copenh)*. 1985;108:65.

144. Ariot S et al. Myxoedema coma: response of thyroid hormones with oral and intravenous high-dose L-thyroxine treatment. *Intensive Care Med*. 1991;17:16.

145. Kohno A, Hara Y. Severe myocardial ischemia following hormone replacement in two cases of hypothyroidism with normal coronary arteriogram. *Endocrinol J*. 2001;48:565.

146. Fadeyev VV et al. Levothyroxine replacement therapy in patients with subclinical hypothyroidism and coronary artery disease. *Endocr Pract*. 2006;12:5.

147. Levine D. Compromise therapy in the patient with angina pectoris and hypothyroidism. *Am J Med*. 1980;69:411.

148. Lawrence JR et al. Digoxin kinetics in patients with thyroid dysfunction. *Clin Pharmacol Ther*. 1977;22:7.

149. Doherty JE et al. Digoxin metabolism in hypo- and hyperthyroidism. *Ann Intern Med*. 1966;64:489.

150. Myerowitz PD. Diagnosis and management of the hypothyroid patient with chest pain. *J Thorac Cardiovasc Surg*. 1983;86:57.

151. Becker C. Hypothyroidism and atherosclerotic heart disease: pathogenesis, medical management and the role of coronary artery bypass surgery. *Endocrinol Rev*. 1985;6:432.

152. Staub HG et al. Prospective study of the spontaneous course of subclinical hypothyroidism: prognostic value of thyrotropin, thyroid reserve, and thyroid antibodies. *J Clin Endocrinol Metab*. 2002;87:3221.

153. McDermott MT, Ridgway EC. Subclinical hypothyroidism is mild thyroid failure and should be treated. *J Clin Endocrinol Metab*. 2001;86:4585.

154. Kong WM et al. A 6-month randomized trial of thyroxine treatment in

women with mild subclinical hypothyroidism. *Am J Med.* 2002;112:348.

155. Meier C et al. TSH-controlled L-thyroxine therapy reduces cholesterol levels and clinical symptoms in subclinical hypothyroidism: a double blind placebo-controlled trial (Basel Thyroid Study). *J Clin Endocrinol Metab.* 2001;86:4860.

156. Rodondi N et al. The risk of coronary heart disease is increased in subclinical hypothyroidism. *Am J Med.* 2006;119:541.

157. Walsh JP et al. Subclinical thyroid dysfunction as a risk factor for cardiovascular disease. *Arch Intern Med.* 2005;165:2467.

158. Cappola AR et al. Thyroid status, cardiovascular risk, and mortality in older adults. *JAMA.* 2006;295:1033.

159. Rodondi N, den Elzen WP, Bauer DC et al. Subclinical hypothyroidism and the risk of coronary heart disease and mortality. *JAMA.* 2010;304(12):1365–1374.

160. Danese MD et al. Effect of thyroxine therapy on serum lipoproteins in patients with mild thyroid failure: a quantitative review of the literature. *J Clin Endocrinol Metab.* 2000;85:2993.

161. Wardle CA et al. Pitfalls in the use of thyrotropin concentration as a first-line thyroid function test. *Lancet.* 2001;357:1013.

162. Pollock MA et al. Thyroxine treatment in patients with symptoms of hypothyroidism but thyroid function tests within the reference range: randomised double-blind placebo-controlled crossover trial. *Br Med J.* 2001;323:891.

163. Weetman AP. Thyroxine treatment in biochemically euthyroid but clinically hypothyroid individuals. *Clin Endocrinol.* 2002;57:25.

164. Brent GA. Clinical practice: Graves' disease. *N Engl J Med.* 2008;358:2594–2605

165. Shimizu T et al. Hyperthyroidism and the management of atrial fibrillation. *Thyroid.* 2002;12:489.

166. Loeliger EA et al. The biological disappearance rate of prothrombin factors VII, IX, X from plasma in hypo-, hyper-, and during fever. *Thromb Diath Haemorrh.* 1964;10:267.

167. Lipsky JJ, Gallego MO. Mechanism of thioamide antithyroid drug-associated hypoprothrombinemia. *Drug Metab Drug Interact.* 1988;6:317.

168. Liaw Y et al. Hepatic injury during propylthiouracil therapy in patients with hyperthyroidism: a cohort study. *Ann Intern Med.* 1993;118:424.

169. Hardee JT et al. Propylthiouracil-induced hepatotoxicity. *West J Med.* 1996;165(3):144–147.

170. Williams KV et al. Fifty years of experience with propylthiouracil-associated hepatotoxicity: what have we learned? *J Clin Endocrinol Metab.* 1997;82:1727.

171. Woeber KA. Methimazole-induced hepatotoxicity. *Endocr Pract.* 2002;8:222.

172. Frye RL, Braunwald E. Studies on digitalis III: the influence of triiodothyronine on digitalis requirement. *Circulation.* 1961;23:376.

173. Burgi H. Iodine excess. *Best Pract Res Clin Endocrinol Metab.* 2010;24:107–117.

174. Arbelle JE, Porath A. Practice guidelines for the detection and management of thyroid dysfunction: a comparative review of the recommendations. *Clin Endocrinol.* 1999;51:11.

175. Abraham P et al. Antithyroid drug regimen for treating Graves' hyperthyroidism [review]. *Cochrane Database Syst Rev.* 2005:CD003420.

176. Cooper DS. Antithyroid drugs. *N Engl J Med.* 2005;352:905.

177. Jongjaroenprasert W et al. Rectal administration of propylthiouracil in hyperthyroid patients: comparison of suspension enema and suppository form. *Thyroid.* 2002;12:627.

178. Yeung SCJ et al. Rectal administration of iodide and propylthiouracil in the treatment of thyroid storm. *Thyroid.* 1995;5:403.

179. Nabil N et al. Methimazole: an alternative route of administration. *J Clin Endocrinol Metab.* 1982;54:180.

180. Alsanea O, Clark OH. Treatment of Graves' disease: the advantages of surgery. *Endocrinol Metab Clin North Am.* 2000;29:321.

181. Torring O et al. Graves' hyperthyroidism: treatment with antithyroid drugs, surgery, or radioiodine: a prospective, randomized study. *J Clin Endocrinol Metab.* 1996;81:2986.

182. Boostrom S, Richards ML. Total thyroidectomy is the preferred treatment for patients with Graves' disease and a thyroid nodule. *Otolaryngol Head Neck Surg.* 2007;136:278.

183. Palit TK et al. The efficacy of thyroidectomy for Graves' disease: a meta-analysis. *J Surg Res.* 2000;90:161.

184. Ross DS. Radioiodine therapy for hyperthyroidism. *N Engl J Med.* 2011;364:542.

185. Ron E et al. Cancer mortality following treatment for adult hyperthyroidism: Cooperative Thyrotoxicosis Therapy Follow-up Study Group. *JAMA.* 1998;280:347.

186. Rivkees SA. The management of hyperthyroidism in children with emphasis on the use of radioactive iodine. *Pediatr Endocrinol Rev.* 2003;1(Suppl 2):212.

187. Read CH et al. A 36-year retrospective analysis of the efficacy and safety of radioactive iodine in treating young Graves' patients. *J Clin Endocrinol Metab.* 2004;89:4229.

188. Robertson J, Gorman CA. Gonadal radiation dose and its genetic significance in radioiodine therapy of hyperthyroidism. *J Nucl Med.* 1976;17:826.

189. Holm LE. Thyroid cancer after exposure to radioactive 131I. *Acta Oncol.* 2006;45:1037.

190. Zuckier L et al. Sensitivity of personal Homeland Security radiation detectors to medical radionuclides and implications for counseling of nuclear medicine patients. In: *Presented as part of SSJ19: Physics (Nuclear Medicine, PET, MR Imaging)*, Chicago, IL; 2004.

191. Gangopadhyay KK et al. Patients treated with radioiodine can trigger airport radiation sensors for many weeks. *BMJ.* 2006;333:293.

192. Nayak B, Burman K. Thyrotoxicosis and thyroid storm. *Endocrinol Metab Clin North Am.* 2006;35:663.

193. Cooper DS et al. Methimazole pharmacology in man: studies using a newly developed radioimmunoassay for methimazole. *J Clin Endocrinol Metab.* 1984;58:473.

194. McIver B, Morris JC. The pathogenesis of Graves' disease. *Endocrinol Metab Clin North Am.* 1998;27:73.

195. Allannic H et al. Antithyroid drugs and Graves' disease: a prospective randomized evaluation of the efficacy of treatment duration. *J Clin Endocrinol Metab.* 1990;70:675.

196. Maugendre D et al. Antithyroid drugs and Graves' disease: prospective randomized assessment of long-term treatment. *Clin Endocrinol.* 1999;50:127.

197. Bolanos F et al. Remission of Graves' hyperthyroidism treated with methimazole. *Rev Invest Clin.* 2002;54:307.

198. Nijs HG et al. Increased insulin action and clearance in hyperthyroid newly diagnosed IDDM patient: restoration to normal with antithyroid treatment. *Diabetes Care.* 1989;12:319.

199. Aloush V et al. Propylthiouracil-induced autoimmune syndromes: two distinct clinical presentations with different course and management. *Semin Arthritis Rheum.* 2006;36:4.

200. Geffner DL, Hershman JM. Beta-adrenergic blockade for the treatment of hyperthyroidism. *Am J Med.* 1992;93:61.

201. Milner MR et al. Double-blind crossover trial of diltiazem versus propranolol in the management of thyrotoxic symptoms. *Pharmacotherapy.* 1990;10:100.

202. Rivkees SA, Mattison DR. Ending propylthiouracil-induced liver failure in children. *N Engl J Med.* 2009;360(15):1574–1575.

203. Bahn RS et al. The Role of Propylthiouracil in the management of Graves' disease in adults: report of a meeting jointly sponsored by the American Thyroid Association and the Food and Drug Administration. *Thyroid.* 2009;19(7):673–674.

204. Tajiri J et al. Antithyroid drug-induced agranulocytosis: the usefulness of routine white blood cell count monitoring. *Arch Intern Med.* 1990;150:621.

205. Wall JR et al. In vitro immunosensitivity to propylthiouracil, methimazole, and carbimazole in patients with Graves' disease: a possible cause of antithyroid drug-induced agranulocytosis. *J Clin Endocrinol Metab.* 1984;58:868.

206. Jakucs J, Pocsay G. Successful treatment of methimazole-induced severe aplastic anemia with recombinant human granulocyte colony-stimulating factor and high-dosage steroids. *J Endocrinol Invest.* 2006;29:74.

207. Gaujoux et al. Extensive thyroidectomy in Graves' disease. *J Am Coll Surg.* 2006;202:868.

208. Orgiazzi J, Madec AM. Reduction of the risk of relapse after withdrawal of medical therapy for Graves' disease. *Thyroid.* 2002;12:849.

209. Vitti P et al. Clinical features of patients with Graves' disease undergoing remission after antithyroid drug treatment. *Thyroid.* 1997;3:369.

210. Glinoer D et al. Effects of L-thyroxine administration, TSH-receptor antibodies and smoking on the risk of recurrence in Graves' hyperthyroidism treated with antithyroid drugs: a double-blind prospective randomized study. *Eur J Endocrinol.* 2001;144:475.

211. Hashizume K et al. Administration of thyroxine in treated Graves' disease: effects on the level of antibodies to thyroid-stimulating hormone receptors and on the risk of recurrence of hyperthyroidism. *N Engl J Med.* 1991;324:947.

212. Vestergaard P. Smoking and thyroid disorders—a meta-analysis. *Eur J Endocrinol.* 2002;146:153.

213. Hoermann R et al. Relapse of Graves' disease after successful outcome of antithyroid drug therapy: results of a prospective randomized study on the use of levothyroxine. *Thyroid.* 2002;12:1119.

214. McIver B et al. Lack of effect of thyroxine in patients with Graves' hyperthyroidism who are treated with an antithyroid drug. *N Engl J Med.* 1996;334:220.

215. Sawin CT et al. Low serum thyrotropin concentrations as a risk factor for atrial fibrillation in older patients. *N Engl J Med.* 1994;331:1249.

216. Vadiveloo T et al. The Thyroid Epidemiology, Audit, and Research Study (TEARS): the natural history of endogenous subclinical hyperthyroidism. *J Clin Endocrinol Metab.* 2011;96(1):E1–E8.

217. Mestman JH. Hyperthyroidism in pregnancy. *Best Pract Res Clin Endocrinol Metab.* 2004;18:267.

218. Atkins P et al. Drug therapy for hyperthyroidism in pregnancy: safety issues for mother and fetus. *Drug Safety.* 2000;23:229.

219. Bulletin AP. Thyroid disease in pregnancy. *Obstet Gynecol.* 2002;100:387.

220. Fitzpatrick DL, Russell MA. Diagnosis and management of thyroid disease in pregnancy. *Obstet Gynecol Clin North Am.* 2010;37(2):173–193.

221. Wing DA et al. A comparison of propylthiouracil versus methimazole in the treatment of hyperthyroidism in pregnancy. *Am J Obstet Gynecol.* 1994;170:90.

222. Mortimer RH et al. Methimazole and propylthiouracil equally cross the perfused human term placental lobule. *J Clin Endocrinol Metab.* 1997;82:3099.

223. Momotani N et al. Effects of propylthiouracil and methimazole on fetal thyroid status in mothers with Graves' hyperthyroidism. *J Clin Endocrinol Metab.* 1997;82:3633.

224. Momotani N et al. Maternal hyperthyroidism and congenital malformation in the offspring. *Clin Endocrinol.* 1984;20:695.

225. Van Dijke CP et al. Methimazole, carbimazole, and congenital skin defects [letter]. *Ann Intern Med.* 1987;106:60.

226. Momotani N et al. Antithyroid drug therapy for Graves' disease during pregnancy: optimal regimen for fetal thyroid status. *N Engl J Med.* 1986;315:24.

227. Wolf D et al. Antenatal carbimazole and choanal atresia: a new embryopathy. *Arch Otolaryngol Head Neck Surg.* 2006;132:1009.

228. Eisenstein Z et al. Intellectual capacity of subjects exposed to methimazole or propylthiouracil in utero. *Eur J Pediatr.* 1992;151:558.

229. Burrow GN et al. Intellectual development in children whose mothers received propylthiouracil during pregnancy. *Yale J Biol Med.* 1978;51:151.

230. Messer MP et al. Antithyroid drug and Graves' disease in pregnancy: long-term effects on somatic growth, intellectual development and thyroid function of the offspring. *Acta Endocrinol.* 1990;123:311.

231. Momotani N et al. Thyroid function in wholly breast-feeding infants whose mothers take high doses of propylthiouracil. *Clin Endocrinol.* 2000;53:177.

232. Azizi F et al. Thyroid function and intellectual development of infants nursed by mothers taking methimazole. *J Clin Endocrinol Metab.* 2000;85:3233.

233. Iagaru A, McDougall IR. Treatment of thyrotoxicosis. *J Nucl Med.* 2007;48:379.

234. Kubota S, Ohye H, Yano G, al. E. Two-day thionamide withdrawal prior to radioiodine uptake sufficiently increases uptake and does not exacerbate hyperthyroidism compared to 7 day withdrawal in Graves' disease. *Endocr J.* 2006;53:603–607.

235. Imseis RE et al. Pretreatment with propylthiouracil but not methimazole reduces the therapeutic efficacy of iodine-131 in hyperthyroidism. *J Clin Endocrinol Metab.* 1998;83:685.

236. Braga M et al. The effect of methimazole on cure rates after radioiodine treatment for Graves' hyperthyroidism: a randomized clinical trial. *Thyroid.* 2002;12:135.

237. Bartalena L et al. Management of Graves' ophthalmopathy: reality and perspectives. *Endocrinol Rev.* 2000;21:168.

238. Wiersinga WM. Management of Graves' ophthalmopathy. *Nat Clin Pract Endocrinol Metab.* 2007;3:396.

239. Bahn RS. Graves' ophthalmopathy. *N Engl J Med.* 2010;362(8):726–738.

240. Bartalena L et al. Relation between therapy for hyperthyroidism and the course of Graves' ophthalmopathy. *N Engl J Med.* 1998;338:73.

241. Dorkhan M et al. Treatment with a thiazolidinedione increases eye protrusion in a subgroup of patients with type 2 diabetes. *Clin Endocrinol (Oxf).* 2006;65:35.

242. Marcocci C et al. Relationship between Graves' ophthalmopathy and type of treatment of Graves' hyperthyroidism. *Thyroid.* 1992;2:171.

243. Lai A et al. Lower dose prednisone prevents radioiodine-associated exacerbation of initially mild or absent graves' orbitopathy: a retrospective cohort study. *J Clin Endocrinol Metab.* 2010;95(3):1333–1337.

244. Tsai WC et al. The effect of combination therapy with propylthiouracil and cholestyramine in the treatment of Graves' hyperthyroidism. *Clin Endocrinol.* 2005;62:521.

245. McCowen KC et al. Elevated serum thyrotropin in thyroxine treated patients with hypothyroidism given sertraline [letter]. *N Engl J Med.* 1997;337:1010.

246. Bogazzi F et al. Preparation with iopanoic acid rapidly controls thyrotoxicosis in patients with amiodarone-induced thyrotoxicosis before thyroidectomy. *Surgery.* 2002;132:1114.

247. Biondi B, Cooper DS. Benefits of thyrotropin suppression versus the risks of adverse effects in differentiated thyroid cancer. *Thyroid.* 2010;20(2):135–146.

248. Basaria M et al. The use of recombinant thyrotropin in the follow-up of patients with differentiated thyroid cancer. *Am J Med.* 2002;112:721.

249. Fontanilla JC et al. The use of oral radiographic contrast agents in the management of hyperthyroidism. *Thyroid.* 2001;22:561.

250. Wu SY et al. Comparison of sodium ipodate (Oragrafin) and propylthiouracil in early treatment of hyperthyroidism. *J Clin Endocrinol Metab.* 1982;54:630.

251. Bal CS et al. Effect of iopanoic acid on radioiodine therapy of hyperthyroidism: long-term outcome of a randomized controlled trial. *J Clin Endocrinol Metab.* 2005;90:6536.

252. Roti E et al. Sodium ipodate and methimazole in the long-term treatment of hyperthyroid Graves' disease. *Metabolism.* 1993;42:403.

253. Martino E et al. Therapy of Graves' disease with sodium ipodate is associated with a high recurrence rate of hyperthyroidism. *J Endocrinol Invest.* 1991;14:847.

254. Fliers E et al. The hypothalamic-pituitary-thyroid axis in critical illness. *Best Pract Res Clin Endocrinol Metab.* 2001;15:453.

255. Lee E et al. Effect of acute high-dose dobutamine administration on serum thyrotropin (TSH). *Clin Endocrinol.* 1999;50:486.

256. Keogh MA, Wittert GA. Effect of cabergoline on thyroid function in hyperprolactinaemia [letter]. *Clin Endocrinol.* 2002;57:699.

53 第53章 糖尿病

Jennifer D. Goldman，Dhiren K. Patel，and David Schnee

核心原则	章节案例
① 除空腹血糖或口服葡萄糖耐量试验外,糖化血红蛋白 HbA1c（glycosylated hemoglobin，HbA1c）水平也可用于糖尿病的诊断。每项检查需在第二日再次确定。	案例 53-2（问题 1） 案例 53-11（问题 1）
② 糖尿病的主要控制指标为 HbA1c<7%,收缩压<140mmHg,以及在大部分 40 岁以上患者中启用他汀治疗。胆固醇管理应包含他汀类药物,高血压管理应包含血管紧张素转化酶抑制剂（angiotensin-converting enzyme inhibitor，ACEI）或血管紧张素 Ⅱ 受体拮抗剂（angiotensin Ⅱ receptor blocker，ARB）。	案例 53-2（问题 2） 案例 53-11（问题 2）
③ 血糖治疗目标应个体化。对于糖尿病病程较短、预期寿命较长及无严重血管疾病的患者,在不增加低血糖的基础上可考虑更严格的 HbA1c 控制目标。对于已存在血管疾病、其他严重大血管或微血管疾病、低血糖史、预期寿命有限或糖尿病病史较长难以降低 HbA1c 水平的患者,可考虑放宽 HbA1c 的控制目标。	案例 53-2（问题 2） 案例 53-4（问题 2） 案例 53-11（问题 2） 案例 53-18（问题 3）
④ 营养治疗（medical nutrition therapy，MNT）和运动是糖尿病治疗的基石。	案例 53-2（问题 11 和 12） 案例 53-11（问题 3） 案例 53-18（问题 4）
⑤ 所有 1 型糖尿病及大多数 2 型糖尿病患者应进行自我血糖监测（self-monitoring of blood glucose，SMBG）,特别是那些接受易引起低血糖药物治疗或进行自我管理的患者。自我血糖监测的关键是教育患者如何应对他们的血糖水平变化。	案例 53-2（问题 9~11） 案例 53-4（问题 5） 案例 53-11（问题 6）
⑥ 1 型糖尿病患者应使用基础+餐时胰岛素治疗方案。可采用每日多次胰岛素注射或胰岛素泵。基础+餐时胰岛素治疗方案也可应用于非胰岛素治疗 HbA1c 不能达标的 2 型糖尿病患者。	案例 53-2（问题 3~6） 案例 53-4（问题 3） 案例 53-13（问题 6）
⑦ 二甲双胍是治疗 2 型糖尿病的一线药物,除非存在禁忌证或不能耐受该药。诊断明确后就应开始二甲双胍治疗及改变生活方式。	案例 53-11（问题 3~5）
⑧ 开始单药治疗后,需要在治疗方案中增加第 2 个降糖药物。需考虑的因素包括 HbA1c 目标值、HbA1c 需要降低的幅度、患者肝肾功能、药物不良反应及治疗费用。	案例 53-11（问题 7） 案例 53-12（问题 1） 案例 53-13（问题 2~4）
⑨ 对于 2 型糖尿病患者,在 HbA1c 极度难以控制（如 HbA1c>10%）、HbA1c 超过 8.5%~9% 或已经多种口服降糖药联合治疗的情况下,无论是否有症状,均应考虑胰岛素治疗。	案例 53-11（问题 7） 案例 53-12（问题 1） 案例 53-13（问题 5）
⑩ 考虑到低血糖造成的伤害,以及新近研究指出对于危重患者严格控制血糖并未带来获益,目前建议住院患者的血糖控制目标为 140~180mg/dl（7.8~10.0mmol/L）。	案例 53-7（问题 1）
⑪ 尽管糖尿病患者会发生急性的高血糖危象,但主要是数年后的慢性并发症影响发病率和死亡率,分为微血管病变（包括肾脏病变、神经病变及视网膜病变）和大血管病变（包括心血管疾病、脑卒中及周围血管病变）。	案例 53-19（问题 1~5） 案例 53-20（问题 1~3）

⑫	确诊血管病变的患者需终生阿司匹林治疗,未确诊血管病变的患者应谨慎考虑适当的抗血小板治疗。	案例53-19(问题6)
⑬	微血管并发症的发生率和严重程度与长期的血糖控制(HbA1c水平)密切相关。大血管并发症会受血糖控制影响,但更取决于多种病因学因素,包括血脂异常、高血压和吸烟。	案例53-11(问题2)

目前估计美国有2 910万人口患有糖尿病,占美国总人口的9.3%[1]。这其中约三分之一,也就是810万尚未诊断[1]。2012年1年内,超过170万的成年人被新诊断为糖尿病。2000年全球所有年龄的糖尿病总发病率估计为2.8%,预计到2030年会增加至4.4%[2]。2型糖尿病的发病正在流行,成人及儿童的发病率均有惊人的增长。美国疾病预防控制中心(Centers for Disease Control and Prevention,CDC)预计到2050年,每年新诊断糖尿病的患者将由每1 000人中8人增加至每1 000人中15人,意味着到2050年三分之一的美国人患有糖尿病[3]。2型糖尿病患者急剧增加与肥胖和体育活动减少有关,同时也与糖尿病患者生存期延长相关。其他个体化因素包括胰岛素抵抗增加和β细胞进行性衰退的遗传易感性。临床研究已经证明,2型糖尿病在高危人群中的发病可以被推迟或预防,而良好的血糖控制及其他干预可以延缓并发症的发生[4]。

定义、分类和流行病学

糖尿病是一种由于胰岛素分泌受损和活性降低造成胰岛素相对或绝对不足的慢性疾病。其显著的临床特征为有症状的葡萄糖不耐受所导致的高血糖以及脂肪和蛋白质的代谢改变。从长远来看,这些代谢紊乱导致了诸如心血管疾病(cardiovascular disease,CVD)、视网膜病变、肾脏病变和神经病变等并发症的发生,同时也增加了肿瘤的风险[5,6]。

在临床上和遗传上有大量证据证明,糖尿病是一组不同种类的综合征。然而糖尿病中的大多数病例可以归类为1型或2型糖尿病(表53-1)。妊娠期糖尿病(gestational diabetes mellitus,GDM)这一定义是用于描述妊娠过程中发生的葡萄糖耐量异常。如果糖耐量异常的原因不能用以上3种情况来解释,则归为更为特殊的类型,如胰岛β细胞功能遗传性缺陷及胰岛素作用遗传性缺陷(通常由于遗传性胰岛素受体缺陷导致)、胰腺外分泌功能疾病、内分泌疾病、药物或化学物质诱导、感染和其他遗传综合征。早期糖耐量异常或是糖尿病前期被定义为空腹血糖受损(impaired fasting glucose,IFG)或糖耐量受损(impaired glucose tolerance,IGT),它们被认为是未来发展成糖尿病的危险因素,以及与肥胖、高甘油三酯血症和/或低高密度脂蛋白(HDL)胆固醇、高血压有关[7]。

表53-1

1型和2型糖尿病

特点	1型糖尿病	2型糖尿病
其他名称	曾用名:Ⅰ型;胰岛素依赖性糖尿病(insulin-dependent diabetes mellitus,IDDM);青少年发病型糖尿病	曾用名:Ⅱ型;非胰岛素依赖性糖尿病(non-insulin-dependent diabetes mellitus,NIDDM);成人发病型糖尿病
占糖尿病患者的比例	5%~10%	90%
发病年龄	通常<30岁;高峰在12~14岁;很少早于6个月;一些成年人在50多岁时发生1型糖尿病	通常>40岁,但肥胖儿童患病率在增加
胰腺功能	通常无,但有时诊断时可发现一些残留C肽,尤其在成年人	存在少量、"正常"或大量胰岛素
发病机制	与特定人类白细胞抗原(human leukocyte antigen,HLA)型相关;胰岛细胞抗体的存在表明存在自身免疫过程	胰岛素分泌缺陷;组织对胰岛素抵抗;肝脏葡萄糖生成增多
家族史	通常不明显	明显
肥胖	不常见。除非外源性胰岛素造成"过度胰岛素化"	常见(60%~90%)
酮症酸中毒病史	常有	少见,除非在特殊应激状态下(例如感染)

表 53-1

1 型和 2 型糖尿病（续）

特点	1 型糖尿病	2 型糖尿病
临床表现	一般为进展相对较快的轻度到重度症状（几日到几周）：多尿，烦渴，乏力，体重减轻，酮症酸中毒	轻度多尿，乏力；经常在常规体检或牙科检查时被诊断
治疗	MNT 运动 胰岛素 胰淀粉样多肽类似物（普兰林肽 pramlintide）	营养治疗 运动 口服抗糖尿病药物（双胍类，格列奈类，磺脲类，噻唑烷二酮类，α 糖苷酶抑制剂，肠促胰素类似物，DPP-4 抑制剂，SGLT-2 抑制剂） 胰岛素 胰岛素类似物

DPP-4，二肽基肽酶-4 抑制剂；MNT，营养治疗

大约 5%～10% 的已诊断的糖尿病患者为 1 型糖尿病，这是一种自身免疫性胰腺 β 细胞破坏引起的疾病。在临床表现上，这些患者只有很少的或没有胰腺储备，有酮症倾向，需要外源性胰岛素维持生命。1 型糖尿病的发病高峰期在儿童及青少年期，但它可在各个年龄段发病。少部分诊断为 1 型糖尿病的患者（主要为非洲裔或亚裔）可以没有自身免疫性疾病的证据，因此 1 型糖尿病的病因并不明确。在这些个体中，胰腺的破坏进程似乎更加缓慢，以致呈迟发或亚急性表现。

更多患者为 2 型糖尿病，这是一种以肥胖、β 细胞功能缺陷、胰岛素抵抗和肝脏葡萄糖生成增多为特征的综合性疾病。糖尿病的发病率和患病率都随年龄增长、肥胖以及缺乏体育锻炼而显著增长。在美国 20～44 岁人群中，已确诊及未诊断的糖尿病患者占人群比例为 4.1%，而 65 岁及以上人群中患病率增长至 25.9%。2 型糖尿病的患病率在不同种族之间也不同。与非西班牙裔白人（7.6%）相比，糖尿病的患病率在亚裔美国人（9%）、西班牙裔（12.8%）、非洲裔美国人（13.2%）、美国印第安人和阿拉斯加州土著居民（15.9%）中更高[1]。糖尿病是一种严重的疾病，与非糖尿病人群相比，它使人们面临更高的发病率和死亡率。糖尿病是美国排名第 7 位的主要死因，然而糖尿病及其并发症导致的死亡可能被低估。与普通人群相比，糖尿病患者的死亡率为非糖尿病患者群的 2 倍[1]。糖尿病患者医疗费用昂贵。2012 年，美国用于糖尿病的总支出约 2 450 亿美元，占全部医疗费用的 1/5[8]。糖尿病患者的人均医疗费用是非糖尿病患者的 2.3 倍，大部分（56%）用于 65 岁及以上的老年人。上述费用主要包括住院费、长期照料机构费用、家庭护理费、医师诊疗费及药费（不只包括降糖药物）。由于大部分医疗费用是用于慢性并发症的治疗，因此相当多的努力已经指向糖尿病患者的早期诊断和代谢控制方面的研究[8]。

碳水化合物代谢

对糖尿病相关症状和体征的理解，是基于葡萄糖代谢以及进食（餐后）和空腹（吸收后）状态下胰岛素在糖尿病及非糖尿病个体中的代谢作用的认识[9]。内环境稳定机制使血浆葡萄糖浓度维持在 55～140mg/dl（3.1～7.8mmol/L）。40～60mg/dl（2.2～3.3mmol/L）是能为中枢神经系统提供足够燃料的最低血糖浓度，中枢神经系统利用葡萄糖作为主要能源且其利用不依赖胰岛素。当血糖浓度超过肾脏近曲小管重吸收能力（约 180mg/dl）时，葡萄糖进入尿中导致热量和水分的损失。肌肉和脂肪也将葡萄糖作为主要能源，但这些组织摄入葡萄糖需要胰岛素的作用。当无法获得葡萄糖时，这些组织可以利用其他物质如氨基酸和脂肪酸作为能源[9]。

非糖尿病个体的餐后糖脂代谢

食物被摄取后，血糖浓度升高并刺激胰岛素分泌。胰岛素是葡萄糖有效利用的关键。它促进葡萄糖、脂肪酸和氨基酸的吸收以及它们向大多数组织中的储备形式的转化。胰岛素还通过抑制胰高血糖素来抑制肝脏葡萄糖的输出。在肌肉中，胰岛素促进葡萄糖的摄取并以糖原形式储备。它还刺激氨基酸的摄取和向蛋白质的转化。在脂肪组织中，葡萄糖被转化为游离脂肪酸以甘油三酯的形式储备，胰岛素则可以抑制甘油三酯分解为游离脂肪酸（可被转运到其他组织加以利用的形式）。肝脏运输葡萄糖不需要胰岛素，但胰岛素可促进葡萄糖转化为糖原和游离脂肪酸[9,10]。

游离脂肪酸被酯化为甘油三酯，以极低密度脂蛋白（very-low-density lipoproteins，VLDLs）形式运输到脂肪和肌肉组织。正常情况下胰岛素通过降低肝脏生成脂肪酸来抑制 VLDL 的分泌[10]。而 VLDL 一旦经肝脏分泌，主要由肝脏中的肝脂肪酶和内皮细胞中的脂蛋白脂肪酶通过 VLDL 颗粒表面上的载脂蛋白 CⅡ（apolipoprotein CⅡ，apo CⅡ）激活[10]，这些脂酶会移除脂蛋白上的游离脂肪酸，将 VLDL 转化为中密度脂蛋白（intermediate-density lipoprotein，IDL），然后再转化为低密度脂蛋白（low-density lipoprotein，LDL）。胰岛素在刺激 apo CⅡ 表达方面发挥作用，这也部分解释了 2 型糖尿病患者会发生高甘油三酯血症的原因[10]。

非糖尿病个体的空腹糖代谢

空腹状态下血糖浓度下降至正常水平,此时胰岛素的释放被抑制。同时,大量对抗胰岛素作用并促进血糖升高的反向调控激素释放(如胰高血糖素、肾上腺素、生长激素、糖皮质激素)。最终,多种机制维持了中枢神经系统所需的最低血糖浓度。肝脏的糖原被分解为葡萄糖(糖原分解)。氨基酸从肌肉运输至肝脏,在那里通过糖异生转化为葡萄糖。胰岛素依赖组织减少了对葡萄糖的摄取,为大脑节约葡萄糖。最后甘油三酯被分解为游离脂肪酸,后者是另一种可利用的燃料来源[9,10]。

1型糖尿病

发病机制

1型糖尿病胰岛素分泌丧失是因为自身免疫破坏了产生胰岛素的胰腺β细胞,目前认为是环境因素(如病毒或毒素)作用于遗传易感者而触发了自身免疫[7,11]。这种类型的糖尿病与组织相容性抗原[人类白细胞抗原(human leukocyte antigen,HLA)-DR3或HLA-DR4]和存在于循环中的抗体[包括胰岛素自身抗体、谷氨酸脱羧酶自身抗体GAD65、胰岛细胞自身抗体ICA、酪氨酸磷酸酶自身抗体(如胰岛细胞抗体512)]密切相关。正常胰腺β细胞分泌胰岛素的能力远超过控制糖类、脂肪和蛋白质代谢的正常需要量。因此,在1型糖尿病临床发病前,经历了漫长的β细胞破坏的无症状时期(图53-1)。

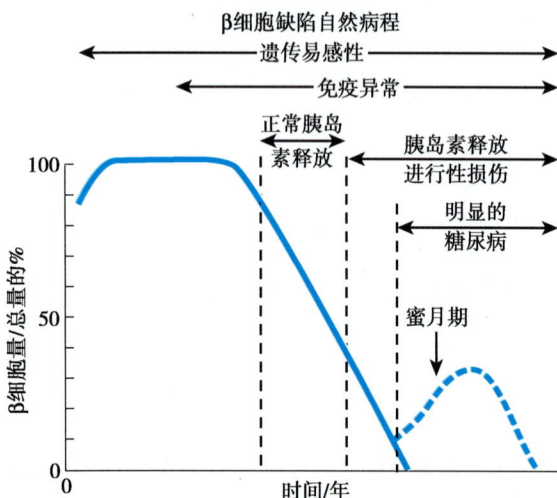

图53-1 1型糖尿病的发病机制。在遗传易感个体中,一个事件(如病毒或毒素)触发了胰腺β细胞的自身免疫性破坏,此过程可能经历数年的时间。当β细胞数量减少至大约250 000时,胰腺不能分泌足够的胰岛素,随之引起葡萄糖不耐受。此时一个应激事件(如病毒感染)可以导致高血糖和酮症酸中毒的急性症状。一旦急性事件结束,胰腺暂时恢复功能,使病情缓解(蜜月期)。但β细胞的持续性损害最终导致胰岛素依赖状态

临床表现

虽然1型糖尿病起病突然,但现在证据表明,在出现明显的临床表现前会有几年的临床前期。随着胰岛素分泌的逐渐减少,空腹血糖升高逐渐出现。当血糖水平超过正常肾糖阈,会出现尿糖并引起渗透性利尿,临床上出现典型的多尿症状,代偿性出现多饮表现。若不予治疗,糖不断随尿液丢失,身体储存的脂肪和蛋白质由于分解率升高逐渐被消耗掉,临床上出现消瘦的表现。肌肉开始代谢自己储存的糖原和脂肪酸作为燃料,肝脏也开始代谢游离脂肪酸,该过程受到肾上腺素和胰岛素水平下降的刺激。胰岛素的绝对缺乏会引起肝脏内游离脂肪酸过度代谢并转化为酮体,从而导致酮血症和酮尿症,甚至酮症酸中毒。患者表现出疲劳,明显的体重下降,多饮多尿。糖化血红蛋白的明显升高说明之前几周或几个月的高血糖情况。

葡萄糖是绝佳的微生物培养基,患者可能出现反复的呼吸道、阴道或其他系统的感染。由于眼晶状体渗透压的改变,患者还可能出现继发的视物模糊。使用胰岛素治疗是预防严重脱水、酮症酸中毒和死亡的关键。

蜜月期

在初诊并开始治疗的几日或几周内,很多1型糖尿病患者会有明显的缓解,这与血糖浓度下降和胰岛素需要量明显减少相关。由于只持续几周到几个月的时间,因此称为"蜜月期"。一旦高血糖、代谢性酸中毒和酮症缓解,内源性胰岛素的分泌可暂时性恢复(见图53-1)。虽然蜜月期最长可长达1年,但不断增加的外源性胰岛素治疗是不可避免的,且是应被预料到的。在蜜月期,中断治疗可能导致较高的胰岛素抵抗率和过敏率,所以即使胰岛素用量很低,患者也应维持胰岛素治疗。

2型糖尿病

发病机制

胰岛素分泌受损以及胰岛素抵抗是2型糖尿病的特征。在存在胰岛素抵抗的情况下,组织对葡萄糖的利用减少,肝脏葡萄糖和游离脂肪酸生成增加,过量的葡萄糖在循环中不断累积。这种高血糖会刺激胰腺分泌更多的胰岛素来对抗胰岛素抵抗。葡萄糖和胰岛素同时升高强烈提示胰岛素抵抗的存在。遗传易感性可能在2型糖尿病发病方面有重要影响。与1型糖尿病相比,2型糖尿病患者有更强的家族史,其与HLA无关,且循环中无ICA[7,12]。2型糖尿病患者表现出不同程度的组织对胰岛素的抵抗、胰岛素分泌减少和基础肝脏葡萄糖生成增加。最后,环境因素如肥胖及久坐的生活方式也促进胰岛素抵抗的发生。

虽然糖尿病中最常见的是2型糖尿病,但对其发病原理却知之甚少。通常基础胰岛素水平在诊断时是正常或升高的。对葡萄糖反应的第一时相或早期时相胰岛素释放通常受损,并缺乏脉冲性胰岛素分泌,导致餐后血糖升高。其

他刺激餐后胰岛素分泌的促胰岛素样物质（如肠促胰岛素）的作用也改变[13]。渐渐的 β 细胞失去对血糖升高的反应能力，导致对血糖调节功能的逐步丧失。在严重高血糖的患者中，胰岛素分泌减少，且胰岛素抵抗加重（高糖毒性）。

大部分 2 型糖尿病患者均有组织对胰岛素反应下降的情况。超重或高血糖可能导致高胰岛素血症，接着可能引起靶组织或靶器官表面胰岛素受体数量的减少或下调。有证据显示肌肉对周围组织中葡萄糖吸收和利用的减少是胰岛素抵抗的主要部位，并导致餐后持续的高血糖。抵抗可能继发于细胞表面胰岛素受体数量的减少、胰岛素和受体亲和力下降或与受体结合后胰岛素信号转导或作用的减弱有关。胰岛素传导信号及其与受体结合后的作用减弱被称为受体后或结合后作用减弱，可能是发生胰岛素抵抗的主要部位。

2 型糖尿病患者还存在肝脏葡萄糖生成增加（糖原分解及糖异生）的情况，表现为空腹血糖或血液葡萄糖浓度的升高[12]。肝脏葡萄糖生成是空腹状态葡萄糖的主要来源。2 型糖尿病患者中，肝脏葡萄糖生成的改变同样会影响或造成餐后高血糖。胰高血糖素在低血糖时由胰岛 α 细胞分泌，刺激肝脏葡萄糖生成[14]，胰高血糖素的生成可被胰岛素抑制。在那些继发于 β 细胞功能障碍或衰竭的早期胰岛素反应缺陷或丧失的 2 型糖尿病患者中，胰高血糖素对碳水化合物摄取的应答改变。对于 2 型糖尿病患者，由于葡萄糖摄取降低和肝脏葡萄糖生成增多、高胰岛素血症及胰岛素抵抗造成的空腹及餐后高血糖，若未治疗会造成恶性循环，不断对组织及器官造成损伤。

2 型糖尿病患者通常可根据体重分类。肥胖患者占 2 型糖尿病患者人群的 80% 以上[12]。非肥胖的 2 型糖尿病患者占 2 型糖尿病患者人群的近 10%，通常存在腹部脂肪分布增多的情况。一般来讲，这组人群在儿童、青少年或青年（通常小于 25 岁）时期已发展为轻度糖尿病，他们的胰岛素对于血糖的反应性较差。这组人群包括青少年成年起病型糖尿病（maturity-onset diabetes of the young, MODY）。MODY 与家族史密切相关，提示它是常染色体显性遗传，根本的缺陷是异质性的，目前已发现不同染色体上多种位点的异常，常见的包括肝脏转录因子和葡萄糖激酶（β 细胞内的"葡萄糖感应器"）的缺陷。临床表现症状可轻可重，伴或不伴酮症。与 1 型糖尿病不同，此疾病一般较轻，饮食、口服药物或低剂量胰岛素即可控制。随着肥胖和 2 型糖尿病在儿童和青少年中发病率的增加，区分青少年 2 型糖尿病和肥胖的自身免疫性 1 型糖尿病显得更为重要[15]。

2 型糖尿病与多种疾病有关，包括血脂异常、高血压和早期动脉粥样硬化（图 53-2）。目前，代谢综合征（临床表现为高血压、空腹血糖升高及血脂异常）的提出都源于胰岛素抵抗本身和代偿性的高胰岛素血症[16]。命名这种三联征为独立的"综合征"的方式仍存在很大的争议，一部分原因是考虑到"代谢综合征"作为诊断的实用性不如高血压、空腹血糖升高及血脂异常[17]。代谢综合征在美国很普遍，20 岁及以上人群的发病率估计大于 34%，在 60~69 岁人群

中达高峰[18]。由于它与心血管事件高度关联，美国国家胆固醇教育计划（National Cholesterol Education Program, NCEP）制定了代谢综合征的诊断标准[19]。

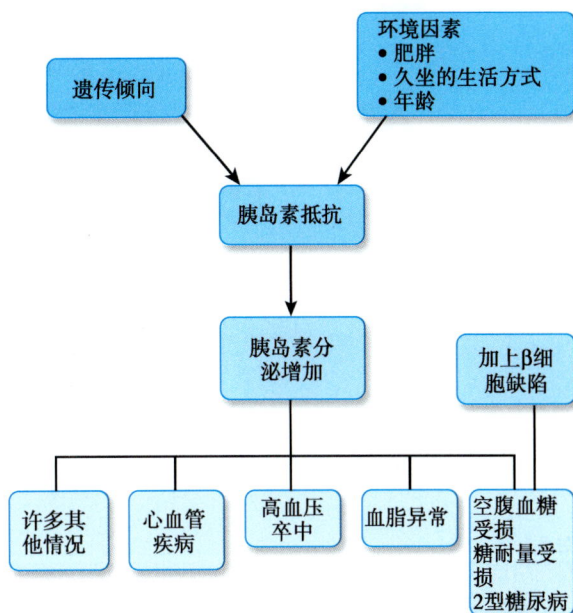

图 53-2 代谢综合征。遗传和环境因素（内脏型肥胖、久坐的生活方式、年龄）使某些人有胰岛素抵抗的倾向。为了对抗这种抵抗，胰腺分泌更多的胰岛素，造成了高胰岛素血症。发生胰岛素抵抗和高胰岛素血症的人通常都有一组疾病表现和生化异常：心血管疾病、高血压、血脂异常、高尿酸血症和 2 型糖尿病。只有那些 β 细胞有衰竭遗传倾向的个体会继续发展为糖耐量受损（IGT）、空腹血糖受损（IFG）和 2 型糖尿病。许多 2 型糖尿病患者在诊断时就已经发现心血管疾病的证据。在胰岛素抵抗或高胰岛素血症以及这些临床情况之间的因果关系还不是很明确。详见正文

并非所有代谢综合征的患者都进展为 IGT 或糖尿病，但那些最终发展为 IGT 或糖尿病的患者都可能存在着 β 细胞衰竭的遗传倾向。图 53-3 展示了糖尿病患者中典型的血脂异常模式及胰岛素抵抗如何影响正常的脂蛋白代谢。

临床表现

2 型糖尿病通常是在患者进行常规体检或当有其他不适时无意中诊断的。因为症状在发病时很轻微，患者极少会主诉乏力、多尿和多饮，但在临床检查过程中通常会承认这些症状。这些患者有足够浓度的胰岛素来防止脂肪分解，故除非遇到异常应激状态（如感染、外伤），通常无酮症病史。这些患者通常不会出现体重减轻，因为相对较高的内源性胰岛素水平会促进脂质合成。通常这些患者在诊断时就有明显的大血管疾病，诊断时出现微血管并发症说明未诊断的或亚临床糖尿病已存在 7~10 年之久。因为 2 型糖尿病患者在诊断时胰腺仍存在一定功能，起初的几年他们可以通过营养治疗、运动和口服降糖药来治疗。然而，许多人最终仍需要胰岛素来控制症状。

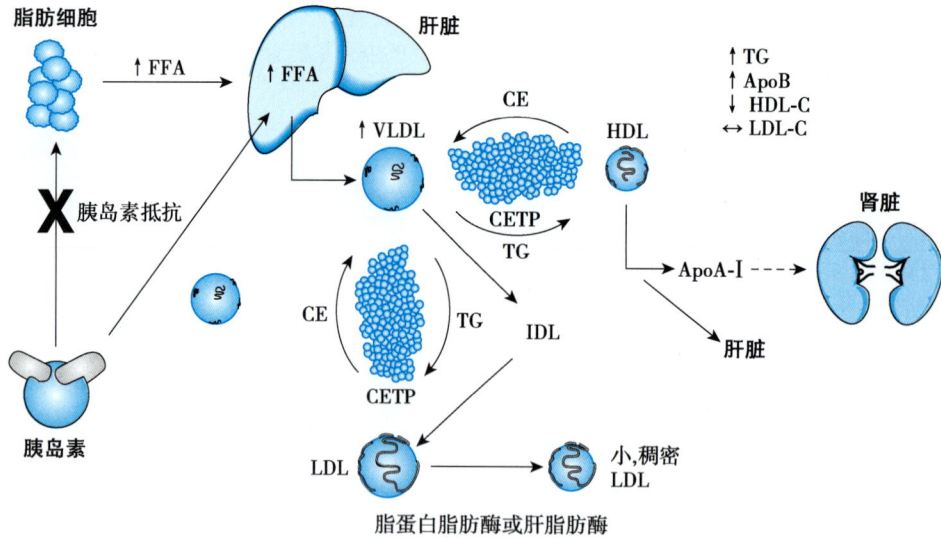

图 53-3　脂蛋白代谢的改变是胰岛素抵抗的直接后果,并且在发生明显的糖尿病前已经出现

筛查

ADA 建议没有危险因素的成年人应在 45 岁开始筛查[7]。如果检查结果正常,应每 3 年复查;若存在糖尿病前期,应每年复查。若存在超重(BMI≥25 或 35kg/m²)以及有 1 个或多个列在表 53-2 中的危险因素的成人,应在更年轻的时候进行更频繁的筛查。对糖尿病的筛查指标可选择较方便易行的空腹血糖或糖化血红蛋白。对于无症状的 10 岁儿童及 10 岁前青春期启动儿童,若存在超重(BMI 大于同年龄同性别 85th 百分位;体重相对于身高>85th 百分位;或体重相对于理想体重>120%)以及有两个或多个列在表 53-2 中的危险因素,应每两年筛查 1 次[7]。

表 53-2

2 型糖尿病的危险因素

成人	儿童[a]
超重(BMI≥25kg/m²,亚裔人群 BMI≥23kg/m²)	超重(BMI 大于同年龄同性别 85th 百分位;或体重相对于理想体重>120%)
糖尿病家族史(一级亲属)	糖尿病家族史(一级亲属或二级亲属)
缺乏锻炼	
种族易感性[b]	种族易感性[b]
曾经有空腹血糖受损、糖耐量异常或 HbA1c≥5.7%	
多囊卵巢综合征、妊娠糖尿病或巨大儿病史	母亲糖尿病史(包括妊娠糖尿病)
与胰岛素抵抗相关的临床情况,如严重的肥胖和黑棘皮病	胰岛素抵抗迹象(如黑棘皮病)
高血压(≥140/90mmHg 或抗高血压治疗中)	与胰岛素抵抗相关的临床情况,如高血压、血脂异常或多囊卵巢综合征
血脂异常	
HDL-C<35mg/dl(0.90mmol/L)	
甘油三酯>250mg/dl(2.82mmol/L)	
心血管疾病	

[a] 儿童:年龄小于 18 岁。
[b] 种族易感性包括非裔、拉丁裔美洲人以及美洲原住民、亚洲人或太平洋岛民的后裔。
HbA1c,糖化血红蛋白;BMI,体重指数;HDL-C,高密度脂蛋白胆固醇

妊娠期糖尿病

妊娠期糖尿病（gestational diabetes mellitus，GDM）在所有孕妇中的发生率约为 7%，它被定义为"妊娠期开始的或妊娠期发现的碳水化合物不耐受"[7,20]。糖尿病在妊娠期发病及持续的时间影响生产和围产期的结局（见第49章）。

诊断标准

表 53-3 分别列出了正常、糖尿病风险增加和糖尿病的空腹血浆葡萄糖、HbA1c 和口服葡萄糖耐量试验（oral glucose tolerance test，OGTT）数值范围[7]。美国糖尿病协会专家委员会修订了非孕期的任何年龄糖尿病诊断标准，以下任何一条成立即可诊断为糖尿病[7]：

表 53-3

正常和糖尿病的血浆葡萄糖水平［mg/dl（mmol/L）］及 HbA1c；正常和糖尿病的口服葡萄糖耐量试验中的血浆葡萄糖水平

	FPG	HbA1c	OGTT
正常	<100（5.6）	≤5.6%	<140（7.8）
糖尿病前期（如 IFG，IGT）	100～125（5.6～6.9）	≥5.7%～6.4%	140～199（7.8～11.0）
糖尿病（非孕期成年人）	≥126（7.0）	≥6.5%	≥200（11.1）

相对应的静脉全血葡萄糖浓度略低 12%～15%。餐后动脉血样值比静脉血样值高，因为葡萄糖还未从外周组织中转移走。毛细血管全血是静脉血和动脉血的混合。空腹水平和静脉全血相同。
HbA1c，糖化血红蛋白；FPG，空腹血糖；OGTT，口服葡萄糖耐量试验

1. HbA1c≥6.5%。检测应在实验室内进行，而不是床旁检测，检测方法应经过美国国家糖化血红蛋白标准化计划认证。
2. 空腹血糖≥126mg/dl（7.0mmol/L）。空腹指至少 8 小时未摄取热量。
3. 糖尿病典型的症状和体征（多尿、多饮、酮尿和不能解释的体重下降）且随机血糖≥200mg/dl（11.1mmol/L）。
4. 口服葡萄糖耐量试验（成人 75g 无水葡萄糖或儿童 1.75g/kg）2 小时后静脉血浆葡萄糖浓度 ≥ 200mg/dl（11.1mmol/L）。

明确诊断需重复检测，最好为同一检测。如果进行了 2 项不同的检测（如 FPG 和 HbA1c），2 项都超过诊断阈值，糖尿病诊断即成立；若只有 1 项检测结果超过了诊断切点，那么这项检测应重复。诊断都是基于已经认证过的检查结果[7]。

有时区分 1 型还是 2 型糖尿病有一定困难。一般如果患者小于 30 岁、偏瘦、有糖尿病的症状和体征伴空腹血糖

升高，1 型糖尿病可能性大。在非应激状态下表现为中度酮尿伴高血糖者也强烈支持 1 型糖尿病诊断，然而无酮尿并不能排除诊断。体内存在胰岛素或胰岛细胞自身抗体提示可能最终需要胰岛素治疗[11]。相对偏瘦的年龄较大的成年人，因口服降糖药物或小剂量胰岛素有效，最初被认为是 2 型糖尿病，但随后被诊断发现是 1 型糖尿病。此外，临床上发现越来越多的肥胖儿童和青少年患有 2 型糖尿病[21]。

若 HbA1c、FPG 或 OGTT 的结果介于正常值和可诊断糖尿病的数值之间时，通常认为处于糖尿病前期。IFG 和 IGT 两个学术名词不可互换，因为两者来源于不尽相同的生理过程。将表 53-3 中列出的分类应被解读为糖尿病风险逐渐增加的过程非常重要，而不应单纯关注糖尿病或糖尿病前期诊断切点。

许多因素影响葡萄糖耐量或使血糖升高，应在确立诊断前排除这些因素。如禁食时间小于 8 小时者 FPG 可能升高。患急性病（如心肌梗死）过程中或病愈短时间内，或正在服用糖皮质激素（如泼尼松、地塞米松）的患者，由于高浓度的激素导致血糖升高，进行葡萄糖耐量试验可能引起误诊，这些个体的葡萄糖耐量通常可回到正常。

慢性并发症

虽然糖尿病患者会出现急性高血糖危象，但主要是慢性并发症影响糖尿病患者的发病率和死亡率。并发症主要分为大血管病变和微血管病变。葡萄糖的毒性作用对微血管病变（视网膜病变、肾脏病变和神经病变）的发生和发展影响较大，因为这些组织的细胞对血糖升高具有特异敏感性[22]。糖尿病成为美国成人新发失明和肾脏衰竭的主要原因[1]。约 60%～70% 的糖尿病患者也有外周或自主神经系统病变表现。严重的周围神经病变再加上免疫功能异常可能是造成糖尿病患者下肢截肢率高的原因[1,23]。最后，血糖控制差会促进牙齿和口腔并发症，也会增加妊娠期母亲和胎儿发生并发症的风险[24,25]。大血管并发症在病因学方面是多因素的，较少依赖于血糖的升高。糖尿病本身就是一个众所周知的大血管疾病（周围血管疾病、心血管疾病、卒中）的危险因素。与非糖尿病患者群相比，糖尿病患者发生心肌梗死和心血管疾病死亡的风险增加了 3～4 倍[26]。胰岛素抵抗和因此导致的高胰岛素血症促进高血压、血脂异常和血小板高反应性的发展，以上这些又会增加糖尿病患者心血管疾病的风险[27]。因此，尽管严格的血糖管控（HbA1c<7.0%）会明显地降低微血管病变的风险，它与大血管疾病的关系仍存在较多争议。

血糖控制与微血管病变和大血管病变的关系

流行病学研究已证实血糖控制和心血管事件间的关系，但近几年的随机试验表明，与标准血糖控制相比，严格的血糖控制未能获益，这强调了大血管病变的多因素性[28]。然而，随机临床试验已充分证实微血管疾病与血糖

控制之间存在明确的相关性。糖尿病控制与并发症研究（the Diabetes Control and Complications Trial, DCCT）和开放式随诊试验,糖尿病干预和并发症流行病学研究（Epidemiology of Diabetes Interventions and Complications, DCCT-EDIC）的结果证明了强化血糖控制可在微血管终点事件方面获益[29,30]。DCCT 中,强化治疗组（HbA1c 7.1%,对照常规组 9.0%）可使有临床意义的视网膜病变、肾脏病变和神经病变的发生风险降低近 60%。EDIC 为 DCCT 的进一步开放式随诊研究。尽管最初强化治疗组和常规治疗组在试验后期的血糖控制水平趋向同一水平,最初强化治疗组的患者显示出的微血管并发症风险持续性较低[30,31]。EDIC 研究还证实,最初入组 DCCT 强化治疗组的患者心血管并发症的发生率显著降低[32]。胰岛素强化治疗（这里称为生理性胰岛素治疗或基础-餐时胰岛素治疗）的血糖控制目标见表 53-4。英国前瞻性糖尿病研究（United Kingdom Prospective Diabetes Study, UKPDS）也证明了严格控制血糖对 2 型糖尿病患者在微血管并发症方面的持续性获益（见案例 53-11,问题 2）[33]。

表 53-4

生理性(基础-餐时)胰岛素治疗目标[a]

监测参数	成人(mg/dl)(mmol/L)	学龄儿童(6~12岁)(mg/dl)(mmol/L)	青少年和青年(13~29岁)(mg/dl)(mmol/L)	妊娠期(mg/dl)(mmol/L)
餐前	80~130(4.44~7.24)	90~130(5.01~7.24)	90~130(5.01~7.24)	60~99(3.34~5.52)
2h 餐后血浆葡萄糖	<180(10.03)	不推荐常规监测	不推荐常规监测	100~129(5.57~7.19)
睡前/夜间(2~4AM)血浆葡萄糖	>70(3.90)	90~150(5.01~8.36)	90~150(5.01~8.36)	60~99(3.34~5.52)
HbA1c[a]	<7.0%[b]	<7.5%[c]	<7.5%[c]	<6%
尿酮体[d]	无或极少	无或极少	无或极少	极少

见案例 53-2 问题 2 和案例 53-4 问题 2 中的讨论。基础-餐时胰岛素治疗是糖尿病管理中的一个完整的治疗计划,需要团队工作。

[a] HbA1c,糖化血红蛋白,参考 DCCT 研究的结果,定义非糖尿病的范围为 4%~6%。

[b] 可接受的值应个体化,既可以通过控制达到又不会过度严格增加低血糖风险。这些结果与 DCCT 研究中达到的结果接近。ADA 建议对于糖尿病病程较短、预期寿命较长、无明确心血管疾病的患者可考虑较低的目标值(如<6%),对于无症状性低血糖、严重低血糖病史、反向调节障碍、大血管或微血管并发症晚期或其他并发症的患者(见表 53-10),较宽松的目标值可能更加合适。

[c] 如果可达到且不产生过多低血糖风险,更低的目标值(<7%)是合理的。

[d] 不适用于 2 型糖尿病患者。

改编自 American Diabetes Association. Standards of medical care in diabetes—2015. Diabetes Care. 2015;38(Suppl 1);S5;American Diabetes Association. Preconception care of women with diabetes. *Diabetes Care*. 2004;27(Suppl 1);S76;Kitzmiller JL et al. Managing preexisting diabetes for pregnancy;summary of evidence and consensus recommendations for care. *Diabetes Care*. 2008;31;1060;The Diabetes Control and Complications Trial Research Group. The effect of intensive treatment of diabetes on the development and progression of long-term complications in insulin-dependent diabetes mellitus. The Diabetes Control and Complications Trial Research Group. *N Engl J Med*. 1993;329;977.

血糖控制与大血管疾病间的关系一直不清晰。无血脂异常和高血压的 1 型糖尿病患者出现早发动脉粥样硬化的证据引发人们关于高血糖本身影响大血管疾病的发生或进展的争论[34]。UKPDS 最早报告了严格控制血糖对 2 型糖尿病心血管并发症的获益[35]。尽管微血管并发症方面的获益是明确的,研究中发现致命性或非致命性心肌梗死和猝死的相对危险降低了 21%,但无统计学意义（P=0.052）。尽管如此,10 年的随访研究发现,心肌梗死的危险率降低了 15%（P=0.01）[33],随访 17 年的 DCCT-EDIC 研究也发现了类似的大血管获益[32]。因此,虽然血糖控制可以使大血管疾病获益,但需要超过 10 年的时间来看到获益。降低糖尿病患者大血管病变危险需要更综合的管理策略而不仅仅是血糖控制。STENO-2 试验是一项针对 2 型糖尿病的多危险因素管控研究,该研究发现同时适度控制高血压、血脂异常和高血糖可以使大血管事件显著降低 53%[36]。ADA 强调应综合管控所有主要心血管疾病的危险因素,因为其对于降低大血管疾病危险十分重要[37]。成人糖尿病代谢目标值见表 53-5[38,39]。

表 53-5

ADA 关于成人糖尿病的代谢目标[7]

血糖目标	
HbA1c	<7.0%(正常 4%~6%)[a]
餐前血浆葡萄糖	80~130mg/dl(4.4~7.2mmol/L)[b]
餐后血浆葡萄糖	<180mg/dl(<10.0mmol/L)[c]
血压	<140/90mmHg
血脂	参考第 8 章

目标值必须个体化,进一步讨论见案例 53-2(问题 2)、案例 53-14(问题 2)和案例 53-24(问题 1~4)[7]。

[a] 特定的人群可考虑更严格的目标值(如<6%),美国临床内分泌医师协会(American Association of Clinical Endocrinologists, AACE)/美国内分泌学会(American College of Endocrinology, ACE)建议 HbA1c 目标值≤6.5%[39]。

[b] AACE 建议空腹血糖目标值<110mg/dl(<6.1mmol/L)[39]。

[c] AACE/ACE 建议目标值<140mg/dl(<7.8mmol/L)[39]。

HbA1c,糖化血红蛋白

3 项在 2008 年及 2009 年发表的研究提出有关 2 型糖尿病患者严格血糖控制的新问题。控制糖尿病患者心血管风险行动的临床试验（Action to Control Cardiovascular Risk in Diabetes，ACCORD）中，与标准治疗组（HbA1c 达到 7.5%）相比，强化治疗组（HbA1c 达到 6.4%）的死亡率却更高[40]。ACCORD 研究是一项美国国家心肺血液研究所的研究，纳入了超过 10 000 名已知心脏疾病或存在多个心血管危险因素的 2 型糖尿病患者。平均治疗周期 4 年中，强化治疗组（257 例死亡）的死亡率比标准治疗组（203 例死亡）高 3 人/（1 000 人·年）。较高的死亡率并非由特定的药物或严重低血糖造成[41]。第 2 项研究，糖尿病和心血管病的行动控制评估（the Action in Diabetes and Vascular Disease a Controlled Evaluation，ADVANCE）是一项超过 11 000 名患者的更大型的研究，与 ACCORD 研究的结果截然不同，强化血糖管理组的心血管死亡率和全因死亡率显著下降（糖化血红蛋白 6.3% vs 7.0%）[42]。最后，退伍军人糖尿病研究（Veterans Affairs Diabetes Trial，VADT）纳入了近 2 000 名患者，一级终点事件（大血管事件）相对危险度减少了 12%，但全因死亡率增加了 7%（死亡人数 95 例 vs 102 例），两者均无统计性差异[43]。在对 VADT 试验进行了大约 10 年的随访后，研究发现心血管事件每 116 人每年减少 1 例，而死亡率却没有降低。本研究强化治疗组平均 HbA1c 为 6.9%，而不是 <6.5%[44]。面对这些新的数据，ADA 联合美国心脏协会（American Heart Association，AHA）美国心脏病学会（American College of Cardiology，ACC）于 2009 年发表立场声明[45]，尽管承认 ACCORD 研究的结果，但以上 3 项研究中持续降低的大血管事件趋势是鼓舞人心的。该立场声明（同时也是 ADA 在 2015 年指南中的官方立场）表明，虽然强化血糖控制未改善大血管结局，考虑其微血管获益和未增加危害，因此将 HbA1c 目标值设定于 7% 以下是合理的[38]。然而，ADA 也指出 HbA1c 的目标值需有个体化调整的空间，与 HbA1c 7%~8% 相比，控制小于 7% 的大血管获益有限。2 型糖尿病合并心血管疾病或多种心血管疾病危险因素的患者，应与医师讨论来共同制定治疗目标，将目标值放宽松可能更合适，特别是针对那些达到 7% 以下有困难的患者[38]。

1 型和 2 型糖尿病的预防

在出现明显临床症状的几年前，1 型糖尿病隐匿的致病过程就已经开始了，因此研究者将注意力集中在改变疾病的自然病程的策略上（见图 53-1）。1 型糖尿病患者的一级亲属中有较高的危险发展为糖尿病，许多年来通过特异的免疫标记物可识别这些人群[11]。研究者试图在糖尿病前期（一级预防）或胰岛素抗体产生之后（二级预防）进行免疫干预。在 1 型糖尿病诊断之后的免疫治疗试验大多为三级预防。结果均不太理想，但可作为未来研究的方向。疫苗作为一级预防以及免疫调节剂作为二级预防将会继续作为研究领域[46]。糖尿病预防计划研究组（Diabetes Prevention Program Research Group）对 3 234 名糖尿病高风险人群进行了研究，以确定生活方式干预或二甲双胍（850mg 口

服，每日 2 次）是否能预防或延缓 2 型糖尿病的发生[47]。3 年后，相对于观察组，糖尿病的发病率在生活方式干预组和二甲双胍组分别降低了 58% 和 31%。而对糖尿病的 10 年发病率随访中，生活方式干预组（降低 34%）与二甲双胍组（降低 18%）持续低于观察组[48]。其他研究也证明了生活方式干预与其他药物（阿卡波糖，奥利司他，不同的噻唑烷二酮类降糖药）的应用在预防 2 型糖尿病中的价值，但最有力的证据是应用二甲双胍[49]。然而，终身药物治疗本身也有风险和并发症。目前对于糖尿病前期的治疗建议包括生活方式调整（减重 5%~10% 和每周 150 分钟中等强度体力活动）[50]。二甲双胍尽管效果弱于对生活方式的干预，但仍可考虑用于高风险人群[49]。

案例 53-1

问题 1：R. P. 43 岁非洲裔美国妇女，到保健门诊进行入职前的常规体检。她既往有明确的妊娠糖尿病史，2 次妊娠过程中（最后一个孩子 3 年前出生）被告知处于"糖尿病临界"，每次均于生产后恢复正常。有明确的 2 型糖尿病（母亲、外祖母及堂姐患有糖尿病）、高血压和心血管疾病家族史。否认吸烟饮酒史。她自诉尝试每周步行 2 次，每次 15 分钟。体格检查提示明确的中度向心性肥胖（身高 163cm，体重 72.6kg，BMI 30.2kg/m²），血压 145/85mmHg。R. P. 否认多食、多尿或嗜睡症状，电子病历记录她有高血压，2 个月前检测的 FPG 119mg/dl（6.6mmol/L）。R. P. 的哪些病史和检查特征提示她发展为 2 型糖尿病的风险较高？

提示 R. P. 进展为 2 型糖尿病风险较高的病史特征包括年龄、种族、体重、糖尿病家族史、妊娠糖尿病史和 IFG。此外，2 型糖尿病还常与其他疾病相关，如高血压。R. P. 的高血压控制不佳，有高血压及心血管疾病家族史，这些因素提示她可能有胰岛素抵抗的倾向，进一步增加进展为 2 型糖尿病的风险。

案例 53-1，问题 2：医师给 R. P. 开具了 HbA1c 检查，结果为 6.1%。这次 R. P. 应如何管理？

HbA1c 和 FPG 的数值均处于糖尿病早期的范围，医师应充分教育 R. P.，告知她进展为 2 型糖尿病的风险。医师与其他保健医师共同努力，鼓励和教育 R. P. 如何进行生活方式的调整（营养治疗、体育锻炼），帮助她减重，改善心血管健康，降低她进展为 2 型糖尿病的风险。应建议她在未来的 6~12 个月内的目标为体重减轻 5%~10%，增加中等强度锻炼，每周至少 150 分钟。应进行高血压管理。此时不建议她使用药物（如二甲双胍）来防止进展为 2 型糖尿病。

治疗

糖尿病治疗主要由三部分组成：饮食、药物［胰岛素

和降糖药(口服和注射)]和锻炼。三者相互联系,缺一不可。

营养治疗

原理

营养治疗在糖尿病治疗中起着非常重要的作用[50,51]。然而患者对饮食计划的接受度及依从性较差,但是修订后的循证建议比以前的方法更加灵活,为提高营养治疗的有效性提供了新的机会。

营养治疗方案的设计用来帮助患者达到更适当的代谢和生理目标(如血糖、血脂、血压、蛋白尿、体重),选择健康的食物,同时考虑到个人和文化的偏好。通过适当强度和形式的体育运动达到更健康的状态也是营养计划的一部分。

营养治疗与 1 型糖尿病

对于使用固定胰岛素方案的 1 型糖尿病患者,需要设计饮食计划,来匹配餐时外源性胰岛素达到峰值时所需的足够的碳水化合物。规律的正餐及零食应该确保一致的碳水化合物数量以预防低血糖反应。幸运的是新型胰岛素和胰岛素类似物为食物摄入时间和摄入量方面提供了更多的灵活性。已被教会如何计算碳水化合物含量的患者可注射适合饮食摄入量的速效或短效胰岛素的剂量。综合考虑食物摄入、运动和胰岛素剂量十分关键,在接下来的病例中我们将进行深入的讨论。

营养治疗与 2 型糖尿病

对于 2 型糖尿病患者,饮食计划强调控制正常的血糖、血脂及维持正常的血压同样重要,以便能够预防或降低心血管疾病发病率。减重可降低胰岛素抵抗和改善血糖控制,但包含低热量饮食的传统饮食策略对长期的减重没有明显的效果。通过改变生活方式、体育锻炼和适当减少饮食中热量和脂肪的方法可达到持续减重的目的[50,51]。

特殊的营养成分

营养治疗在糖尿病管理中占有相当重要的地位。关于营养治疗原理方面更深入的讨论,请读者参见其他专业书籍[51-53]。少部分关键的原理会在下文中简述,因为它们通常被错误的理解。

碳水化合物和人造甜味剂

碳水化合物包括糖(蔗糖)、淀粉和纤维素,被无限制地加入糖尿病患者的饮食中。事实上,一餐中碳水化合物的含量是决定餐前胰岛素剂量的主要因素,通常用来确定餐前胰岛素剂量。此外,使用固定剂量胰岛素或是口服降糖药(如磺脲类)的患者必须保持进食一致量的碳水化合物来避免低血糖。由于等热量的蔗糖和淀粉升高相同程度的血糖,因此蔗糖可替换部分碳水化合物的摄入,并与其他健康饮食相结合。

像对普通人群一样,同样推荐糖尿病患者进食富含纤维素的全麦谷物、水果和蔬菜。但没有数据显示大量进食该类食物可以带来代谢方面(如血糖、血脂水平)的获益。非营养性甜味剂(糖精、阿斯巴甜、纽甜、安赛蜜、三氯蔗糖)和糖醇已经 FDA 严格审查确定对糖尿病患者的安全性,同时也被证实批准的每日摄入量是安全的。果糖和低热型甜味剂(糖醇)对餐后血糖的影响比蔗糖、葡萄糖和淀粉小。摄入糖醇(如山梨醇、甘露醇、乳糖醇、木糖醇和麦芽糖醇)时,建议从碳水化合物总量中减去一半重量的糖醇,因为它们对血糖的影响较小。需要提醒患者的是,甜味剂在食品营养表上标注为"饮食的"或"无糖",它们同样增加碳水化合物的量且提供大量的热量(2cal/g)。另外,过量摄入含有山梨醇的食物(如 30~50g/d)会引起渗透性腹泻,含果糖的食物摄入过多会升高总胆固醇及低密度脂蛋白水平。

计算碳水化合物

当教患者如何计算饮食中碳水化合物的克数时,将用到下列公式:1 份碳水化合物交换份=1 份淀粉类食物或 1 份水果或 1 份乳制品 = 15g 碳水化合物。患者的胰岛素与碳水化合物的比例随时间和每日的变化而变化,一般初始的比例是 1U 胰岛素/15g 碳水化合物。

脂肪

心血管疾病是引起糖尿病患者发病和死亡的主要原因。因此,饱和脂肪提供的热量应限制在总热量的 7% 以下,反式脂肪的摄入量更应最小化。推荐糖尿病患者每日胆固醇的摄入量应小于 200mg,建议每周摄入不少于 2 份的鱼肉来提供 n-3 多不饱和脂肪和 Ω-3 脂肪酸[50,51]。

蛋白质

对于肾功能正常的糖尿病患者,目前无充分的证据支持需要特殊的膳食蛋白质。在美国,一般每日摄入热量的 15%~20% 来自动物和植物中的蛋白质,对于妊娠、哺乳及老年人来说可能需要更多。肾脏病变早期应低蛋白饮食,认为每日 0.8~1g/kg 足够严格;对于晚期肾脏病变患者,建议每日摄入蛋白质 0.8g/kg。不建议采用长期高蛋白饮食的方法减重,因为尚不明确其对肾功能的影响[50,51]。

钠盐

ADA 建议血压正常及高血压人群钠摄入量小于 2 300mg/d,对于糖尿病及症状性心力衰竭患者,钠的摄入量应进一步控制在小于 2 000mg/d 来控制症状。对于其他患者,ADA 未对钠摄入进行特殊限制,建议根据对盐的敏感性和同时存在的疾病如高血压、肾脏病变,制定个体化摄入量[50,51]。

酒精

ADA 建议男性饮酒小于每日 2 份含酒精饮料,女性小于每日 1 份含酒精饮料。1 份含酒精饮料相当于 12 盎司(约 355ml)啤酒、5 盎司(约 147ml)葡萄酒或 1.5 盎司(约 44ml)烈性酒(每种含有约 15g 碳水化合物)。然而,酒的热量必须计算(1 份酒精饮料 = 2 份脂肪交换量),且应与食物一起食用,以减少它的低血糖作用。对于糖尿病患者群,少到中量(每日 1~2 份)的酒精摄入可降低心血管疾病风险。警示:晚上饮酒可能增加夜间和空腹低血糖的风险,特别在 1 型糖尿病患者群中[51]。

运动

运动在糖尿病治疗中有很重要的作用,尤其对于 2 型糖尿病,因为对于有糖尿病遗传倾向的个体,肥胖和缺乏锻炼促进了葡萄糖不耐受。规律锻炼的益处在于:降低胆固醇水平、升高 HDL-C、降血压,增加减重饮食可减少胰岛素或口服降糖药的需要量、增加胰岛素敏感性、通过减轻压力来改善心理健康。运动增加葡萄糖利用,葡萄糖开始由肌肉中糖原分解产生,随后由肝脏糖原分解和糖异生产生。这些反应由去甲肾上腺素、肾上腺素、生长激素、皮质激素和胰高血糖素介导,同时伴随胰岛素分泌的抑制。对于使用胰岛素的患者,运动所引起的不同的血糖情况,取决于血糖控制的程度、近期给予的速效胰岛素的量及食物摄入量。使用胰岛素的患者在运动时,必须配合增加食物摄入量、延迟胰岛素给药时间、减少胰岛素剂量或综合这些措施来减少低血糖的发生[50,51,54,55]。

在 2 型糖尿病患者中,运动通常使血浆葡萄糖浓度下降,而出现症状性低血糖并不常见。糖尿病患者为心血管疾病易感人群,运动带来的血管获益在这类人群中尤其重要。一般来说,建议起始目标每周 150 分钟中等强度运动(较静息心率增加 20%~40%),最终目标为达到年龄校正最大心率的 50%~70%[50]。

阻力运动可改善胰岛素敏感性,因此,鼓励无禁忌证的 2 型糖尿病患者进行每周 3 次的阻力训练。存在特殊疾病状态(例如冠心病、严重周围神经病变或足部损伤、视网膜病变晚期可能发生视网膜脱离)而不能进行一些特殊类型锻炼的患者应在制订运动计划前仔细评估。

药物治疗

胰岛素和饮食治疗对 1 型糖尿病患者的生存至关重要,对于单用饮食或加用口服降糖药症状仍不能控制的 2 型糖尿病患者,胰岛素在治疗中也起到主要作用。2 型糖尿病患者并发其他疾病或在应激(如手术、妊娠)状态下,也需要胰岛素治疗。2 型糖尿病患者首先需要通过饮食和运动控制,症状仍不能很好控制的情况下可考虑加用口服降糖药(但二甲双胍例外)。这些降糖药的临床应用及相关不良反应会在之后的章节中讨论。

治疗的总体目标

糖尿病管理的总体目标是防止急慢性并发症。应定期检测 HbA1c 和规律测定空腹、餐前及餐后血糖来评估治疗。大部分内分泌医师认同以下的治疗总体目标:

1. 几项有重大意义的干预性治疗。1 型和 2 型糖尿病随机前瞻性试验都明确证实,降低高血糖能够明显减少微血管并发症,在 UKPDS 及 DCCT 随诊研究中同时发现大血管并发症也显著下降。血糖目标值在频繁、严重低血糖,低血糖意识障碍(见案例 53-8,问题 1~3 和案例 53-9)或心血管疾病的患者中可能需要进行调整。除此之外,明确的肾功能不全、增殖性视网膜病变、严重神经病变及其他晚期并发症可能不会通过严格控制血糖而改善。表 53-5 为 ADA 的糖尿病血糖控制目标[38],美国临床内分泌医师协会/美国内分泌学会的血糖控制目标也在其中[39]。在本章我们选择讨论 ADA 指南。

2. 尽量使患者摆脱高血糖相关症状(多尿、多饮、体重下降、乏力、反复感染、酮症酸中毒)或低血糖相关症状(饥饿、焦虑、心悸、大汗)。

3. 确保儿童正常的生长发育。不推荐对于任何年龄组 HbA1c<7.5% 的患儿进行强化治疗。血糖目标可以个体化,在低血糖风险最小化的情况下,也可以将目标定为 HbA1c<7%(见案例 53-4,问题 2 和 3)。

4. 消除或最小化所有其他心血管危险因素(肥胖、高血压、吸烟、高脂血症,见表 53-5 中血压和血脂的目标值)。

5. 通过加强宣教使患者整合到治疗团队中。患者对疾病的认识和理解对结局有积极的影响(见表 53-14)。

监测血糖控制的方法

除了监测高血糖、低血糖和糖尿病慢性并发症相关的症状和体征,对代谢控制进行性评估也是糖尿病管理中不可缺少的部分。理想情况下,应根据自我血糖监测(self-monitoring of blood glucose,SMBG)结果结合急性和慢性高血糖的实验室检查,来评价和调整糖尿病的治疗[38,56]。SMBG 和 HbA1c 水平一直以来都是评估血糖控制情况的 2 项主要方法。连续葡萄糖监测(continuous glucose monitoring,CGM)也适用于糖尿病患者,CGM 在此简单介绍,是因为目前推荐此方法可考虑与 SMBG 联合使用,仅适用于 1 型糖尿病患者,特别是针对无症状性低血糖[38,56]。

酮体检查

推荐妊娠及 1 型糖尿病患者进行酮体检查。血糖持续大于 300mg/dl(16.7mmol/L)或急性疾病期间时需要评估尿酮体(乙酰乙酸)[56]。此外,可使用一些可测定血 β 酮体的血糖仪(如 precision Xtra 有一种试纸可以用于测定 β 羟丁酸)。显著的胰岛素缺乏造成的持续高血糖,相继引起脂肪分解和酮症酸中毒。试验阳性提示可能即将发生或已经存在的酮症酸中毒,但还需要更多的诊断依据。推荐妊娠及有酮症酸中毒症状者也进行该项检查。尽管一般情况下尿中不含酮体，但它可出现在那些极低热量饮食的人及妊娠妇女的晨尿中。参见本章关于"患病时处理"及"酮症酸中毒"部分（见案例53-7和案例53-13）。

血浆葡萄糖

FPG浓度可用来评估空腹状态下糖尿病控制的情况，因为此时葡萄糖可再生能力最强。FPG浓度一般可反映肝脏输出葡萄糖的情况，因为这是吸收后阶段葡萄糖的主要来源。FPG是患者自测血糖最常用的方法。当空腹血糖正常，或是需要评价食物或药物（如速效胰岛素、格列奈类）对进餐相关血糖影响时，应采用餐后（进食开始后1~2小时）血糖水平评估血糖控制情况。在非糖尿病个体中，餐后2小时葡萄糖浓度一般小于140mg/dl（7.8mmol/L），餐后2小时浓度主要反映周围组织对胰岛素介导的葡萄糖摄取的有效性。

由于葡萄糖浓度受多种因素（如饮食、药物、应激）影响，所以一个时间点的血糖测定不能评估患者整体的血糖控制情况。大部分实验室会测血浆而不是全血的葡萄糖浓度，因为这些数值不会受红细胞压积影响。全血葡萄糖浓度比血浆葡萄糖浓度低约10%~15%，因为葡萄糖不分布于红细胞中。

自我血糖监测

通过SMBG可实现餐前和餐后血糖达到正常的目标。患者和他们的医师可以通过SMBG直接对药物剂量调整、饮食、运动和疾病对血糖的影响进行评估。随着技术进步、费用降低和医保计划的覆盖，SMBG成为所有糖尿病患者每日监测的选择。然而，SMBG对于非医保患者来说仍然是昂贵的，且是侵入性的检查，对于缺乏操作技能的患者来说可能存在一定困难。而且，为了实现SMBG的最大效益，医师和患者都必须愿意花时间分析得到的数据，并调整治疗方案，以改善血糖控制。SMBG的频率和时间应由个人的需要和目标来决定。案例53-2中问题9和10会讨论对SMBG检测材料的选择和应用。以下这些患者进行SMBG是极其有价值的：

- 1型糖尿病患者：经常进行血糖监测，帮助患者将饮食、运动和胰岛素剂量与血糖相联系。这种即刻的反馈使患者增强调控意识，从而改善血糖控制。
- 妊娠患者：新生儿的患病率和死亡率与母亲的整体血糖控制有关。通过SMBG，患糖尿病的母亲在妊娠前和妊娠过程中可以调整血糖至正常范围，增加了分娩健康婴儿的机会。
- 难识别的低血糖患者：随着时间的推移，糖尿病患者对低血糖的反向调节反应变迟缓，从而使低血糖症状不明显甚至消失。这就是常提到的无症状性低血糖。在这些个体中进行SMBG来检出无症状性低血糖十分重要。另外，急性焦虑发作或快速的血糖下降引起的症状体征与真正的低血糖反应相似，这通过指尖血糖检测很容易

区分。
- 使用生理性胰岛素治疗（如基础-餐时）的患者：每日多次胰岛素或使用胰岛素泵的患者应采用SMBG来评价胰岛素和饮食计划的效果，并检出低血糖或高血糖反应（见案例53-2，问题10）。了解餐前、餐后、睡前和夜间（如凌晨2点）血糖浓度对决定餐前和基础胰岛素用量至关重要。
- 使用会导致低血糖的药物的2型糖尿病患者：使用格列奈类、磺酰脲类或胰岛素治疗的患者在出现低血糖相关症状时应知道如何实施SMBG来检出低血糖。
- 进行糖尿病自我管理的2型糖尿病患者：即使使用非胰岛素治疗的个体也可从SMBG中获益，评价食物、运动和降糖药对血糖的影响。

连续葡萄糖监测

与SMBG类似，CGM提供葡萄糖浓度的实时信息。然而，不同的是CGM连续自动检测葡萄糖浓度（皮下组织液葡萄糖浓度）。CGM系统使用插入皮肤的电化学传感器，传感器探针的长度随传感器在皮肤中的停留时间（3~7日）而变化。感应器将信号传送给接收器（有线或无线），每1~5分钟记录显示数据。感应器需要有个初始化期且需要精确校正，校正通过血糖检测仪完成。组织液葡萄糖水平较血浆葡萄糖水平存在8~18分钟的延迟，取决于葡萄糖的变化率[38,57]。因此，如果一个人的血糖偏低或有降低的趋势，需要进行SMBG。CGM系统在血糖超过高限或低限时可报警，夜间可检测到低血糖并报警是使用CGM的一大优势。另外一个关键特性是可以跟踪血糖水平的变化趋势和程度，但任何急性治疗跟踪结果仍然需要SMBG。小型短期研究已证实其可改善成人及儿童1型糖尿病患者的HbA1c（降低0.3%~0.6%）[38]。然而，同SMBG一样，使用CGM需要有人积极地对血糖监测值作出评估和反应从而影响HbA1c。

糖化血红蛋白

糖化血红蛋白或HbA1c，已成为评估慢性高血糖状态的金标准，也是预测慢性并发症的临床标志物，尤其是微血管并发症。由于HbA1c是糖化血红蛋白的主要组成部分，且很少受到最近血糖波动的影响，因此最常用于检测。HbA1c检测的是血红蛋白A中β链氨基N末端被不可逆糖基化的比例，血浆葡萄糖水平和红细胞寿命（约120日）决定其数值。因此通过HbA1c可以了解过去2~3个月内血糖控制的情况。无糖尿病者HbA1c占血红蛋白的4%~6%，而糖尿病患者的数值可能为正常值的3倍[58]。

HbA1c与平均血糖间的换算公式：$28.7 \times HbA1c - 46.7 = eAG$（估算的平均血糖，estimated average glucose）。另一个与该公式计算结果接近但易于临床工作者使用的公式为（HbA1c-2）×30。目前ADA推荐同时报告eAG（mg/dl或mmol/L）和HbA1c。eAG计算器可在网页上查询（http://diabetes.org/professional/eAG），下表列出HbA1c与eAG的转换关系[59]。

HbA1c(%)	估算的平均血浆葡萄糖(mg/dl)	(mmol/L)
6	126	7.0
7	154	8.6
8	183	10.2
9	212	11.8
10	240	13.3
11	269	14.9
12	298	16.6

血红蛋白病,如镰状细胞性血红蛋白、尿毒症中化学修饰(氨甲酰化)的血红蛋白,或高剂量阿司匹林导致的乙酰化血红蛋白,可能影响 HbA1c 数值(升高或降低取决于分析方法),误导血糖控制的方案调整。红细胞寿命的改变,如溶血性贫血和急性失血,会使 HbA1c 测定值偏低,同样,近期输血、使用静脉补铁或慢性肾病患者使用促红细胞生成素也会使 HbA1c 测定值偏低,这些患者可考虑测定糖化白蛋白(果糖胺)。抗氧化物如维生素 C 和维生素 E 也可干扰糖化过程[7,38,60,61]。

测定 HbA1c 无需患者做特殊准备(如空腹),且不受胰岛素剂量、运动或饮食的突然改变的影响。HbA1c 的值可用于评估糖尿病患者血糖控制的整体情况,或诊断糖尿病及糖尿病前期[62]。标准化的 HbA1c 值可提示是否达到正常血糖。然而 HbA1c 不能代替每日监测的血糖浓度,因为它不能评估血糖的急性变化,这些数值可指导调整饮食方案和药物剂量。有时,HbA1c 用于验证血糖控制情况的临床印象和患者依从性。未达到治疗目标的患者应每 3 个月检测 1 次 HbA1c,稳定的达标患者至少每半年 1 次。

糖化血清蛋白、糖化血清白蛋白和果糖胺

测定糖化血清蛋白反映了糖基化的各种血清蛋白的程度,包括糖化血清白蛋白[56]。测定果糖胺(正常为 2~2.8mmol/L)是应用最广泛的测定糖化血清蛋白的方法之一。由于白蛋白的半衰期接近 14~20 日,所以果糖胺反映较 HbA1c 短的时间内(1~2 周)血糖控制的情况。尽管果糖胺与 HbA1c 数值之间有很好的相关性,但 ADA 并不认为它与 HbA1c 有相同的价值。果糖胺可作为 HbA1c 的辅助手段,用来了解短期内患者病情的改善或恶化(如使用胰岛素治疗的患者进行多次剂量调整;孕期的 2 型糖尿病患者或妊娠糖尿病患者),或是 HbA1c 检测的结果不准确的时候(如溶血性贫血的患者)。

胰岛素

胰岛素是胰腺 β 细胞受到葡萄糖或其他刺激物(如氨基酸、游离脂肪酸、胃泌素、副交感神经刺激、β 肾上腺素能刺激)刺激时分泌的一种激素[63,64]。这种激素由两条多肽链(A 链有 21 个氨基酸,B 链有 30 个氨基酸)组成,并由两个二硫键连接起来。胰岛素原是胰岛素的前体,是一条单链,由 86 个氨基酸组成的多肽链,在 β 细胞内的高尔基体内加工,然后分泌至液泡中[63],之后连接部分或 C 肽与胰岛素原分离,可产生等摩尔量的胰岛素和 C 肽。胰岛素和 C 肽共同释放,如此,测定 C 肽的水平就能够提示生成的内源性胰岛素水平和 β 细胞的功能。胰岛素对 β 细胞破坏的 1 型糖尿病患者的生存至关重要。对于 2 型糖尿病患者,胰岛素也常与其他降糖药物联用发挥重要作用。2 型糖尿病患者妊娠期或并发疾病或应激状态(如手术)时也需应用胰岛素。

市场上可买到的胰岛素产品在物理和化学特性、药代动力学方面不同于内源性胰岛素。之前关于胰岛素免疫原性的问题已随着现代的制造工艺和动物源性胰岛素的停用而被基本消除。因此,免疫介导的并发症,如由"阻断"抗体引起的脂肪代谢障碍、超敏反应和胰岛素抵抗都非常少见。

药代动力学:吸收、分布和消除

胰岛素的主要给药途径是皮下注射。常规胰岛素是一种溶液,可以通过以下任何肠道外途径给药:静脉、肌注或皮下。其他胰岛素大部分只能皮下给药,除了门冬胰岛素和赖脯胰岛素在稀释的情况下也可用于静脉注射。Afrezza(人胰岛素)是目前唯一可吸入的粉末状胰岛素。其他胰岛素的给药途径也有研究,包括皮肤、鼻腔、口腔和口服,但是在美国这些剂型均未被批准使用。

皮下注射后,胰岛素直接进入血管吸收,绕过淋巴管。胰岛素作用的限速步骤是从注射部位的吸收,这依赖于胰岛素给药的类型和其他很多因素。皮下给药吸收会发生多种变化,主要与注射部位周围的血流变化有关。

内源性胰岛素直接分泌至门脉循环,非糖尿病个体主要通过肝脏清除胰岛素(60%),而肾脏只清除 35%~40%[63]。外源性胰岛素在肾内和肾外(肝脏和肌肉)降解。胰岛素的降解在胰岛素受体复合物内化后也可发生在细胞水平。与内源性胰岛素相比,达 60% 的外源性胰岛素从肾脏清除,而肝脏只负责 30%~40% 的胰岛素清除。肾小球毛细血管滤过胰岛素,但大于 99% 的胰岛素在近曲小管被重吸收。胰岛素在肾小球毛细血管细胞及球后管周细胞内降解[65]。有关肾功能不全患者胰岛素需求量的改变请见案例 53-6。

药效动力学

临床上不同胰岛素产品最重要的区别在于它们起效时间、达峰时间和维持时间(并非实际的胰岛素水平,那属于药动学)。目前胰岛素产品可分为速效、短效、中效和长效。表 53-6 列出了美国市场上可见的胰岛素产品,表 53-7 列出了各种胰岛素的起效时间、峰值效应和维持时间。然而,这些数据是根据健康志愿者空腹状态或药物代谢研究病房的血糖控制稳定的糖尿病患者中得出的。实际上,对于胰岛素反应的个体间差异和个体内差异是非常重要的,因为个体对胰岛素的反应受到很多因素的影响(如胰岛素六聚体的形成、胰岛素结合抗体的出现、周围温度及混合在一起的胰岛素间相互作用,见表 53-8 和案例 53-2,问题 14)[66,67]。不过,了解何时用哪种胰岛素能发挥作用,对合理调整胰岛素剂量非常重要。

表 53-6

美国市场上可见的胰岛素[a]

类型/维持时间	商品名	生产厂家
速效胰岛素		
赖脯胰岛素	Humalog	Lilly
门冬胰岛素	NovoLog	Novo Nordisk
谷赖胰岛素	Apidra	Sanofi Aventis
短效胰岛素		
常规胰岛素	Humulin R[a]	Lilly
	Novolin R	Novo Nordisk
中效胰岛素		
NPH(低精蛋白锌混悬液)	Humulin N	Lilly
	Novolin N	Novo Nordisk
长效胰岛素		
甘精胰岛素	Lantus	Sanofi Aventis
	Toujeo(U-300)	Sanofi Aventis
地特胰岛素	Levemir	Novo Nordisk
德谷胰岛素	Tresiba(U-100 and U-200)	Novo Nordisk
预混胰岛素		
NPH/常规(70%/30%)	Humulin70/30	Lilly
	Novolin70/30	Novo Nordisk
精蛋白门冬胰岛素混悬液/门冬胰岛素(70%/30%)	NovoLog Mix 70/30	Novo Nordisk
精蛋白赖脯胰岛素混悬液/赖脯胰岛素(75%/25%)	Humalog Mix 75/25	Lilly
精蛋白锌赖脯胰岛素混悬液/赖脯胰岛素(50%/50%)	Humalog Mix 50/50	Lilly
德谷胰岛素/门冬胰岛素(70%/30%)	Ryzodeg 70/30	Novo Nordisk
吸入胰岛素		
常规胰岛素	Afrezza	MannKind

胰岛素是通过 DNA 重组技术生产的。只有常规胰岛素和 NPH 是人胰岛素,其他胰岛素均为人胰岛素类似物。所有美国市场上可见的胰岛素产品的浓度均为 100U/ml(U-100),除非有特别标明。

[a] U-500 规格的产品可用于极少数严重胰岛素抵抗需要很大剂量胰岛素的患者

表 53-7

胰岛素药效学[a]

胰岛素	起效(小时)	峰值效应(小时)	维持(小时)	外观
速效(门冬、谷赖、赖脯胰岛素)	5~15 分钟	30~90 分钟	<5	澄清
常规	0.5~1	2~4	5~7	澄清
NPH	2~4	4~12	12~18	混浊
甘精胰岛素 U-100	1.5	无明显峰值	20~24	澄清[a]
甘精胰岛素 U-300	6	无	24	澄清[a]
地特胰岛素	0.8~2	相对平缓	5.7~23.2	澄清[a]
德谷胰岛素	1	无	42	澄清
吸入常规胰岛素	≤15 分钟	1	3~5	

胰岛素作用的起效、峰作用和维持时间可能与上表所列有很大不同,见正文和表 53-12。

[a] 不可与其他胰岛素混合。一些患者需要每日 2 次的给药方式。

来源:Levemir[package insert]. Bagsvμrd,Denmark:Novo Nordisk Inc;July 2009;DeWitt DE,Hirsch IB. Outpatient insulin therapy in type 1 and type 2 diabetes mellitus;scientific review. *JAMA*. 2003;289;2254.

表 53-8

影响胰岛素起效和维持时间的因素

因素	注解
给药途径	起效由快至慢,维持时间由短至长排序:IV>IM>SC[87,88]
	肺内吸入胰岛素的起效和维持时间与皮下注射速效胰岛素相当[89]
影响清除的因素	
肾脏功能	肾衰竭降低胰岛素清除,可能延长和增强外源性和内源性胰岛素作用[89]
胰岛素抗体	胰岛素吸收之后与 IgG 抗体结合,再慢慢释放,因此延迟或延长它的作用[90]
甲状腺功能	甲状腺功能亢进增加清除,但也增强胰岛素作用,血糖较难控制;甲状腺功能正常后病情可稳定
影响皮下吸收的因素	增加皮下血流的因素可增加常规胰岛素的吸收率,对中效和长效胰岛素影响不明显
注射部位	腹部吸收最快,手臂居中,大腿最慢[88]。2 型糖尿病患者的差异较小;速效和长效胰岛素的差异较小 部位吸收　　半衰期(分钟) 腹部　　　　87±12 手臂　　　　141±23 臀部　　　　153±28 大腿　　　　164±15
注射部位的运动	注射后 1 小时内注射部位的剧烈运动增加吸收率,常规胰岛素吸收率增加,但中效胰岛素影响较小
周围温度	加热(如酷热天气、热水澡、桑拿浴)增加吸收率,冷可起到相反作用
局部按摩	按摩注射部位 30 分钟增加常规胰岛素和长效胰岛素吸收
吸烟	有争议,血管收缩可能降低吸收率[66]
喷射注射器	胰岛素吸收更快,可能与增加吸收面积有关
脂肪增生	脂肪增生处胰岛素吸收延迟
胰岛素制剂	胰岛素中可溶性成分多则吸收更快,维持时间更短(见正文及表 53-7),人胰岛素的作用比动物胰岛素更短
胰岛素混合物	若与 NPH 混合,速效胰岛素的短效特性会减弱(见案例 53-2,问题 15)
胰岛素浓度	低浓度的溶液(如 U-40、U-10)比高浓度的溶液吸收更快(U-100、U-500)
胰岛素剂量	低剂量比高剂量吸收快,维持时间更短

速效胰岛素

赖脯胰岛素

赖脯胰岛素是第一个速效胰岛素类似物,是将胰岛素 B 链上 28 位(脯氨酸)和 29 位(赖氨酸)氨基酸互换而产生的。胰岛素分子结构的改变,导致自身结合成的六聚体结构比普通胰岛素更松散。因此,更易解离为活性的单体结构,使起效时间(15 分钟)、峰值效应时间(60~90 分钟)及维持时间(3~4 小时)更接近由进餐刺激的生理性胰岛素分泌。因为它可以在进食前较短的时间注射(0~15 分钟),赖脯胰岛素及其他速效胰岛素在生活上给患者提供了方便。与常规胰岛素相比,这些胰岛素降低餐后 2 小时的血糖水平同时降低了餐后和夜间低血糖发生的风险[68]。使用胰岛素泵的患者通常选择速效胰岛素代替普通胰岛素。一项随机双向交叉开放研究比较了持续皮下注射赖脯胰岛素和常规胰岛素 3 个月后[69],赖脯胰岛素组 HbA1c 明显低于常规胰岛素组(分别为 7.41% 和 7.65%),不良事件两组间无差异。由于赖脯胰岛素维持时间较常规胰岛素短,如果胰岛素泵给药系统无意中被中断或未给予基础量胰岛素,1 型糖尿病患者可能很快发生高血糖和酮症。赖脯胰岛素被批准用于儿童(研究包括 3 岁及以上的儿童),妊娠分级为 B。赖脯胰岛素的规格有 100 和 200U/ml 两种,都可用作胰岛素笔(Kwikpen),但 100U/ml 还有笔芯剂型。规格 200U/ml 的赖脯胰岛素可允许患者仅注射少量液体的情况下注射更多的胰岛素[70]。

门冬胰岛素

门冬胰岛素是一种速效的胰岛素类似物,由人胰岛素B链28位替换为门冬氨酸而得。被批准用于2岁及以上的儿童[71],妊娠分级为B。其控制餐后血糖的作用与赖脯胰岛素相似。门冬胰岛素目前有笔芯和预填充笔两种剂型(FlexPen and FlexTouch)。

谷赖胰岛素

谷赖胰岛素是一种速效的胰岛素类似物,与人胰岛素不同的是将B链3位的天冬酰胺替换为赖氨酸,23位的赖氨酸替换为谷氨酸。目前已有谷赖胰岛素应用于4岁及以上儿童的研究[72],妊娠分级为C。其控制餐后血糖的作用与赖脯胰岛素及门冬胰岛素相似。谷赖胰岛素目前有笔芯和预填充笔(Solostar)两种剂型。

吸入胰岛素

吸入人胰岛素粉末(Afrezza)是一种速效胰岛素,用于覆盖1型或2型糖尿病患者的餐后血糖[73]。它利用DNA重组技术生产,通过患者呼吸激活吸入器后吸入。Afrezza吸入器使用的胰岛素为人常规胰岛素,代谢与消除类似常规胰岛素经肺吸收,但药动学特性与速效胰岛素近似。妊娠分级C级,尚未有研究用于18岁以下患者。吸入人胰岛素粉末目前有包含4、8或12U速效胰岛素的预充剂型,于饭前使用。禁止使用于有慢性肺部如哮喘或慢性阻塞性肺疾病的患者以及正在吸烟者。

短效胰岛素

常规胰岛素100U/ml(Humulin R和Novolin R)的起效时间是30~60分钟,达峰时间是2~4小时,维持时间是5~7小时。达峰时间和维持时间的范围很广,反映了许多因素可影响胰岛素的作用(见表53-7)。30~60分钟的起效时间要求餐前使用常规胰岛素需计算好时间,这对大部分患者来说都比较困难。速效胰岛素上市之后,使用常规胰岛素的1型与2型糖尿病患者大大减少。

常规胰岛素U-500(500U/ml)是一种仅限皮下注射的浓缩胰岛素。因其浓度5倍于100U/ml剂型,可用于每日胰岛素需要量大于200U/d的严重胰岛素抵抗患者,这样可以小得多的体积提供大剂量胰岛素。常规胰岛素U-500的起效时间约30分钟,达峰时间与常规胰岛素U-100类似,但作用维持时间更长(长达24小时),因此推荐给药频次为每日2~3次[74]。目前尚无U-500胰岛素专用注射器,因此,为避免混淆,建议U-500胰岛素使用结核菌素注射器定量给药,而不是U-100胰岛素专配注射器。另外,U-500常规胰岛素制造商在U-100与U-500胰岛素的包装上加入多种差异,潜在的减少了配药错误。具体来说,常规胰岛素U-500小瓶容量为20ml,而U-100小瓶只有10ml;U-500小瓶带有一条斜棕色条纹带而U-100没有[75]。FDA2016年批准的U-500胰岛素笔(Humulin R U-500 KwikPen)应该可消除这些问题。

中效胰岛素

中性精蛋白锌胰岛素(neutral protamine Hagedorn,NPH)或低精蛋白锌胰岛素是一种中效胰岛素,商品名为Humulin N或Novolin N。它起效时间约2小时(1~3小时),达峰时间为6~14小时,维持时间为16~24小时。再次强调这些作用的时间只是一般情况下,患者对NPH的反应可能会有不同的模式,高剂量时峰作用会推迟,维持时间也会延长。高达80%的日间血糖波动可以用中效胰岛素吸收的变化差异来解释[66]。

长效胰岛素

甘精胰岛素

甘精胰岛素100U(Lantus)是一种长效胰岛素,提供基础胰岛素水平。其妊娠分级为C[76]。被批准用于成人及儿童(6岁及以上)1型糖尿病或成人2型糖尿病的治疗,每日1次皮下给药。可每日任意时间给药,重要的是需每日固定同一时间给药。通常睡前给药,少数情况下也可早晨给药。甘精胰岛素有10ml小瓶和预填充笔(注射笔)。

甘精胰岛素是胰岛素类似物,在人胰岛素A链21位用甘氨酸替换了天冬酰胺,B链C末端加两个精氨酸。这种氨基酸序列的改变引起等电点从pH 5.4变为6.7,使其在酸性环境中更易溶解[77]。一旦注射进去,甘精胰岛素(pH 4.0时为澄清溶液)在生理pH下沉淀,形成的沉积物可在24小时内缓慢释放。与NPH相比,导致吸收的延迟和基本无峰值[78]。锌的加入更进一步延长甘精胰岛素的作用时间。1型和2型糖尿病患者的临床试验表明,每日注射1次甘精胰岛素与NPH在降低HbA1c数值方面同样有效,且减少夜间低血糖发生[79]。但甘精胰岛素较NPH注射部位疼痛的发生率更高(一项研究中为6.1% vs 0.3%,另一项研究中为2.7% vs 0.7%),可能与其酸性相关[76,80]。

甘精胰岛素也有浓缩形式的300U/ml(Toujeo),它被用于成人1型或2型糖尿病的治疗,每日1次皮下给药。Toujeo还没有更多的研究用于儿科人群。甘精胰岛素300U/ml只适用预予填充笔(预填充装置),此装置甘精胰岛素从100U/ml转换为300U/ml时不需要剂量计算或转换[81]。

地特胰岛素

地特胰岛素(Levemir)是另一种美国上市可用的基础胰岛素,被批准用于成人及儿童(≥2岁)1型糖尿病或成人2型糖尿病的治疗,每日1次或2次皮下给药。妊娠分级为B[82]。与其他胰岛素类似物通过改变氨基酸序列不同的是,地特胰岛素是通过在B链末端加上部分脂肪酸所得的。地特胰岛素是中性、可溶的胰岛素制剂,其B链30位苏氨酸被移除,29位赖氨酸残基以共价键形式连接一个14C脂肪酸,由于脂肪酸部分与白蛋白结合,结果导致胰岛素从皮下组织吸收更缓慢,产生一种长效胰岛素[83]。地特胰岛素的药动学和药效学是剂量依赖性的[84]。用于1型糖尿病时,为提供充足的基础胰岛素量一般要求每日2次注射。地特胰岛素的个体间的差异少于NPH或甘精胰岛素[85]，但其临床意义和影响尚不明确。地特胰岛素有小瓶装型和笔（可调换）型两种样式。

德谷胰岛素

德谷胰岛素（Tresiba）是一种长效基础人体胰岛素类似物，于2015年在美国获得批准，用于成人1型或2型糖尿病的每日1次的皮下注射治疗。妊娠分级为C级，不建议在儿童中使用。德谷胰岛素不同于人胰岛素的是，它的氨基酸B30位的苏氨酸被删除了，而附加了一个由谷氨酸和C16脂肪酸组成的侧链[86]。德谷胰岛素的作用时间（>42小时）比其他可用的基础胰岛素要长得多，并且可以作为预填充笔（可调换装置）使用，浓度为100和200U/ml。FDA也批准了德谷胰岛素与门冬胰岛素70/30的混合胰岛素（Ryzodeg 70/30），它是每日1~2次，于正餐前使用。

预混胰岛素

Humulin 70/30（Lilly）和Novolin 70/30（Novo Nordisk）是NPH和常规胰岛素按固定的比例70：30预混而成。另外，赖脯胰岛素和门冬胰岛素也可通过与鱼精蛋白共结晶的方法制成类似于NPH的中效胰岛素，从而制成预混胰岛素。Humalog Mix 75/25和Humalog Mix 50/50分别为精蛋白赖脯胰岛素和赖脯胰岛素按固定的比例75：25和50：50预混，NovoLog Mix 70/30是精蛋白门冬胰岛素和门冬胰岛素按固定的比例70：30预混。这些预混产品可供那些准确抽取和混合胰岛素有困难的患者使用，每日给药2次。这些胰岛素混合时可相容且能保持它们各自的药效学特点。每一种混合胰岛素组合都可以作为小瓶和胰岛素笔使用，只有Novolin 70/30除外（见本章后面的表53-19和案例53-2，问题15）。

1型糖尿病的治疗：胰岛素的临床应用

1型糖尿病的临床表现

案例 53-2

问题1： A. H. 是一位消瘦的18岁女性，最近因严重脱水和轻度酮症酸中毒治疗后出院，并被建议到糖尿病门诊就诊（无医疗记录可用）。空腹随机血糖分别为190mg/dl（10.6mmol/L）和250mg/dl（13.9mmol/L）。她住院前的4周，A. H. 从农村搬进大学，是她第1次远离家乡。她回忆这期间曾出现多饮、夜尿增多（一晚6次）、乏力和体重减轻5.4kg，她曾认为这可能与远离家乡适应新环境有关。过去6个月，她的病史中有明确的反复发作的上呼吸道感染和3次阴道念珠菌感染。无糖尿病家族史，也未用药。

体格检查无异常，体重50kg，身高163cm。实验室检查：FPG 15.6mmol/L，HbA1c 14%，Keto-Diastix查尿酮体为微量（trace）。根据她的病史和实验室检查，初步诊断为1型糖尿病。哪些结果支持此诊断？

A. H 符合几条糖尿病诊断标准。她有1型糖尿病的典型症状（多尿、多饮、糖尿、乏力、反复感染），随机血浆葡萄糖大于11.1mmol/L，FPG至少2次大于7.0mmol/L，HbA1c大于等于6.5%[7]（见表53-1和表53-2）。A. H. 的病史特点符合1型糖尿病，包括症状出现的相对较急，与重要生活事件（远离家乡）相关，近期体重下降，尿中出现酮体，无家族史，发病年龄相对年轻[7]。

治疗目标

> **案例53-2，问题2：** A. H. 此次就诊后会开始胰岛素治疗。治疗目标是什么？正常血糖可以预防慢性并发症的发生和发展吗？

糖尿病管理的目标是预防急慢性并发症。DCCT和DCCT-EDIC研究成功证明了对于1型糖尿病患者，使用强化胰岛素治疗降糖可延缓或预防微血管并发症的发生[29,30]。ADA推荐一般糖尿病患者HbA1c目标应小于7%，在无明显低血糖发生的前提下，个人目标尽可能接近正常（<6.5%）。对于儿童和青少年，ADA建议A1C的目标小于7.5%，如果没有明显的低血糖，个体化的目标小于7%[7]。

明白生理性胰岛素或基础-餐时胰岛素治疗是糖尿病管理策略的一部分很重要，策略还包括平衡膳食计划，体育活动，规律的自我血糖监测以及在这些因素基础上进行胰岛素调整（见表53-4）。

综上，A. H. 是一名新诊断的1型糖尿病患者，目前还没有慢性并发症的症状和体征。因此，她是基础-餐时胰岛素治疗的理想对象，如果她积极配合，合理的长期目标是正常的血糖和极少出现低血糖反应。这个目标应该经过几个月的胰岛素治疗、饮食、教育和强有力的临床支持而逐渐实现。令人满意的目标是在尽量避免低血糖发生前提下使HbA1c接近正常。

基础-餐时（生理性）胰岛素治疗

> **案例53-2，问题3：** 有哪些胰岛素治疗方法可以达到最佳的血糖控制？

生理性胰岛素治疗方法的设计目标是尽可能接近正常胰岛素分泌的模式。胰岛素给药系统的问题包括影响胰岛素皮下吸收的因素（表53-8）[87,88]。在速效胰岛素类似物和基础胰岛素应用之前，缺乏胰岛素模拟生理模式的药效学资料。在非糖尿病个体中，胰腺在食物刺激下脉冲式分泌胰岛素，夜间及两餐之间，胰腺分泌少量基础胰岛素。目前临床医师已有更多可模拟这种基础-餐时胰岛素分泌的工具了。两种方法可以模拟胰岛素释放的模式：(a)胰岛素泵治疗（之前提到的持续皮下输注胰岛素）；(b)每日1次或2次基础胰岛素联合餐时速效或短效胰岛素（见案例53-2，问题3~5）。

胰岛素泵治疗

使用胰岛素泵是目前模拟正常胰岛素分泌的最精确的

方式。胰岛素泵由一个电池操作泵和一个电脑组成,电脑可控制泵输出计算好的胰岛素(如常规、赖脯、门冬或谷赖胰岛素)的量,使胰岛素从储存器通过植入皮下的导管或针头进入体内[89,90]。这个系统是便携的,并且设计成不但可以给予 24 小时全天的基础胰岛素,还可以给予饮食相关的脉冲式胰岛素。大部分使用胰岛素泵的患者选择速效胰岛素,而不是常规胰岛素,速效胰岛素可在餐前 0~15 分钟给予。脉冲式胰岛素可根据食物的种类(如是一块蛋糕还是一片比萨)进行调整。警告:若皮下给药系统停止,应在 2~3 小时后检测血糖是否升高,尿中是否有酮体,因为无皮下储备,胰岛素的作用很快消耗。

对于使用胰岛素泵的患者,饮食计划需要通过计算碳水化合物含量制定。必须确定胰岛素-碳水化合物比值,或 1U 胰岛素可中和的碳水化合物量。一种方法是"500 法则"。用 500(常规胰岛素使用 450)除以患者全天胰岛素用量来确定胰岛素-碳水化合物比值(见案例 53-2,问题 10),除以患者全天胰岛素用量来确定胰岛素-碳水化合物比值(见案例 53-2,问题 11)。胰岛素泵可以多种速率给予基础胰岛素,基础胰岛素的输注速率需根据具体情况调整。很多患者发现它的优势是可降低夜间输注速率,因为这段时间最有可能发生夜间低血糖。为避免"黎明现象"引起的高血糖,也可将睡醒前的基础速率增加,使用传统皮下注射基础胰岛素不可能进行如此调整。

新的胰岛素泵的特点包括"大剂量向导(bolus wizard)"(根据预设的碳水化合物-胰岛素比值和胰岛素敏感系数来计算脉冲剂量)和"活性胰岛素(insulin-on-board)"(通过明确注射胰岛素后经一段时间残留的有活性的胰岛素来避免过量给予)。大多数保险可覆盖 1 型糖尿病患者和部分 2 型糖尿病患者的胰岛素泵的费用。泵的选择需要考虑安全性、耐用性、厂家提供服务的能力、是否提供培训、临床期望的特点和美观性[90,91]。ADA 官网(www.dia-betes.org)上提供糖尿病患者包含有关胰岛素泵的有用信息。

每日多次注射

案例 53-2,问题 4:对于 A. H. 如何用注射胰岛素的方法模拟胰腺生理性释放胰岛素?

内分泌专家已经在试验多种胰岛素疗法,目的在于模仿胰腺胰岛素的释放[92,93]。这些例子在图 53-4 中说明。全天所用胰岛素的量可根据经验估计[如 0.3~0.5U/(kg·d)用于 1 型糖尿病患者]或根据表 53-9 中所列原则估计。全天所用胰岛素总量可分为几个剂量。

一般基础量占总量的 40%~50%,剩下的单次给药剂量总共占 50%。如果一个患者每日吃 3 餐,那么总的单次给药剂量除以 3 可计算出每餐所需的胰岛素单次剂量的单位数。

一种 1 型糖尿病不经常采用的疗法是在早、晚餐前,每日 2 次注射中效和常规或速效胰岛素混合液(图 53-4A)。早晨常规或速效胰岛素用于降低早餐后血糖;早晨 NPH 降低午餐后血糖,并提供全天基础胰岛素用量;晚间常规或速效胰岛素用于降低晚餐后血糖;晚上 NPH 的用量提供夜间基础胰岛素量并提供夜间加餐所需胰岛素。因为 NPH 为中效胰岛素且有峰效应,它不能提供真正的基础胰岛素。同时,早晨注射 NPH,由于峰效应,患者必须按时吃午餐,否则患者可能出现低血糖。另外,当 NPH 晚餐前和餐时胰岛素合用,患者有可能因夜间 NPH 给药的峰效应而发生夜间低血糖。使用速效胰岛素(如赖脯、门冬或谷赖胰岛素)而非常规胰岛素的优势为该方案方便患者在餐前立即使用胰岛素。但是,复方中 NPH 成分的峰效应问题仍然存在。该类胰岛素给药方案不能模拟生理性胰岛素的释放。

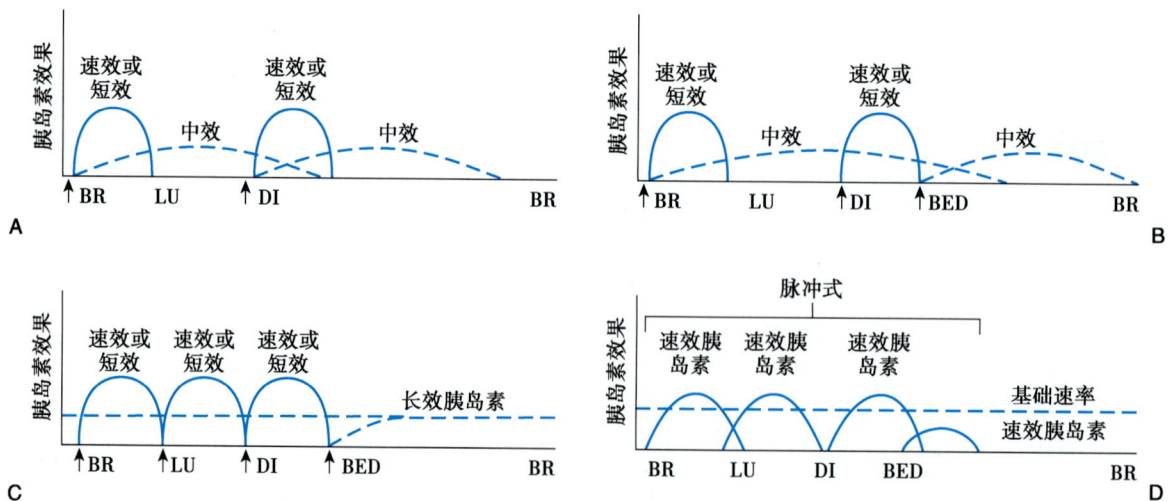

图 53-4 不同胰岛素疗法中胰岛素理论效果。A. 每日注射 2 次速效(门冬、赖脯、谷赖胰岛素)或短效(常规)胰岛素和中效胰岛素(NPH);B. 早晨注射速效或短效胰岛素和中效胰岛素,晚餐前注射速效或短效胰岛素,睡前注射中效胰岛素。建议用于:出现清晨低血糖患者,或出现清晨高血糖患者(由于低血糖后的反弹现象);C. 餐前注射速效或短效胰岛素,睡前注射中效胰岛素(NPH)或长效胰岛素(甘精或地特胰岛素);D. 连续皮下胰岛素输注,例如图中所示为睡前加餐给予脉冲式胰岛素。BR,早餐;Bed,睡前;LU,午餐;DI,晚餐。箭头表示胰岛素注射时间(速效胰岛素应<餐前 15 分钟给药,短效胰岛素应<餐前 30 分钟给药)

表 53-9

经验性胰岛素用量

估计每日所需胰岛素总量	
这只是最初的用量;根据 SMBG 结果调整。如果患者的血糖浓度很高(高糖毒性)则可能是胰岛素抵抗;一旦葡萄糖浓度开始下降,胰岛素的需要量就随之减少。体重按实际体重计算。胰岛素需要量随环境(快速生长、体重减轻或增加、活动状态改变、应激或疾病)的改变可发生很大变化	
1 型糖尿病	
最初剂量	0.3~0.5U/kg
蜜月期	0.2~0.5U/kg
合并酮症、患病期间、生长期间	1.0~1.5U/kg
2 型糖尿病	
胰岛素抵抗	0.7~1.5U/kg

估计基础胰岛素需要量
这些是经验性的剂量,需要根据 SMBG 的结果(空腹或餐前)调整。全天的基础需要量不同,清晨需要量较多。基础需要量常受内源性胰岛素、胰岛素抵抗的程度和体重的影响。基础胰岛素需要量接近全天总量的 50%。因此,基础胰岛素剂量为全天剂量的 50%。保守的方法是在基础胰岛素剂量 50% 的基础上降低 20% 以避免低血糖

估计餐前胰岛素需要量
餐前胰岛素需要量约为全天用量 50%,起始时平均分到三餐前(即早餐、午餐和晚餐),然后每个餐前胰岛素的剂量根据血糖情况进行个体化调整
"500 法则"可用于估算 1U 速效胰岛素可中和的碳水化合物克数。如果应用普通胰岛素,则需变成"450 法则"

经验胰岛素量
500/胰岛素全天剂量=碳水化合物(g)
例如:患者每日应用 50U 胰岛素,500/50=10。所以,10g 碳水化合物需要 1U 赖脯、谷赖、门冬胰岛素中和。这种算法对于 1 型糖尿病患者确定餐前胰岛素用量非常有效。由于 2 型糖尿病患者存在胰岛素抵抗,这种算法的结果低于其真正需要量

确定"校正因子"
当血糖超过目标浓度时,可补充注射速效胰岛素,以快速降低血糖。依据患者对胰岛素的敏感性,需制定个体化的剂量。例如,餐前血糖目标为 120mg/dl(6.7mmol/L),而患者是 190mg/dl(10.6mmol/L),则餐前需要增加速效胰岛素的剂量。校正因子是指每 1U 胰岛素使血糖下降的速度,即"1 700 法则"。对于普通胰岛素,需改为"1 500 法则"。换算如下:
1 700/胰岛素全天剂量=每单位胰岛素使血糖下降的速度
例如:如果患者每日应用 28U 胰岛素,其校正因子(或胰岛素敏感度)为 1 700/28=60mg/dl(3.3mmol/L)。所以,该患者每增加 1U 速效胰岛素可降低血糖 60mg/dl。高胰岛素敏感度的患者需要的胰岛素量较少。敏感性低的(胰岛素需要量多)每单位胰岛素降糖效果稍低

SMBG,自我血糖监测;TDD,胰岛素日总剂量。

来源:DeWitt DE,Hirsch IB. Outpatient insulin therapy in type 1 and type 2 diabetes mellitus: scientific review. *JAMA*. 2003;289:2254;Walsh J,Roberts R. Pumping Insulin:Everything You Need For Success On A Smart Insulin Pump. 4th ed. San Diego,CA:Torrey Pines Press;2006;Walsh J et al. Using Insulin:Everything You Need for Success With Insulin. San Diego,CA:*Torrey Pine Press*;2003.

图 53-4B 对上述方法稍加改动。这种方法增加了临睡前给予夜间 NPH 作为第 3 次给药,从而使峰效应时间从凌晨 2~3 点变为早晨 7 点。通过临睡前给予 NPH,可尽量减少夜间出现低血糖,因为患者大多在清晨醒来并进食。这种方法对于夜间出现低血糖的患者有效,但对空腹高血糖患者特别麻烦。然而,此方案同样不能模拟生理性胰岛素释放。

每日 1 次基础胰岛素如甘精胰岛素、地特胰岛素或德谷胰岛素以提供全天基础胰岛素水平,并在餐前使用速效胰岛素(推荐)或常规胰岛素的方法(图 53-4C 描述临睡前给予长效胰岛素的过程,但也可选择在早晨给药)是除胰岛素泵以外最近似模拟生理性胰岛素释放的方法。当给予小剂量时,每日 2 次地特或甘精胰岛素可满足 24 小时血糖控制[94-96]。该方法理论上提供胰岛素的方式类似于胰岛素泵:稳定的基础胰岛素水平和小量餐时胰岛素。这种方法有用胰岛素泵的优点,患者可以拥有一定程度弹性的生活方式。例如,如果一个糖尿病患者漏掉一餐,可以不注射餐前胰岛素;如果患者一餐比平时增加,他可以增加餐前胰岛素用量。遇到加餐、锻炼、急性病时同样需适当调整用量。表53-4中描述了该方案的替代方案长效胰岛素被中效胰岛素取代用于基础覆盖和/或用短效胰岛素代替速效胰岛素覆盖单次剂量。然而,这些选项不是优选的,因为它们不像通常那样模仿生理性胰岛素释放。

案例 53-2,问题 5: A. H. 可以用胰岛素泵或多次注射胰岛素吗?

表 53-10 列出强化胰岛素治疗的指征。1 型糖尿病患者应采用强化治疗方案。A. H. 是强化治疗的理想人选,可将患者 HbA1c 降至 6.5%。她是新诊断的糖尿病患者,尚未出现慢性并发症,正常血糖可以使其受益。假如 A. H. 愿意接受强化胰岛素治疗,应努力达到血糖控制的最佳水平,并尽量减少低血糖出现的可能。她必须每日测量 4 次或更多次数的血糖,并接受每日 4 次注射,掌握胰岛素泵的使用和维护方法。她还必须做详细的血糖和饮食记录并参与强化教育课程,能使她根据血糖水平、锻炼强度和正餐及加餐碳水化合物含量来调节胰岛素用量。

表 53-10

基础-餐时(生理性)胰岛素治疗:适应证和注意事项

患者选择标准
1 型糖尿病患者,除血糖外其他方面健康(大于 7 岁),积极治疗、参与血糖自我管理、对多次胰岛素方案依从性好。必须愿意每日多次监测血糖,每日平均注射 4 次胰岛素
有妊娠打算的糖尿病妇女
妊娠的糖尿病患者
传统治疗每日注射 2~3 次控制不佳的患者(包括 2 型糖尿病患者)
具备测血糖的能力
可解读血糖浓度和适当调整胰岛素用量的智力水平
可接受医务人员的指导和监测
有严重低血糖反应或有这样致命反应倾向的患者禁用或慎用
负反馈调节能力不足的患者
使用 β 肾上腺素受体阻滞剂治疗
自主神经功能障碍
肾上腺或垂体功能障碍
患冠状动脉或脑血管疾病的患者(注:低血糖导致的负反馈调节激素的分泌可能对这类患者产生副作用)
不可信赖、依从性差的个体,包括酗酒或滥用酒精或药物以及精神障碍者

患者在确定使用胰岛素泵之前必须掌握以上每日多次皮下注射胰岛素的技能。ADA 推荐胰岛素泵限于能动性强,能够在健康保健团队的指导下正确运用知识的人群中使用。胰岛素泵允许患者在 24 小时时间段内基础胰岛素速率不同,并可计算和校正餐时胰岛素剂量。大多数研究显示泵治疗和强化治疗是等效的,甚至有些时候与多次注射的强化降糖疗法相比可更好地控制血糖[97,98]。

胰岛素泵对于那些频繁发生不可预测低血糖或是明显黎明现象的患者特别有效(见案例 53-3)。其他部分叙述了使用胰岛素泵患者确定和调整胰岛素剂量的方法[91,99]。由于 A. H. 刚被诊断,她应首先进行基础-餐时胰岛素皮下注射治疗。一旦她掌握了这些技能,则可以考虑使用胰岛素泵。

胰岛素的临床应用

初始胰岛素治疗

案例 53-2,问题 6: 如何先对 A. H. 进行多剂量胰岛素治疗?

对于新诊断的患者,通常根据经验保守估计胰岛素日总剂量(TDD),或根据表 53-9 这些指导原则的应用对 1 型和 2 型糖尿病是不同的。对于 1 型和 2 型糖尿病患者,表 53-9 中列出了许多基于体重的经验剂量计算方法;然而,这些方案是主要对 1 型糖尿病患者有利,因为这些患者完全缺乏胰岛素。对于 2 型糖尿病患者,基于患者特定的消息适当选择以体重为基础或开始剂量约每日 10U 的初始基础胰岛素剂量。然后基于 HBG 水平调整胰岛素剂量[100]。

对于基础-餐时胰岛素给药方案,甘精、地特或德谷胰岛素作为基础胰岛素,进餐时给予速效或短效胰岛素(赖脯、门冬或谷赖胰岛素)作为餐时胰岛素。首次就诊时,A. H. 需要学习如何注射胰岛素(案例 53-2,问题 8)、如何检测血糖(表 53-11)、如何检测以及何时检测尿酮体、如何发现和处理低血糖(表 53-12)。她还需要了解制定饮食计划的重要性,以及摄入碳水化合物的量和胰岛素作用的关系(表 53-13)。不可在第 1 次就诊时给她过多的知识。对于 A. H. 会对这个诊断所带来的精神打击十分敏感,解决她的主要问题,并在她下次就诊前提供必需的信息是十分重要的。就诊的间期,需通过电话评估和提供必要的基础信息。表 53-14 列出了对患者宣教的重要信息。

对于 A. H. 合理的首选方案就是:每日提供胰岛素的总量为 24U(约 0.5U/kg),日剂量 50% 为基础胰岛素,速效胰岛素分为 3 部分,A. H. 应按照如下方案使用胰岛素:12U 甘精胰岛素每日 1 次(早晨或睡前),每餐前约 15 分钟分别给予 4U 门冬胰岛素。或者,如果患者使用地特胰岛素,剂量应分为 6U,每日 2 次,因为如此小剂量的地特胰岛素通常不能维持 24 小时。警告:当血糖浓度降至正常时葡萄糖毒性会减弱,此时患者胰岛素需要量会减少。

表 53-11

自我血糖监测:教育患者的内容

何时、间隔多久监测 1 次
技术
如何及何时校准机器
了解所有的"按钮"及其功能。识别电池类型。了解清洁步骤
准备
1. 校准机器,为检测条设置代码(若需要)
2. 插入检测条,开机(部分机器需要开机)
3. 准备材料:检测部位、试纸、刺血针
4. 记住马上盖上试纸瓶的盖子。暴露于空气和潮湿的试纸会很快变性
5. 暖水洗手。彻底擦干。潮湿的手指使血液扩散而不是形成一滴。从基底处压手指,以保证有足够的血液流出
6. 刺破指尖,避免压手指神经集中的地方
7. 使手指低于心脏,破口指向地面
8. 一旦提供了足够的血液,快速覆盖检测条上指定区域。血样覆盖的区域取决于检测条的类型,上面或侧面
在数据本中记录结果,门诊时带给医师。包括饮食和运动的相关信息
如何根据结果达到正常血糖;教育患者如何解读血糖结果(例如,调整胰岛素用量;更改碳水化合物的量)

表 53-12

低血糖

定义	
血糖浓度<60mg/dl(3.3mmol/L):患者可能有或无症状	
血糖浓度<40mg/dl(2.2mmol/L):患者通常有症状	
血糖浓度<20mg/dl(1.1mmol/L):可能出现癫痫发作和昏迷	
症状和体征	
视物模糊,掌心出汗,全身大汗,发抖,饥饿感,意识混乱,焦虑,口唇发麻,肢体麻木。不同患者的症状不同。行为需与酗酒鉴别。患者可能出现攻击行为,判断力下降	
夜间低血糖:噩梦,睡眠不安,盗汗,晨起头痛,宿醉。并非所有夜间低血糖的患者都有上述症状	
临床考虑	
饮食不规律	
体力活动增加	
胃轻瘫(胃排空延迟)	
负反馈作用差	
胰岛素或胰岛素促泌剂过量(磺脲类,格列奈类)	
饮酒	
药物	
治疗	
进食 10~20g 快速吸收的碳水化合物。如果血糖仍然低于 60mg/dl(3.3mmol/L),或如果患者有症状,应在 15~20 分钟后重复 1 次。之后如果不到进餐时间,应给予混合碳水化合物/蛋白质食物加餐	
提供15g碳水化合物的食物如下:	
橙子,葡萄柚或苹果汁:普通碳酸饮料	1/2 杯
脱脂牛奶	1 杯
葡萄汁,蔓越莓汁鸡尾酒	1/3 杯
糖	1 匙或 3 块
急救糖	5~6 片
葡萄糖片	3~4 片
如果患者无意识,应采取以下措施:	
胰高血糖素 1mg SC,IM 或 IV(门诊患者通常 IM;平均起效时间 6.5 分钟)	
葡萄糖 25g IV(右旋葡萄糖 50%,50ml;平均起效时间 4 分钟)	

IM,肌内注射;IV,静脉注射;SC,皮下注射

表 53-13

自我血糖监测结果解读

监测时间	目标胰岛素剂量	目标正餐/加餐
早餐前（空腹）	晚餐前/睡前中效或基础胰岛素	晚餐或睡前加餐
午餐前	早餐前普通或速效胰岛素	早餐或上午加餐
晚餐前	早餐前中效胰岛素或午餐前普通或速效胰岛素	午餐或下午加餐
睡前	晚餐前普通或速效胰岛素	晚餐
餐后 2 小时	餐前普通或速效胰岛素	前述的正餐或加餐
凌晨 2～3 点或之后	晚餐前中效或早晨给予的基础胰岛素	晚餐或睡前加餐

考虑：(a) 采用正常用餐模式。对于旅行，工作或睡觉不规律，或不规律用餐的患者，这些规则不适合。(b) 采用普通胰岛素餐前 30~60 分钟注射，或速效胰岛素餐前 0~15 分钟注射，以及正常胰岛素反应模式（见表 53-8 能影响胰岛素吸收和反应的因素）。(c) 如果早餐前浓度高，排除反应性高血糖（Somogyi 效应或低血糖后高血糖），还应考虑黎明现象。任何时候血糖浓度升高，考虑反应性高血糖（胰岛素剂量过多）。(d) 考虑测量结果的准确性：(i) 结合 HbA1c 和患者的症状体征了吗？(ii) 患者的依从性如何？结果是真实的吗？(iii) 患者的技术正确吗？检查时间，足够的血样、机器、试纸、校对（表 53-11）。(iv) 胰岛素动力学参数是否改变？(v) 进食的碳水化合物含量、质量及进餐是否规律？

表 53-14

患者教育的内容

糖尿病：病因及并发症
高血糖：症状和体征
酮症酸中毒：症状和体征（见表 53-22 和表 53-23）
低血糖：症状、体征和恰当的治疗（见表 53-12）
运动：对血糖浓度和胰岛素剂量的影响（见表 53-19）
饮食：见正文。注意碳水化合物的换算，因为饮食中碳水化合物对餐后血糖升高的作用占 90%。
胰岛素：
注射技术
胰岛素类型
作用时间情况（起效、峰作用、维持时间）
储存
稳定性（检查 NPH 胰岛素的结晶和沉淀）
治疗目标：HbA1c、空腹餐前及餐后血糖、胆固醇、甘油三酯、血压（见第 8 章和第 11 章）
血糖自我监测：见表 53-13
解读自测血糖的结果
足部护理：每日检查双足，穿合适的鞋；避免自己处理向内生长的脚趾甲、鸡眼、脚气；看脚病专家
患病处理：见表 53-20
心血管危险因素：吸烟、高血压、肥胖、胆固醇升高
每年做眼科检查，测定微量白蛋白尿，及时接种疫苗

HbA1c，糖化血红蛋白；NPH，中效低精蛋白胰岛素；SMBG，自我血糖监测

胰岛素注射器的选择

案例 53-2，问题 7：A. H. 应该用何种注射器？

胰岛素输注是通过使用注射器、预填充式胰岛素输送装置（笔）或口腔吸入来实现的。胰岛素注射器为塑料材质的 1 次性制品，其针头极细（通常为 30~31 号规），锋利且润滑良好，便于插入。针头和注射器已经进行改进，保证当使用方法恰当时，胰岛素注射几乎是无痛的。

针头的长度为 5/16 英寸（8mm）、3/8 英寸（9.5mm）或 1/2 英寸（12.7mm）[100]。研究表明，由于皮肤厚度在不同的人群中没有变化，因此没有医学上的理由来解释为什么患者需要使用超过 4~6mm 的针头来注射胰岛素。以前认为体型大的或肥胖的患者需要更长的针长来进行适当的胰岛素注射的想法已经被证明是错误的。制造商生产的 100U 胰岛素注射器分为 1ml、0.5ml 和 0.3ml。对于 A. H. 这样每次注射量小于 30U 的患者，可选用 0.3ml 注射器，因为注射器上的刻度标识更易识别，并可方便患者定量给予胰岛素。胰岛素注射器有 1U 或 0.5U 的刻度。0.5U 刻度对于儿科患者和碳水化合物定量摄入的患者是有意义的，因为餐时胰岛素剂量可 0.5U 调整[101]。

胰岛素笔在胰岛素注射时同样有用。笔装置特别对于需要离开家中使用胰岛素的患者更加方便。还可以精确增加剂量。笔装置尤其适用于：(a) 每日多次给药，餐前使用速效短效胰岛素的患者（例如 A. H.）；(b) 惧怕针头；(c) 视力受损或灵活性差；(d) 工作繁忙；(e) 需要培训准备给予注射胰岛素的个体（如学校护士、兄弟姐妹）[102,103]。

胰岛素笔消除了抽吸胰岛素的操作，胰岛素的剂量通过装置上的按钮调整。笔装置可能为 1 次性预充笔或可更换胰岛素笔芯长期使用的笔。预充笔有一个已置入的、单独使用的胰岛素笔芯。U-100 制剂含有 300U 胰岛素，而浓缩胰岛素在每个装置中含有更多单位。（HumaPen Luxura 高清）笔装置可增加 1U（最普遍）、0.5U。笔针头有 30 号、31 号和 32 号针，5/32 英寸（4mm）、3/16 英寸（5mm）、1/4 英寸（6mm）或 5/16 英寸（8mm）的长度，但使用长度超过 6mm 的针头没有医学依据。建议患者每次注射使用新的 1 次性针头。但是由于医疗保险报销有限且费用较高，阻碍了笔的使用。详细的笔装置（包括胰岛素和非胰岛素）的综述于 2014 年发表[104]。

对于胰岛素泵的给药装置，详见案例 53-2，问题 3 和 5。

如果她选择使用注射器，应使用 0.3ml 的 U-100 胰岛素注射器，短针头。主观上，患者能"感觉"不同品牌的区别，或者他们可能因为"易于去除气泡"、物理特性甚至于注射器的包装来选择一种注射器。如果她选择使用胰岛素笔，可以使用甘精胰岛素预充笔和门冬胰岛素笔。A. H. 处方应为尽可能短的针长（笔针 4mm，注射器 6mm）。

量取及注射胰岛素

注射

A. H 应该准备一个部位进行注射。用酒精棉清洁胰岛素药瓶(或笔装置)的橡皮塞。为皮下注射胰岛素, A. H. 一手应掐起一个注射区域(这样有个比较坚硬的表面),另一手如拿笔一样,握住注射器桶的中间或后部,迅速在这个区域的中心垂直(90°)进针。但是注意的是,只有在 A. H. 使用的是 6mm 或更大的注射器情况时才需要掐[101]。注射器应该放在桶的中间或后面,像铅笔一样。精神紧张的患者容易死死握住注射器的针座,这样会影响顺利进针。对于婴儿、瘦弱者、皮下脂肪少的患者可用 45° 注射法[101]。不要按摩注射部位,因为它可加速胰岛素吸收和起效(见表 53-8)。当应用胰岛素笔时,在压下内芯约 5~10 秒之后再将针头拔出,以保证所需胰岛素剂量全部注射入皮下[101]。

轮换注射部位

起初建议患者在大腿外侧、腹部[避免肚脐周围 5cm 范围]和上臂轮换注射(图 53-5)。ADA 推荐在同一解剖部位轮换注射胰岛素,以避免胰岛素吸收的变化效应[101,105]。有些观点认为应在腹部注射胰岛素,因为这里胰岛素吸收受运动影响最小且更容易预测。A. H. 早晨注射胰岛素的部位可在一区域内轮换(如腹部),晚上的注射部位在另一解剖区域轮换。这样能使她对胰岛素反应的差异减到最小。

同时推荐顺序轮换注射部位,以避免胰岛素引起的脂肪营养不良(脂肪过多或过少);但是,由于胰岛素是提纯过的,这些并发症较少发生,轮换注射液就不那么重要了。另外,同一部位反复注射胰岛素还可能导致脂肪肥厚,引起皮肤硬化,导致针头注入困难。而且,脂肪肥厚处的胰岛素吸收会减缓[101]。

摇匀

A. H. 不需要摇匀甘精或门冬胰岛素,因其为澄清液。对于混悬液 NPH 胰岛素,使用前应摇匀药瓶或笔。药瓶应放在手掌中揉搓以减少泡沫。笔装置需要反复颠倒以混匀胰岛素。只有胰岛素混悬液需要摇匀(例如胰岛素混合物)。

量取

首先,A. H. 应确定她的手和注射部位均清洁(无需酒精消毒)。将注射器活塞停在她需要注射的胰岛素量的刻度上(例如,甘精胰岛素剂量为 12U),然后将针头插入药瓶中,注入空气阻止药瓶中出现真空。再次将注射器插入药瓶,抽出 12U 甘精胰岛素。倾斜针头,使其在胰岛素液面以下,从而避免注射器中抽入空气和泡沫。甘精胰岛素不能与门冬胰岛素在同一注射器中混合,如果注射时间相同则应注射在不同的部位[101]。

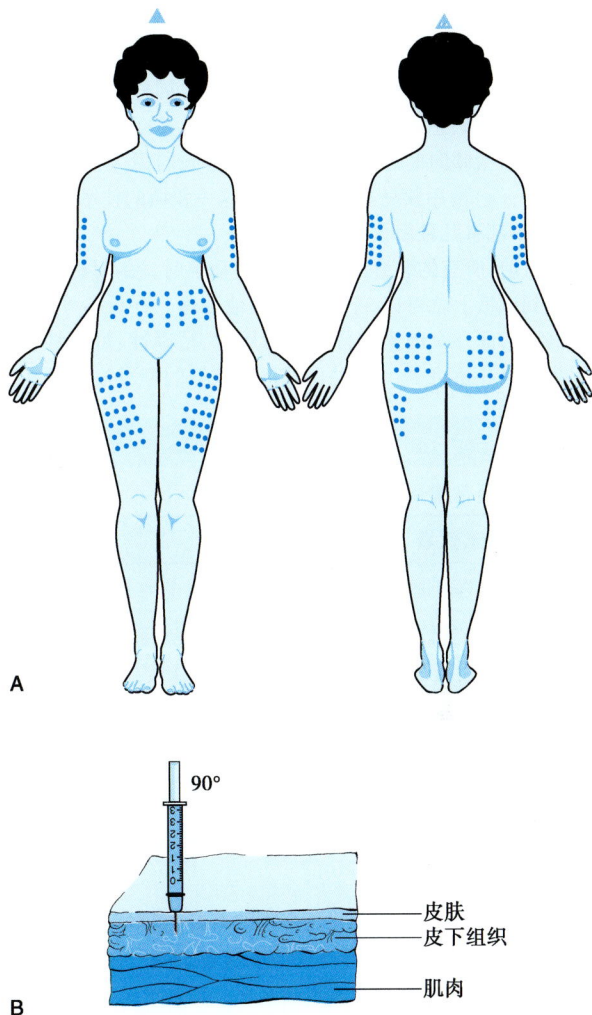

A

90°

皮肤
皮下组织
肌肉

B

图 53-5　选择胰岛素注射部位。A. 胰岛素注射的最合适部位。实际注射点可在选定的身体部位区域变换。每次注射部位距离 2.5cm。患者应咨询医务人员或糖尿病教育者注射部位是否合适。B. 可以注射胰岛素的部位。胰岛素皮下注射(在皮肤和肌肉之间)。如果捏起皮肤,并将注射器针头全部注入,针头可到达正确的皮下位置

眼睛应与注射器筒水平,检查有无空气和气泡进入,并且使液面最高点恰好与 12U 刻度相吻合。如果出现气泡,轻弹注射器使其升到顶部,在那里将其注射回药瓶。每次使用胰岛素笔前先打出 2U 胰岛素以去除笔中的气泡(重复操作直到胰岛素液滴出现在笔的针头处)。同时在使用完毕后卸下针头防止气泡聚集。

自我血糖监测(SMBG)

ADA 建议大多数糖尿病患者尽可能安全地达到正常血糖水平。自我血糖监测是患者安全实现血糖控制目标的一个工具。对于 1 型糖尿病患者,通过规范的自测血糖,可以达到这一标准。SMBG 对于以下患者也同样重要:(a)妊娠合并糖尿病患者;(b)血糖不稳定的患者;(c)有严重酮症或低血糖倾向的患者;(d)有低血糖倾向但无预警症状的患者;(e)使用胰岛素泵的患者。这一领域的技术飞速发展,每年都有几种新仪器出现[90]。

目前,所有的装置都用试纸和自动定时,患者只要把血液放到试纸上就可以,不用再做其他处理。评价一个血糖仪需要考虑几个因素。首先是易用性、精确性、可靠性、医保报销以及价格[90]。有些血糖仪对试纸的型号没有要求,

这样有利于患者操作,避免测量的不可靠。便利因素包括仪器的尺寸、测量所需的血量、取血的部位(比如手指或者其他可选择的部位,例如前臂)、存储血糖数值的功能(记忆装置)及数据的处理、测量时间、读数大小、试纸的通用性、关掉声音信号的能力、对视力障碍者的数值读出和指导、提供技术支持的能力。一些仪器对于贫血患者的测量值不可靠(如肾移植患者),所有的功能在一定的温度范围(通常 15.6～35.0℃)、湿度范围(通常小于 90%)内可靠。试纸对光、潮湿和温度敏感,必须妥善保存。

应教育患者,测试步骤、结果记录以及检测时间是很关键的。最后,应该教 A.H. 如何以及何时检查她的血糖水平以优化她的胰岛素治疗方案(表 53-15)。

表 53-15

胰岛素使用剂量指导

基础胰岛素剂量
首先,调整基础胰岛素剂量(即患者每日的常规剂量)
只有当平稳的饮食和锻炼的情况下,出现对胰岛素反应改变才调整胰岛素的剂量。也就是说,观察到同样的胰岛素反应≥3 日,尤其是基础胰岛素。同样,确定饮食和锻炼的稳定性也很重要,也可以考虑调整饮食和锻炼
每次只调整胰岛素中的一个组分,除非所有血糖都>200mg/dl(11.1mmol/L)
从影响 FBG 的胰岛素组分开始调整。通常这个血糖水平是最难控制的并且还影响每日中所有其他的血糖水平。通常基础胰岛素剂量是以控制 FBG 的量为准的。然而,如果晚餐胰岛素剂量(即速效胰岛素或短效胰岛素)不足,可能会导致高血糖,并且可以影响到第 2 日早上的血糖值。通常基础剂量每次调整 2～4U,并且不能快于 3～4 日
餐时胰岛素剂量: ■ 对于食用一定组合碳水化合物的患者:基本上单次调整 1～2U 基础胰岛素。具体多少依据每个人对胰岛素的反应。这可以借助"500 法则"(见如下和表 53-9),从患者每日总的使用量反映出来 ■ 对于使用根据胰岛素调整碳水化合物的患者(如 1U 速效胰岛素或短效胰岛素对多少克碳水化合物),还要根据患者对胰岛素的反应调整比例(例如 1:8,1:10,1:12,1:15,1:18,1:20)
一般原则
假定饮食和活动稳定,首先设定一个初始的合理目标值。当然这有可能意味着这个值是可接受范围内的高限(例如<200mg/dl,11.1mmol/L),再慢慢向更理想的值改进
补充胰岛素剂量(使用速效或短效胰岛素)
一旦基础餐时胰岛素确定了,可使用速效或短效胰岛素的补充剂量来纠正餐前高血糖。例如,如果目标值为 140mg/dl(7.8mmol/L),实际值为 190mg/dl(10.6mmol/L),可追加 1U。当患者生病时也可以使用补充剂量(表 53-15)
根据患者对胰岛素的敏感性,使用"1 500 或者 1 700 法则"(表 53-9)确定正确的剂量算法
如果餐前血糖值<60～70mg/dl(3.3～3.9mmol/L),那么餐前门冬、谷赖、赖脯或普通胰岛素应减量 1～2U;推迟胰岛素给药到餐前;如果<50mg/dl(2.8mmol/L),餐中应加服 15g 葡萄糖
如果连续 3 日及以上需在正餐时补充胰岛素,那么基础胰岛素剂量应当被调整。例如,如果一名患者连续 3 日及以上在午餐前额外补充 2U 赖脯胰岛素,那么这 2U 应被加到早餐前剂量,或者早餐的胰岛素对碳水化合物的比例应当调整(例如,原先是 1:15,现在应该是 1:12)。速效胰岛素每 2～3 日调整 1 次剂量
预期胰岛素剂量(使用速效或短效胰岛素)
基础胰岛素剂量的增加或减少取决于预期饮食和活动量
每增加 15g 碳水化合物对应 1U 门冬、谷赖、赖脯或普通胰岛素剂量,饭量减少时减少 1～2U 胰岛素(表 53-9)
见表 53-19 根据运动调整胰岛素推荐表

FBG,空腹血糖

选择适当且可用的仪器,能为患者控制其糖尿病提供准确的结果。每周实施1次质量控制测试并用一瓶新的试纸,可以检测仪器的问题。表53-16中列举了可影响自我血糖检测结果的因素。自测血糖值与患者症状或HbA1c的数值不相符时,应注意寻找错误的原因。A. H. 需定期复习血糖检测的操作技术,因为临床的决策是以患者血糖记录为基础的。

表53-16

可影响自我血糖检测结果的因素:故障排除

| 血糖仪所用试纸批次不符[a] |
| 提供的血液量不足覆盖试纸[b] |
| 试纸储存不当(温度和湿度)[a] |
| 机器不清洁[a] |
| 电池电量不足[a] |
| 测试的海拔高度、温度和湿度超出设定范围[a] |
| 低血氧[c]或高血氧[b] |
| 脱水[b] |
| 高渗、非酮症状态[b] |
| 高脂血症[a] |
| 干扰物质 |
| 葡萄糖以外的糖(例如麦芽糖、木糖、半乳糖),并且使用GDH-PQQ试纸[115] |
| 大量对乙酰氨基酚[c] |
| 大量抗坏血酸或水杨酸盐(罕见)[b] |

[a] 影响不可预测。
[b] 数值偏低。
[c] 数值偏高。
GDH-PQQ,葡萄糖脱氢酶
来源:Heinemann L. Quality of glucose measurement with blood glucose meters at the point-of-care: relevance of interfering factors. *Diabetes Technol Ther*. 2010;12:847.

由于A. H. 才刚开始胰岛素治疗和SMBG,直到她能够熟练并适应这些操作技巧后可再考虑CGM。然后,她和她的医师可评价CGM是否有用。

监测频率

案例53-2,问题10: A. H. 应多久测1次血糖?

尽管应该依据个体化的患者目标值制定精确的血糖检测频率和时间,但是根据ADA的推荐,大多数使用基础-餐时胰岛素治疗的1型糖尿病患者应该每日至少3次甚至更多自测血糖[38]。当患者运动前,怀疑低血糖,治疗后,或当患者做一件重要事情时,如开车,当治疗方案调整时,如有必要,葡萄糖监测也应该更频繁地进行。因为此时A. H. 正处于胰岛素控制血糖的初始化阶段,她应该自我监测血糖每日4次(三餐前和睡前),持续2周,直到掌握血糖波动并调整完成。给予患者鼓励后,患者可能坚持这种水平的监测,但如果时间一长,很可能降到每日2次。更改监测的时间将使临床医师和患者决定如何做出调整。对于那些不

用强化胰岛素疗法的患者,例如使用胰岛素的2型糖尿病患者,因为低血糖风险的降低,并没有足够证据表明他们多久应该监测1次血糖。反而是患者和他们的提供者应该确定适当的频率和时间来检查血糖水平,以便最好地优化药物治疗和降低低血糖风险[106]。

不断的、频繁的血糖监测目的是观察血糖是否达到正常和胰岛素剂量是否合适以及饮食、疾病、运动对血糖水平的影响。检查血糖的典型时间可能包括:饭前和点心前,餐后2小时,睡前,偶尔在凌晨2点到3点。然而,大部分患者不能遵守如此严格的方案。A. H. 应该每周固定2~3次闹钟,提醒她在凌晨3点测血糖。餐前血糖值的测定,能够让患者和医师判断速效胰岛素剂量能否与吸收的碳水化合物相当。FPG水平来判断基础胰岛素是否足够;凌晨2~3点血糖水平监测夜间低血糖。例如,晚餐前血糖值能够反应午餐前给予的门冬胰岛素剂量是否足够,以及餐间肝脏葡萄糖的生成情况。越来越多的使用碳水化合物计算的患者在使用速效胰岛素后监测餐后2小时血糖来调整适当剂量的胰岛素(见表53-13)。

不能过分强调频繁测量血糖的重要性。如果每日测量小于4次,因为数据不完整,很难去调整胰岛素剂量或评价血糖水平变化趋势。如果患者拒绝每日测4次血糖,应该鼓励他在1周内有代表性的几日,每日测4次血糖,或者每日不同时间测血糖,这样也可得到1周的资料。还应鼓励A. H. 在感到异常时监测血糖,如她正发生低血糖症状,或者评价异常情况对血糖的影响时测血糖(例如运动增加、节日用餐、期末考试,家庭重大事件)。

根据血糖评估胰岛素用量

案例53-2,问题11: A. H. 被指导每日晚上注射12U甘精胰岛素,每餐前注射4U门冬胰岛素。被要求每日测4次血糖(餐前和睡前),并记录结果以及每日出现的特殊事件或症状,并把记录带到门诊。同时A. H. 还要坚持记录饮食日记,并计算每餐碳水化合物含量。该治疗的初始目标是降低血糖,消除高血糖症状,最终目标是实现空腹血糖在80~130mg/dl(4.4~7.2mmol/L)且餐后血糖小于180mg/dl(10mmol/L)。1周后血糖如下:

时间	血糖浓度(mg/dl,mmol/L)
早晨7点	160~200,8.9~11.1
中午	220~260,12.2~14.4
下午5点	130~180,7.2~10
晚上11点	140~180,7.8~10

偶尔测凌晨3点的血糖平均为160mg/dl(8.9mmol/L)且尿酮为阴性。她早餐进食大约4份碳水化合物(60g),午餐和晚餐进食2~4份碳水化合物(30~60g)。A. H. 主观感觉好转一些,体重已经稳定,但夜尿次数仍为2~3次。你如何解释这些结果,A. H. 应该如何更改胰岛素剂量?

胰岛素调整主要依据自我血糖监测结果。最终的目标是鼓励患者能够自我识别血糖变化趋势，并对胰岛素剂量做相应调整[56]。在根据 A. H. 血糖结果调整胰岛素剂量之前，观察和再评价她的测量技巧很重要。判断她的生活中是否有特殊的情况出现，如过去几周可能影响她对胰岛素反应的急性疾病、饮食变化、治疗药物的变化或运动模式。一旦排除了这些因素，就可以调整 A. H. 的胰岛素剂量，如果不建立稳定的饮食和运动模式，不可能做出很恰当调整。

根据血糖测量的结果调整基础胰岛素剂量时，必须遵循几个原则（表 53-17）。因为许多因素能改变患者对胰岛素的反应，调整基础胰岛素剂量（患者每日用的剂量）需根据至少 3 日的血糖结果。这条原则的唯一例外，是当 A. H. 已经完全掌握了调整胰岛素的技巧以后，补打胰岛素纠正高血糖时（见案例 53-2，问题 16）。评价结果时，需把自我血糖监测的结果和糖化血红蛋白结合起来。

表 53-17

影响血糖控制的因素

饮食
热量摄入不足（如酒精中毒、饮食障碍、厌食、反胃和呕吐）
饮食过量（如过节期间）
不规律饮食或用餐延迟
饮食成分（如纤维素、碳水化合物含量）
运动
见表 53-19
应激
感染
手术/外伤
心理
药物
某些药物能够提高或降低血糖水平。当开始使用新的药物时应评估其对血糖的潜在影响
激素改变
月经期：月经前期血糖可能升高，月经后回到正常水平
妊娠
青春期：高血糖可能与生长激素水平高有关
胃轻瘫
胃排空延长。胰岛素高峰与进餐相关的血糖波动不匹配
胰岛素药代动力学改变
见表 53-8
胰岛素注射技术
量取
时间
技术
胰岛素失效
胰岛素过期
不恰当储存胰岛素（热或冷）
胰岛素结晶

如果甘精胰岛素的剂量不足以控制 A. H. 的空腹血糖，那么应该增加 2~4U。更保守的方法是每晚（或者每日

中患者指定的能够坚持的某个时间）增加到 14U 剂量，并且随需要增加[92]。通过午餐的门冬胰岛素剂量，可以看出胰岛素调整有了一定效果，但餐时胰岛素总量仍有改进空间。凌晨 3 点的血糖浓度为 160mg/dl（8.9mmol/L）提示反跳性高血糖不是空腹血糖高的原因（见案例 53-2，问题 13 和案例 53-3）。作为控制血糖的第一步，A. H. 每日甘精胰岛素应增加，以尽量控制空腹血糖。然而，这种方法不能解决午餐前高血糖。她每餐摄入的碳水化合物的量也不同。因此，更好的方法是计算胰岛素与碳水化合物的比率，根据每餐将摄入碳水化合物的量来决定餐前门冬胰岛素剂量。经典的起始比率是 1U 胰岛素对应 15g 碳水化合物。为计算胰岛素对碳水化合物的比率，可以运用"500 法则"：500 除以每日的胰岛素剂量（14U 甘精胰岛素加 12U 门冬胰岛素 = 26U），即 500/26 = 1U 胰岛素对应 19g 碳水化合物。

因为大多数 1 份碳水化合物含量为 15g，所以 A. H. 以 1U 对应 15g 或 1 份碳水化合物的比率开始。如果 A. H. 餐时胰岛素很规律，那她可以运用"450 法则"：450 除以每日的胰岛素量，得出的结果即为 1U 胰岛素对应碳水化合物的克数。

为了评价胰岛素对应碳水化合物比率的准确性，A. H. 需要每餐后 2 小时检测血糖。她同意每日测 8 次血糖，测 2 周。

> **案例 53-2，问题 12**：A. H. 计算碳水化合物和调整胰岛素剂量越来越好。通过查阅她的膳食记录，发现绝大多数时候，她能够恰当地算出碳水化合物的含量。她被允许外出用膳，并计算复杂的碳水化合物的量。结果，A. H. 发现她的餐前血糖偶尔超过 80~130mg/dl（4.4~7.2mmol/L）[7]，有时甚至高到 200mg/dl（11.1mmol/L）。评价 A. H. 的血糖趋势，像这种情况，血糖偶尔超过 80~130mg/dl（4.4~7.2mmol/L）的目标值，应该如何处理？

一旦基础胰岛素剂量和胰岛素对碳水化合物的比例确定了，就可以教 A. H. 运用正确的方法去调整胰岛素的剂量，以便于应对餐前血糖波动超过已经确立的目标值范围（80~130mg/dl；表 53-15）。

修正剂量的胰岛素是用来抵消异常升高的血糖浓度（高糖校正）。必须强调的是，这是假设患者饮食和运动模式没有异常改变的情况下（表 53-18 解释了运动对 BG 的影响）。相比普通胰岛素，许多医师更愿意使用速效胰岛素，因为作用时间短且患者不用担心残存效应。对于睡前校正剂量胰岛素尤其有意义。

患者对胰岛素的敏感性对制定剂量算法很重要。常用的方法是血糖高于目标水平 30~50mg/dl（1.7~2.8mmol/L）额外给予补充速效胰岛素 1~2U。另一种估计每单位普通胰岛素降血糖的方法是"1 500 法则"[99]。计算出的数值被称为"敏感系数"：当使用速效胰岛素（赖脯胰岛素、门冬胰岛素或谷赖胰岛素）时，该规则被修正为"1 800 法则"。因为此类胰岛素降血糖更快、更多，1 500 法则太过激进。也有推荐其他计算方法，例如 1 600、1 700、2 000 和 2 200[107]。对于该病例，应运用"1 700 规则"。计算如下：1 700/24 = 70mg/dl（3.9mmol/L）。

表 53-18

糖尿病患者的运动

1. 在运动前、中、后测血糖

2. 对于中等强度的运动(例如:骑自行车或慢跑 30～40 分钟),需降低之前普通胰岛素或速效胰岛素大约 30%～50% 的用量。如果在运动前血糖正常或偏低,可进食含 10～15g 碳水化合物的食物

3. 为了避免运动带来的对普通胰岛素吸收的增加,选择腹部注射或是在注射胰岛素 30～60 分钟后运动。应避免在速效胰岛素作用达峰时进行运动

4. 糖原贮存量少的患者可以对运动带来的低血糖效应进行预先处理。包括酗酒,节食,低卡路里饮食(<800cal)或低碳水化合物饮食(<10g/d)

5. 使用胰岛素的患者比口服胰岛素促泌剂(磺脲类和格列奈类)的患者对低血糖更敏感,采用饮食治疗的 2 型糖尿病患者很少出现低血糖

6. 注意运动后的低血糖。在白天锻炼的患者应增加卡路里摄入并监测夜间血糖以防止夜间低血糖。低血糖可能发生在运动后 8～15 个小时

7. 如果血糖>240～300mg/dl(13.3～16.7mmol/L),患者不应进行锻炼。因为这预示着严重的胰岛素不足。这些患者应对运动引起的高血糖进行预先处理

8. 患有增生性视网膜病变或视网膜出血的患者应避免旋转运动及需要把头降至腰部以下的运动

这样,1U 门冬胰岛素可降血糖约 70mg/dl(3.9mmol/L)。与高敏感性(需要较低胰岛素)的人相比,低敏感性(需要更多胰岛素)的人每单位胰岛素降糖量更低。因此,以 1U 门冬胰岛素降 70mg/dl(3.9mmol/L)血糖,而血糖水平超过 120mg/dl(6.7mmol/L)作为加量起始时比较可行的方法。如果胰岛素剂量不够,可以降低每单位胰岛素降糖的预期(如 50mg/dl,2.8mmol/L)。校正胰岛素剂量可用于生病期间调整(见案例 53-5)。下面举例介绍高糖的校正算法。

葡萄糖浓度	门冬胰岛素
<80mg/dl(<4.4mmol/L)	减少 1U
80～120mg/dl(4.4～6.7mmol/L)	平常剂量
120～190mg/dl(6.7～10.6mmol/L)	增加 1U
191～260mg/dl(10.6～14.4mmol/L)	增加 2U
261～330mg/dl[a](14.4～18.3mmol/L)	增加 3U
331～400mg/dl[a](18.3～22.2mmol/L)	增加 4U

[a] 检查尿酮,如果尿酮阳性,并且血糖浓度>300mg/dl 持续时间≥12 小时,应向医师咨询

评价空腹高血糖

案例 53-2,问题 13: 一个月后 A.H. 回到医疗中心。她目前每日晚上使用 14U 甘精胰岛素,餐时门冬胰岛素剂量为 1U 对应 15g 碳水化合物,并且血糖高于 130mg/dl(7.2mmol/L)时,每高 70mg/dl(3.9mmol/L)使用 1U 门冬胰岛素校正。假设她的饮食习惯是固定的,她的自测血糖如下:

时间	血糖浓度 mg/dl(mmol/L)
早晨 7 点	140～180(7.8～10.0)
中午	120～150(6.7～8.4)
下午 5 点	90～130(5.0～7.2)
晚上 11 点	90～120(5.0～6.7)
凌晨 3 点	60～90(3.3～5.0)

总的来说,A.H. 感觉糖尿病得到了很好的控制。她的能量水平开始恢复正常,她的夜尿已经消失,但是她偶尔夜间会起来排尿 1～2 次。A.H. 也已经注意到噩梦或者"大汗"有时会使她醒。当出现这种情况时,她通常是吃些东西,因为她感到"非常饥饿"。她可以继续睡觉,但第 2 日醒来时会有剧烈的头痛和轻飘飘的感觉。A.H. 的体重保持不变,在营养师的帮助下,她的饮食模式已经逐渐趋于稳定。她已经可以依据餐前血糖值对午餐前和晚餐前胰岛素剂量进行调整。她最后 1 次测得 HbA1c 是 7.3%。评估 A.H. 的血糖情况。A.H. 空腹高血糖有哪些原因?

当评估清晨高血糖时,有几个因素必须考虑:

- 基础胰岛素剂量不足。如果基础胰岛素剂量不足,空腹状态肝脏的葡萄糖输出将会过量,因此造成高血糖。
- 晚餐门冬胰岛素剂量不足,导致高血糖,并持续到早上,通过评估睡前血糖控制,可将此种情况与基础胰岛素不足区别开。
- 为适应夜间低血糖的反跳性高血糖(Somogyi 效应)。
- 过多的睡前加餐。
- 黎明现象(见案例 53-3)。

A.H. 睡前血糖正常,凌晨 3 点低血糖,并有夜间低血糖症状(噩梦,出汗,饥饿,晨起头痛)。这造成了清晨的反跳性高血糖反应(即低血糖后高血糖,Somogyi 效应)[108]。

理论上,这一现象发生于任何 1 次严重低血糖之后或继发于过多增加的肝脏血糖生成,这样的肝糖生成是由胰岛素反向调控激素激活的,如皮质醇、胰高血糖素、肾上腺素和生长激素。因为胰岛素需要抑制空腹状态下肝脏葡萄糖的输出,所以基础胰岛素的削弱效应也可以导致这一现象。但在这一病例中并非如此。患者夜间应用过多胰岛素会出现无症状的夜间低血糖,这也可能导致晨起反跳性高血糖。通过纠正夜间低血糖,A.H. 的空腹高血糖有可能恢复正常。因此,减少每日甘精胰岛素的剂量是合理的。

A. H. 应该继续监测凌晨 3 点血糖浓度,以判断血糖水平是否恢复正常。

警告:如果 A. H. 使用每日 2 次 NPH 来提供她的基础胰岛素,一种选择是将晚上注射 NPH 的时间从晚餐前改到睡前。该方法有效地将 NPH 的峰值转移到她醒着的清晨,同时也降低了夜间低血糖的风险[93,109,110]。这个峰作用与黎明现象(见案例 53-3)和早餐一致。

对于使用 NPH 并发生夜间低血糖的患者,还有一个办法,那就是将 NPH 改为甘精胰岛素或地特胰岛素,因为这些胰岛素较少引发夜间低血糖[111,112]。当从 NPH 转换到地特胰岛素,通常是 1 比 1 的转换,但可能需要更高剂量的地特胰岛素。一项 1 型糖尿病患者的交叉研究中,地特胰岛素平均用量约为 NPH 用量的 2 倍[113]。然而,当从 NPH 转换为甘精胰岛素时,只有当患者每日使用 1 次 NPH 胰岛素时,才会使用 1 比 1 剂量转换。如果患者每日使用 2 次 NPH,那么在改用甘精胰岛素时,每日总胰岛素剂量应减少 20%。在该病例中,保守起见,将每日 NPH 量减少 20% 来决定甘精胰岛素的剂量[76]。

尽管 A. H. 午餐前血糖升高,这可能是由于她空腹血糖升高,像多米诺骨牌效应一样接着出现上午血糖升高。因此,首先要纠正空腹高血糖,同时也就一并纠正其他血糖。

混合胰岛素

案例 53-2,问题 14: 如果 A. H. 打算使用 NPH 作为基础胰岛素,应如何指导她测量和抽取胰岛素混合液?

随着基础-餐时治疗的运用(因为甘精胰岛素和地特胰岛素不能混合)和速效胰岛素笔装置的使用,已经很少将两种胰岛素同时混合到一支注射器中,混合和抽取 NPH 和餐时胰岛素(普通或速效胰岛素)的步骤基本与案例 53-2(问题 8)中描述的相同。最大的不同是,在常规胰岛素或门冬胰岛素测量和抽取之前,必须注射足够量的空气到 NPH 瓶中。而且,应该首先在注射器中量取餐前胰岛素,从而避免普通胰岛素或门冬、赖脯、谷赖胰岛素药瓶中混有 NPH。如果混入 NPH,最终会改变注射的 NPH 与常规胰岛素的比例。当患者先抽出 NPH 时,普通胰岛素药水瓶中最终会出现混浊。而 NPH 与普通胰岛素混合不会有明显的浑浊,因为 NPH 中含有鱼精蛋白能结合普通胰岛素(见案例 53-2,问题 15)。以早晨注射胰岛素为例,A. H. 应该用的胰岛素混合步骤如下:

- 先混匀 NPH 胰岛素溶液,向 NPH 药水瓶中注射 14U 空气,退出针头。
- 向门冬胰岛素瓶中注射 7U 空气,如案例 53-2(问题 8)中描述,抽出 7U 胰岛素。
- 向 NPH 药瓶中插入针头,拉橡胶塞至 21U 处(14U NPH 及 7U 常规胰岛素)。

混合胰岛素的稳定性

案例 53-2,问题 15: 混合 NPH 及普通胰岛素或速效胰岛素会使餐时速效的胰岛素作用减慢吗?其他混合胰岛素的稳定性如何?

常规胰岛素和所有速效胰岛素类似物(门冬、赖脯、谷赖胰岛素)都能同 NPH 混合。通常来说,只建议在注射前混合。胰岛素混合物相容性和稳定性见表 53-19。然而,随着胰岛素笔装置使用的增加,将胰岛素混合到同一注射器也会越来越少。

表 53-19

胰岛素混合物的相容性[109]

混合物	比例	注解
普通+NPH	任何比例	普通和 NPH 胰岛素预混后最多可保持 3 个月的药效学特性
普通+生理盐水	任何比例	准备后 2~3 小时内使用
普通+胰岛素稀释液	任何比例	稳定性不确定
速效胰岛素+NPH[70-72]	任何比例	与 NPH 混合后,速效胰岛素的吸收率和峰作用会减低;然而,总的生物利用度未改变,应该在用前(15 分钟内)混合
甘精胰岛素和地特胰岛素[76,82]	不和其他胰岛素混合	药效学性质可能改变

NPH,中性鱼精蛋白锌

餐前高血糖

案例 53-2,问题 16: 每日晚上减少甘精胰岛素剂量到 14U 后,A. H. 的空腹血糖现在是 110~125mg/dl(6.1~6.9mmol/L)。然而,她的中午血糖浓度仍然是 120~150mg/dl(6.7~8.3mmol/L)。在这个时候,你还有什么其他的建议要做的改变吗?

当评估上午 10 点高血糖时,很重要的一点是要记住 50% 的原因是由空腹较高的血糖造成的。因此,控制上午 10 点高血糖关键一点是使空腹血糖正常。然而,对于 A. H.,减少甘精胰岛素剂量已经纠正了反应性空腹高血糖。

餐前高血糖可能由很多因素造成。以下是对上午 10 点左右高血糖的可能解释:

- 早餐前门冬胰岛素剂量不足。对 A. H. 来说,意味着她的胰岛素对碳水化合物的比例应当调整。

- 早餐时过量的碳水化合物摄取，或不准确（低估）的碳水化合物摄入量，如果患者不能够精确地计算她的碳水化合物，那她应该向营养师或糖尿病教育者请教；在他们的长期生活中，这种方式应该定期实施，不断更新，就像学习其他技能一样。
- 进食与胰岛素作用的同步性不好。这是由于餐前过早或者餐后使用速效胰岛素（例如≥30分钟），如果使用的是普通胰岛素，这可能是由于餐前较短时间内或餐后使用了普通胰岛素。
- 夜间甘精胰岛素的剂量不足以抑制空腹时肝糖原的生成（肝糖分解和糖异生）或者黎明现象（详见案例53-3）。然而，对于A.H. 的情况，她的空腹血糖达标，因此不大可能是这个原因。

可以进行以下的干预措施：

- 调整胰岛素和碳水化合物的比例，增加早餐时门冬胰岛素的剂量。早餐时这个比例可以改变至每10～12g（使用的常规比例）碳水化合物用1U门冬胰岛素。这需要患者可以非常有技巧的在不同吃饭时间使用不同的比例。
- 改变饮食中所包含的碳水化合物。包括减少早餐碳水化合物的含量，改变摄取碳水化合物的类型，或增加食物中的纤维以减少血糖波动。
- 如果血糖波动是由于晨起胰岛素的敏感性下降所致，那么需要调整高血糖的修正因素。例如：高糖的修正可以被调整为血糖每比130mg/dl（7.2mmol/L）高出50mg/dl（2.8mmol/L）就给予1U门冬胰岛素。

餐前低血糖

案例53-2,问题17：A.H. 现在每晚给予12U甘精胰岛素并根据每餐的碳水化合物水平给予胰岛素，午餐及晚餐按照1:15的比例给予胰岛素（每15g碳水化合物给予1U的门冬胰岛素），早餐按照1:12的比例给予。对于仍然存在的餐前高血糖问题，血糖每比120mg/dl（6.7mmol/L）高出70mg/dl（3.9mmol/L）就给予1U胰岛素。两周后，她带来了她的血糖记录：

时间	血糖水平 mg/dl（mmol/L）
早晨7点	110～120（6.1～6.7）
中午	90～115（5～6.4）
下午5点	60～110（3.3～6.1）
晚上11点	80～110（4.4～6.1）
凌晨3点	110～120（6.1～6.7）

A.H. 感觉她现在已经"恢复正常"了。她没有高血糖的症状和体征，并且体重保持稳定。偶尔她会出现晚餐前低血糖，但是这经常发生在她工作繁忙而延迟吃晚餐的时候。评估A.H. 的血糖情况，她晚餐前低血糖的原因是什么及如何处理？

A.H. 的血糖浓度显示，她的基础胰岛素治疗方案一般足以实现她餐前血糖浓度低于80～130mg/dl（4.5～7.2mmol/L）的总体目标。

A.H. 晚餐前出现的低血糖是由于午餐碳水化合物摄入不足（不精确的碳水化合物计算），全天增加了运动量，门冬胰岛素剂量过大（胰岛素与碳水化合物的比例过高）导致的。因此，这个问题可以这样解决，如：增加A.H. 的午餐量，调整午餐胰岛素和碳水化合物的比例至1U胰岛素比18g或20g碳水化合物，或者于午后加餐。

黎明现象

案例53-3

问题1：R.D. ,37岁男性，从14岁起患有1型糖尿病。在过去的两年多里，他已经按如下胰岛素使用方式很好地控制了血糖。每日早晨20U甘精胰岛素，以及餐前根据碳水化合物摄入量给予3～4U赖脯胰岛素。在这种方式下，他过去两周的血糖浓度如下：

时间	血糖水平 mg/dl（mmol/L）
早晨7点	140～170（7.8～9.4）
中午	100～120（5.5～6.7）
下午5点	100～130（5.5～7.2）
晚上11点	115～140（6.4～7.8）
凌晨3点	100～120（5.5～6.7）

R.D. 空腹高血糖的可能原因是什么？

正如在案例53-2,问题13中讨论的,空腹高血糖可能由于夜间胰岛素剂量的不足或者反应性高血糖造成的。在R.D. 的个案中，黎明现象也必须考虑[98]。黎明现象是发生在凌晨4点到8点左右的，是在半夜至凌晨3点血糖浓度的生理最低点之后的血糖浓度升高。清晨血糖升高30～40mg/dl（1.7～2.2mmol/L）不是由于继发于之前低血糖的拮抗激素的升高造成的，而可能是继发于生长激素水平的升高。这一现象在对1型和2型糖尿病患者和非糖尿病的个体观察中是不一致的，而且在不同日期中的出现也是不一致的[114]。

R.D. 凌晨3点血糖浓度正常表明低血糖后高血糖不是他空腹高血糖的真正病因。因此，凌晨3～早晨8点血糖轻度升高可能是由于胰岛素效应的逐渐减弱或者是黎明现象导致的。这两种情况都应增加R.D. 每日甘精胰岛素的剂量，另一种选择是改用胰岛素泵。他对于强化管理已经表现出了渴望和能力，包括每日多次注射、频繁自我血糖监测、结果记录以及适当调整胰岛素剂量和精确计算碳水化合物的能力。使用胰岛素泵的好处是能够有计划的增加凌晨的基础输注率（例如凌晨2～3点开始，并持续到早晨7～9点）。

儿童 1 型糖尿病

诊断及临床表现

案例 53-4

问题 1：J.C. 是一个 7 岁的女孩,体重 30kg（95 百分点）,身高 127cm（90 百分点）,因为恶心,呕吐和持续的感冒后"腹痛"被她的父母送到急诊室。在过去的一个星期里,J.C. 有类似感冒的症状,使得体重减少了 6kg。最初的化验结果显示血糖浓度为 600mg/dl（33.3mmol/L）,血清 pH 6.8,碳酸氢根 13mmol/L,血浆酮体 5.2mmol/L,尿酮体阳性。J.C. 被诊断为新发的 1 型糖尿病并酮症酸中毒。往前回顾,J.C. 的父母意识到她可能早在她入院前四周就有症状了。在旅行中,她喝了大量的果汁而不得不频繁的排尿。她开始遗尿,她的父母认为是和她喝了过多的液体有关。什么症状和体征与儿童 1 型糖尿病的诊断一致？

诊断儿童 1 型糖尿病一般来说是简单的。表现出多饮、多食、多尿和体重下降的症状伴随着血糖、尿糖、血酮体及尿酮体。J.C. 的表现对于儿童新诊断糖尿病是非常典型的,这些儿童由于出现和感冒相关的严重症状而被送来就诊。急性的病毒性疾病触发了胰腺的自身免疫破坏和腹痛,腹痛可能误认为是胃肠炎。腹痛是糖尿病酮症酸中毒（DKA）的一个常见的临床表现[115]。J.C. 的体重减轻可能是继发于未控制的糖尿病造成的液体和卡路里丢失和由于感冒引起的摄入的减少。对于婴儿来说,多尿的症状不明显,经常是直到代谢紊乱了才被发现。和 J.C. 不同,新生儿经常表现为严重的脱水和代谢性酸中毒,尽管没有腹泻和明显的呕吐病史。

治疗目标

案例 53-4,问题 2：J.C. 的治疗目标是什么？DCCT 的结果适用于 J.C. 这样的儿童吗？有年龄特异性的目标吗？

最新 ADA 指南推荐像 J.C. 这样患有糖尿病的儿童和青少年（<19 岁）AIC 的目标<7.5%。当然也鼓励设定个性化的目标。

额外需要考虑的目标包括：(a)保证正常的生长和发育；(b)帮助糖尿病患者获得正确的社会心理指导；(c)预防急性和慢性并发症。达到这些目标需要对患者父母进行良好的支持和教育,包括多学科的专家队伍来支持,这些专家包括儿科内分泌医师,护士教育者,药师,营养学家和心理学专家[116]。

生长发育是糖尿病儿童健康状况良好的最重要的临床指标。身高和体重应该在每次访视时测量并标注在标准生长坐标曲线上。如果在诊断时这个儿童已经在身高和体重上滞后了,适当且迅速的治疗应该很快使该儿童达到适当的生长百分数。一个肥胖的儿童应该建议他在完成课程的几个月的时间内达到一个更合适的体重百分数[117]。

尽管血糖控制的推荐目标大多数是基于成人糖尿病患者的研究数据,但是仍然推荐儿童和青少年应获得相同的接近正常的血糖水平。然而,需要充分考虑到儿童发生低血糖的特殊风险和结局。糖尿病控制与并发症研究（DCCT）中包括的一组青少年的队列数据被独立进行分析[118]。与成人相似,在 DCCT 终止时,青少年同样能在强化治疗中获益并且延缓视网膜病变 4 年[119]。因此,J.C. 的儿科医师应该尽可能地利用她本人,她的家庭环境,现有的所能利用的治疗方法将她的血糖控制到最佳状态。

低血糖的风险在小于 6 岁的儿童中被广泛关注,因为他们对低血糖没有意识,这可能是因为他们还没有能力表达低血糖症状,也可能因为他们尚未建立完善的拮抗机制[38]。另外,食物的摄取和体力活动在这个年龄段也不可预知。设定该该类患者的 AIC 目标必须考虑这些因素,需权衡控制较低 AIC 目标值的长期益处与低血糖风险[116]。根据 ADA 的建议,最佳的目标是在出现低血糖症状的情况下尽可能实现最佳的 AIC。像 J.C. 这样,6~12 岁的糖尿病儿童的治疗很具有挑战性,因为许多患儿在午餐时或者是在他们离开家的其他时间需要使用胰岛素。在学校使用胰岛素有赖于患者父母、医疗保健团队和学校人员之间灵活和紧密的交流配合（见表 53-4）[38,116,120]。目前已获得最大样本量的青少年（13~19 岁）糖尿病患者的循证医学数据。如上所述,DCCT 中纳入的青少年患者,在获得速效或基础胰岛素之前,平均 A1C 水平控制在 8.06%。推荐这个年龄组患者的 A1C 控制目标应低于 7.5%[38,116,120]。

胰岛素治疗

案例 53-4,问题 3：J.C. 怎样开始使用胰岛素？对于像 J.C. 这样的儿童适宜用胰岛素泵吗？

通常来说为了降低低血糖风险,儿童应使用速效胰岛素和基础胰岛素类似物。胰岛素的需求量通常基于体重、年龄和青春期状态。新诊断的 1 型糖尿病儿童通常需要全天的起始剂量大约为 0.5~1U/kg[116]。婴儿及学步期的儿童这种需要小剂量胰岛素的患者需要稀释的胰岛素（例如 10U/ml,U-10；或者 50U/ml,U-50）从而可测量出少于 1U 的剂量[70,71]。门冬胰岛素和赖脯胰岛素都是可以稀释的。0.5U 刻度的注射器和胰岛素笔在儿科患者中也是非常有用的。大多数儿童以基础-餐时胰岛素方案治疗。对儿童和青少年来说,这种方法与中效胰岛素治疗相比,空腹血糖更低而且夜间低血糖的发生率低[121]。

基础-餐时胰岛素方案结合碳水化合物计量对于初中和高中学生是很好的选择。由于儿童的饮食习惯难以确定,所以速效胰岛素要比普通胰岛素好,速效胰岛素可以根据就餐量的多少在饭前或饭后立即注射。J.C. 起始每日胰岛素总量大约 15U[0.5U/(kg·d)],例如餐前 3U 的速效胰岛素和睡前甘精胰岛素 7U[116,122]。对于一些患者来说,甘精胰岛素可能无法维持 24 小时,这种情况下,甘精胰岛素的单日剂量可以被平均分成 2 份分别为早、晚 2 次给予,之后根据血糖调整[116]。尽管 U-300 甘精胰岛素和德谷胰岛素可持续 24 小时,但是 FDA 尚未批准它们用于儿童。

当 J.C. 和他的监护人对碳水化合物的计算,胰岛素药代动力学,基于摄入的碳水化合物计算胰岛素剂量,以及糖尿病管理都非常熟练后,可以考虑采用胰岛素泵治疗了。在儿童患者中,使用胰岛素泵治疗的人数正在快速增加,因为这种治疗更容易根据进餐时间进行灵活调整,因而更有利于血糖的控制并改善生活质量[123,124]。目前推荐儿童(不仅仅是青少年)考虑采用胰岛素泵治疗[123]。家庭成员和成人应该在家和学校给予支持,指导患儿能够合理地使用胰岛素泵直到患者本人能够独立处理他的糖尿病。

注射部位

案例 53-4,问题 4:J. C. 应该在什么部位注射胰岛素?推荐的注射部位对儿童来说有无不同?年龄是不是一个影响因素?

对于有丰富皮下组织的婴儿,注射部位有很多选择。对于一些已经失去了"婴儿脂肪"的初学走路的孩子,要确定一个适合的注射部位可能有困难。对于缺少腹部皮下脂肪的孩子或是年龄很小的孩子,不建议在腹部注射胰岛素。在上臂、大腿、臀部上外四分之一、臀部以及稍大儿童的腹部轮流进行注射也许是有益的。为了达到持续性的吸收,应进行有规律的注射;比如早上在上臂注射,晚上在大腿注射。儿童和青少年需要注意不应持续在同一部位注射,尽管这对于他们可能更加方便[125]。由于胰岛素对局部组织的作用造成了脂肪沉积和瘢痕组织形成。这些部位增生的组织对胰岛素吸收通常较差而且不可预测,这会引起血糖波动。胰岛素笔装置对儿童来说非常有用,因为这种装置易于使用,可以选择小一点的针头,使它们没那么令人生畏(见案例 53-2,问题 7)。

血糖监测

案例 53-4,问题 5:J. C. 应该多长时间测 1 次她的血糖?

对于糖尿病儿童,最终的目标是基于血糖结果的理解决定胰岛素剂量来进行自我管理。自我管理技巧和基础-餐时胰岛素治疗方案都依赖于频繁的自我血糖监测。对于 1 型糖尿病儿童,每日 4 次或更多次的血糖检测是必要的。许多家庭血糖测量仪器允许选择一些部位(手臂和大腿)进行血糖测试,这样可以减少指尖测试的不适。频繁监测血糖的热情可能会随时间而消退。通过对患儿家庭进行有关"糖尿病治疗是以血糖监测为基础"的宣教,有利于促使其进行自我血糖监测。有些时候也可以考虑使用动态血糖监测来改善代谢控制的评价状况,特别是在监测夜间低血糖方面。J. C. 需要至少在每顿饭前和睡前检测血糖。如果当 J. C. 出现低血糖、酮症或者患急性疾病时,就需要增加测量次数。

蜜月期

案例 52-4,问题 6:在接下来的 2 个月中,J. C. 的胰岛素用量减到了每日 10U(约 0.3U/kg),她的糖尿病好转了吗?

大约有 20%~30% 的 1 型糖尿病的患者在诊断后数日或数周进入一个缓解阶段(蜜月期)[116]。这一阶段可持续

数周或者数月。在这期间,胰岛素的需要量下降,低于常规 0.5~1U/(kg·d) 的起始剂量,并且可以检测到 C 肽,提示胰腺功能的恢复。患儿可能需要极少量或不需要基础胰岛素,并且餐时胰岛素的需要量也会减少。就像 J. C. 那样,表现为维持正常血糖水平所需的胰岛素剂量显著减少。J. C. 需要继续进行自我血糖监测并且密切监测上升的血糖水平,因为 β 细胞在蜜月期中会继续被破坏,她将最终恢复到较高的胰岛素需求量。

低血糖

案例 53-4,问题 7:J. C. 的父母联系医院说 J. C. 晚上做噩梦,而且会在半夜醒来抱怨说头疼和胃疼。这些症状在第 2 日中午前消失。她目前的胰岛素用量是餐前门冬胰岛素 2U+甘精胰岛素 3U 每日 2 次(早餐和睡前)。J. C. 是发生了夜间低血糖吗?低血糖的症状在成人和儿童有何不同?J. C. 如何尽量减小低血糖的风险?

J. C. 父母的担心是正确的。低血糖在儿童糖尿病管理中是一个严重的,经常威胁生命的并发症,而且过于严格的控制血糖会使低血糖的风险增加[116,126]。之前认为儿童在严重低血糖发生后可能出现认知功能障碍的风险,但根据目前的文献不支持这个发现。常见的引起低血糖的原因包括改变碳水化合物摄入,推迟进餐或不进餐,锻炼或非常规的运动,以及过量使用胰岛素。由于幼儿可能无法识别或表达低血糖症状,监护人必须严密观察及发现与血糖降低有关的症状和行为。低血糖症状可能包括:偏执,突然大哭,睡眠不宁,或者像 J. C. 一样做噩梦。

A1C 控制很低的儿童,曾经发作过严重低血糖,胰岛素剂量较大和年龄小的儿童更容易频繁发作低血糖[127]。据报道,14%~47% 的 1 型糖尿病的儿童存在夜间低血糖,这可能与睡眠期间拮抗低血糖的应答反应受损有关[128]。睡前血糖水平不是夜间低血糖的良好预测指标。应该告知 J. C. 的父母在之后的几日需要在凌晨 2 点监测她的血糖,并且之后每周至少 2 次进行持续的检测。在儿童中,甘精胰岛素在注射后的 3~5 个小时会出现一个小峰,这增加了夜间低血糖的风险[116]。如果是这种情况,甘精胰岛素需要被移到晚餐时或在早上使用。如果这样仍不能纠正夜间低血糖,那么应该减少甘精胰岛素剂量。在儿童和青少年中,与中效胰岛素相比,甘精胰岛素可以减少夜间低血糖(夜间无症状低血糖)的发生[120,121,129]。可能还需要睡前加餐。低血糖的治疗在案例 53-8,问题 3 中阐述。

患病时处理

案例 53-5

问题 1:G. M. 是一位 32 岁女性,患 1 型糖尿病,过去 6 个月她使用基础-餐时胰岛素治疗(每日注射 4 次)控制血糖。然而,2 日前她开始出现感冒的症状,这使她恶心,现在还出现呕吐。接下来,她只吃少量食物。G. M. 现在没有进食,她是否应该停止胰岛素?

胰岛素的需要量在感染和急性病时总是增加,即使进食减少。像 G. M. 这样的 1 型糖尿病患者,在这种情况下减少或停止使用胰岛素可能会诱发酮症酸中毒。

因此 G. M. 应该使用常用剂量的胰岛素且每 3~4 小时测血糖和尿酮体。如果血糖超过平时范围,应根据之前推荐的算法基于她自身对胰岛素的敏感性(例如,血糖较她的目标值每超过 50mg/dl,增加 1U)追加速效胰岛素。1 型糖尿病患者在血糖达到或高于 300mg/dl(16.7mmol/L)时应该监测酮体。如果 G. M. 出现以下情况就需要去看医师:比如她的血糖在追加了 3 次胰岛素后仍持续 >240mg/dl(13.3mmol/L);或是尿中或血液中出现了中到大量的酮体(如果可以进行测量的话);或是呕吐或者腹泻超过 6 小时;或是出现酮症相关的症状[多尿、烦渴、脱水、酮尿以及呼气有水果味(见案例 53-10)]。G. M. 还应该尽量保持她的液体,矿物质和碳水化合物摄入,进食易消化的食物和液体(表 53-20)[130]。

表 53-20

患病期间的治疗[130]

1. 继续使用基础剂量的胰岛素,即使你吃得不好或者恶心,呕吐
2. 更频繁测血糖:每 3~4 小时
3. 如果需要,使用追加剂量(高糖修正)的赖脯、门冬、谷赖胰岛素或是普通胰岛素:例如,血糖超目标值(例如 150mg/dl,8.3mmol/L)每 30 ~ 50mg/dl(1.7 ~ 2.8mmol/L)追加 1~2U,追加剂量必须依照患者对胰岛素的敏感性制定(见表 53-9)
4. 如果你是 1 型糖尿病,开始测(尿或血)酮体。如果你是 2 型糖尿病,当血糖 >300mg/dl(16.7mmol/L)时检测酮体
5. 尽量饮足量液体(成人 1/2 杯/小时),维持卡路里摄入量(50g 碳水化合物/4 小时)。可吃的食物有:果冻,不含碳酸的饮料,饼干,汤和苏打水
6. 如果血糖持续 >300mg/dl(16.7mmol/L),或是在追加了 2~3 次胰岛素后尿酮体仍高,或者你的血糖水平 >240mg/dl(13.3mmol/L)超过 24 小时都应该与医师联系

肾衰竭患者胰岛素需要量

案例 53-6

问题 1: M. B. ,32 岁,女性,患有 1 型糖尿病 15 年。在过去的 2 年中,尿蛋白、血肌酐(SCr)、血尿素氮(BUN)值的升高,以及肾小球滤过率(GFR)的下降反映了她肾功能的逐渐恶化。M. B 的肾功能的下降对她胰岛素需要量有什么预期影响?

肾衰对胰岛素使用的影响是复杂的,而且在不同情况下,胰岛素的需要量可能增加或减少。肾是除了肝以外对胰岛素代谢和排泄的最重要场所。在没有糖尿病的个体中,约 60% 的内源性胰岛素到达外周循环前就被肝脏分解[63]。由于外源性胰岛素直接进入外周,肾脏在消除其过程中更为重要。胰岛素被肾小球滤过,在近端肾小管中被重吸收,同时被酶分解。肾脏同时清除管周循环中的胰岛素[65,131]。在那里,胰岛素可以增强 Na 的重吸收,所以可能造成在某些患者中首次胰岛素治疗后出现的水肿。

肾功能减退会伴随内源性和外源性胰岛素清除减少,造成血浆胰岛素浓度升高。因此,M. B. 的胰岛素需要量可能会随着肾病的进展而减少。中度肾功能不全的患者(GFR>22.5ml/min)对动脉血中胰岛素的清除率为 39%,这与正常人相似。相比之下,重度肾功能不全(GFR<6ml/min)对动脉血中胰岛素清除能力显著下降(9%)[132]。胰岛素清除率下降,以及尿毒症引起的恶心和摄食减少,都可能导致患者发生低血糖。有些糖尿病患者,尤其是有残余胰岛素分泌功能的患者(如 2 型糖尿病),肾功能下降可能会使糖耐量正常,从而不再需要使用胰岛素。相反,重症尿毒症会伴随糖耐量异常。这似乎与继发于可被透析消除的某种未知因素的继发的组织胰岛素抵抗有关。

当 M. B. 的肾功能不全恶化,应考虑减少她的胰岛素用量。

住院患者管理

案例 53-7

问题 1: A. G. ,女性,55 岁,体重 60kg,35 年 1 型糖尿病史,因经腹子宫切除术收入重症监护病房。入院前,她使用睡前 24U 甘精胰岛素和餐前的门冬胰岛素,血糖控制良好。如何在重症监护病房控制 A. G 的糖尿病?

在美国,糖尿病患者占用了 1/5 以上的住院日,治疗糖尿病每年花费近 1 760 亿美元,其中近一半花费用于住院患者[8]。住院患者的高血糖与预后不良有着明确的线性关系[133]。然而,不管糖尿病在入院时基线诊断如何,这种线性关系依然存在,而医源性高血糖和发病率之间并没有同样的线性关系[133-135]。这些观察结果给人们提出了重要的问题,住院患者的高血糖和发病率之间有什么样的关系。

对急性疾病的复杂反应包括儿茶酚胺和皮质醇的过量分泌,会引起外周胰岛素抵抗和所谓的应激性高血糖。这使得我们很难辨识急性病患者的血糖升高现象是一种不良预后的标志物还是参与介导不良预后的因素。因此,依据过往经验只有关注住院患者血糖浓度来预防尿糖(<200mg/dl)(11.1mmol/L)和随后发生脱水的风险。然而,从 2001 年开始,开展了一系列随机临床试验评价重症患者的血糖控制。不论重症还是非重症住院患者,临床治疗指南都做了很大调整。

始于 20 世纪 90 年代,一些小样本量、安慰剂对照的临床试验评价胰岛素强化治疗对急性心肌梗死患者的影响,结果却得出了不同的结论,难以统一[136-139]。2001 年,Van den Berghe 临床研究第 1 次纳入较大样本量的外科重症监护病房患者,评价已知或未知其糖尿病史的高血糖患者的两种不同水平的血糖控制[140]。一种是随意的血糖控制方法[只有当血糖升高超过 215mg/dl(12mmol/L)才开始降糖

治疗],与标准血糖控制(80~110mg/dl)(4.4~6.1mmol/L)进行比较。总体而言,标准血糖控制能显著地将重症患者的死亡率从8.0%降低至4.5%[140]。然而,同一组研究人员随后对有较高基线死亡率的内科重症监护病房患者进行了类似设计的临床研究,未能重复出同样的结果[141]。尽管有研究表明3日或更长时间住院的重症患者,可以从严格控制血糖中获益,但是随后的一个更大样本量的试验不仅没有证实这一结论,而且发现血糖控制在80~110mg/dl(4.4~6.1mmol/L)比140~180mg/dl(7.8~10mmol/L)范围内的患者死亡率更高(27.5%,829/3 010 vs 24.9%,751/3 012)[142]。不同试验中严格控制血糖的组别,严重低血糖(<40mg/dl)(2.2mmol/L)发生率波动在7%~18%之间,这也难以说明不同研究为何得到不同的结论。但是,应该注意到这些试验研究的关键差异,有利于制定现行诊疗指南。

2001年Van den Berghe在试验中对所有患者采用肠外营养,允许在传统血糖控制范围内出现更高的血糖值(当血糖值高于215mg/dl(12mmol/L)时开始胰岛素治疗)[140]。因此,严格控制血糖组采用强化胰岛素治疗可能有助于缓解肠外营养导致的高糖毒性。在Van den Berghe的第2个试验中,即所谓"NICE-SUGAR"研究,基本没有应用肠外营养,且在常规血糖控制组中血糖值高于180mg/dl(10mmol/L)时才起始胰岛素治疗。此外,不同于Van den Berghe另外两个试验采用的180~200mg/dl(10.0~11.1mmol/L)血糖值范围,NICE-SUGAR采用更积极的血糖控制范围<180mg/dl(10.0mmol/L)[140-142]。表53-21概况了这三个试验对重症患者血糖控制范围的评估。

表53-21

重症患者采用胰岛素严格血糖控制对比常规血糖控制的三项主要研究的数据概况

临床试验	样本量	血糖控制目标(mg/dl)(mmol/L)		血糖控制结果(mg/dl)mmol/L		主要结局	终点事件	OR(95%CI)
		严格控制	常规控制	严格控制	常规控制			
Van den Berghe 等	1 548	80~110 (4.4~6.1)	180~200 (10.0~11.1)	103 (5.7)	153 (8.5)	ICU死亡率	4.6% vs 8%	0.58(0.38~0.78)
Van den Berghe 等	1 200	80~110 (4.4~6.1)	180~200 (10.0~11.1)	111 (6.2)	153 (8.5)	住院死亡率	37.3% vs 40.0%	0.94(0.84~1.06)
NICE-SUGAR	6 104	81~108 (4.5~6.0)	<180 (<10.0)	115 (6.4)	145 (8.1)	90日死亡率	27.5% vs 24.9%	1.14(1.02~1.28)

CI,置信区间;OR,比值比

总的来说,对于住院重症患者,大量研究以及相应的荟萃分析就严格控制血糖是否优于常规控制血糖并没有形成统一的结论[143,144]。

2009年,美国糖尿病学会对2005年住院患者高血糖管理指南做了大幅修改。虽然现有的血糖控制随机临床试验主要应用于重症患者,但ADA的指南还是包含了非重症患者。为了制定用于指导非重症患者的推荐方案,ADA主要基于案例分析和回顾性研究,但这些指南推荐内容最终还是需要依据随机的前瞻性研究证实[145-147]。在此期间,重症和非重症住院患者的推荐方案是相同的:餐前或空腹血糖应低于140mg/dl(7.8mmol/L)和随机血糖应低于180mg/dl(10.0mmol/L)。然而在一些特定的亚组患者严格控制在110~140mg/dl(6.1~7.8mmol/L)也许是有益的,例如心脏手术患者[145-148]。

在围术期A.G.需要胰岛素治疗,她应在手术前每日晚上接受常规基础剂量(甘精胰岛素24U)。如果基础胰岛素平时是在早上使用,那么手术当日1型糖尿病患者还是照常注射常规剂量,而2型糖尿病患者只需注射常规剂量的50%~100%。如果血糖值高于180mg/dl(10.0mmol/L),手术当日上午应注射校正剂量的速效胰岛素[149]。如果没有当前的A1C结果,入院前需要检测A1C以评估患者的血糖控制情况。

大多数胰岛素输注方案包括使用普通胰岛素静脉注射及维持静脉输液,不是5%葡萄糖液(D5W)就是D5W加

0.45%生理盐水(0.45%NaCl)。对于有输液限制的患者,可能会采用10%葡萄糖液(D10W)[149]。依据血糖水平,护理人员采用换算法来改变输液速率(U/h)。通常来说,胰岛素输液的配制是1U/ml生理盐水(例如100ml 0.9%NaCl中100U胰岛素)。为避免医源性低血糖,一般都采用专用的静脉输液管线用于胰岛素输注。胰岛素输液管线与含有葡萄糖的静脉输液维持管线是连通的(Y形连接)。因为胰岛素可以吸附在塑料上,在给患者输液前,输液管线应该用胰岛素溶液(如用20ml)来进行冲洗。当患者在输注胰岛素时,应同时保留一条含有葡萄糖的输液管路。大多数患者每小时需要5~10g葡萄糖(100~200ml/h,D5W或D5W/0.45% NaCl)。其他维持液体(和电解质液体)应通过另一个不同的输液口或输液管线进行输注。一些输液方案还包括了胰岛素的初始单次剂量。初始胰岛素输液速率主要基于当前血糖水平和体重指数(BMI),也应该考虑其他因素如体重、当前胰岛素需要量和肾功能。初始输液速率普遍采用1U/h(范围0.5U/h到≥2U/h)。初始输液速率并不重要,但也应该基于患者病史。0.5U/h适合于既往从没有接受过胰岛素治疗的患者,但2U/h就适合于已知胰岛素依赖的糖尿病患者。胰岛素输液速率的调整取决于每60分钟测定的血糖水平,直至血糖稳定且接近于控制目标。然后可以减少血糖测试频率至每2~3小时1次。算法应该要考虑当前和以往的血糖水平、血糖变化速率,以及当前输液速率[38]。

胰岛素输注应该在手术前至少2~3小时即开始,通过滴定把血糖控制在理想水平。方案样版在医疗保健研究所网站可供使用,同时医学文献中很多方案已出版[150,151]。

因此,A.G. 应该停止常用的皮下胰岛素注射方案,而且应开始接受按算法调整的胰岛素输液治疗。整个围术期,她每日应接受至少100g葡萄糖以预防发生饥饿性酮症。

评估是否存在干扰血糖测定的物质对住院患者格外重要。一些免疫球蛋白和透析液含有非葡萄糖糖类(包括麦芽糖、木糖和半乳糖),会干扰应用葡萄糖脱氢酶的吡咯并喹啉醌试纸测定的葡萄糖值(会使读数假性升高,见表53-16)。这些患者只能依靠实验室测定其血糖浓度[152]。

胰岛素的不良反应

低血糖

案例 53-8

问题 1:G.O.,42岁,男性,偏胖(180cm,91kg,BMI 27.9kg/m²),患有1型糖尿病17年。他很少会去医院看病,直到一年前,因为双足开始疼痛和麻木才就诊糖尿病门诊。那时他采用每日1次NPH和普通胰岛素的预混剂型(Humulin 70/30)45U,血糖控制较差。他之前从未测过自己的血糖,而且他的A1C值为13%。

体检时,发现G.O. 还患有高血压(160/94mmHg),背景性视网膜病变,双下肢动脉搏动减弱。他的双足对震颤和单纤丝检测的感觉有减退,且主诉阳痿和"闪痛"。现场采集的微量白蛋白尿检测为450mg白蛋白/g肌酐(正常范围<30mg/g肌酐)[38]。

G.O. 转为采用基础-餐时胰岛素治疗。医师要求他餐前血糖保持在80~130mg/dl(4.4~7.2mmol/L)。在最近几个月中,使用如下方案:早餐前14U~18U谷赖胰岛素,午餐前14U~18U谷赖胰岛素,晚餐前16U~18U谷赖胰岛素,睡前40U甘精胰岛素。如果午餐前血糖高,需追加谷赖胰岛素(餐后2小时)。医师告知他需大幅降低血糖值,如果睡前血糖高[如>150mg/dl(8.3mmol/L)],也需追加谷赖胰岛素(7~10U)。血糖记如下:

时间	血糖浓度(mg/dl)(mmol/L)
早晨7点	60~320(3.3~17.8)
中午	140~280(7.8~15.6)
下午5点	40~300(2.2~16.7)

在过去1年中,G.O. 的A1C降低至7.1%。目前他每周大约出现5次低血糖,主要是午后和清晨。低血糖发作特点是强烈饥饿感、出汗、心悸以及发脾气(据他妻子说)。他发现他可以通过在睡前进食避免夜间低血糖症状(盗汗、噩梦、头痛)。在过去3个月中,体重增加6.8kg。G.O. 的症状和体征代表轻度、中度还是重度低血糖?原因是什么?

G.O. 的病例说明严格控制血糖和强化胰岛素治疗的一个主要风险:低血糖。对1型糖尿病患者,几乎所有人都经历过低血糖发作。夜间低血糖尤其需要关注。1型糖尿病患者有一种称之为"死床上"的症状,他们都有反复发作低血糖和潜在的心血管病变,会死在睡眠中[153]。

低血糖是指血糖浓度低于70mg/dl(3.9mmol/L),如果不及时发现并治疗,就会危及生命。但是,患者可以感觉到症状的确切血糖水平难以确定。临床上的低血糖表现为典型自主神经兴奋和神经性低血糖症状,能在进食可快速吸收的碳水化合物后缓解。

病理生理学

大脑的正常功能依赖葡萄糖,葡萄糖是大脑新陈代谢的唯一燃料。由于脑组织无法合成和贮存葡萄糖,必须通过脑的血液循环持续供给。当血糖下降时,触发一系列生理反应以恢复血糖水平。这些反应提醒患者进食碳水化合物。如果这些反应未能提醒患者,血糖会降至一定水平,患者会出现认知功能受损、意识模糊,甚至发生昏迷。

在没有糖尿病的患者,外周对低血糖的反应十分灵敏,所以临床上的低血糖事件几乎不会发生。当血糖降至50~60mg/dl(2.8~3.3mmol/L),一系列神经内分泌事件发生,通过增加肝脏葡萄糖输出使血糖水平升至正常。在胰岛素所致低血糖的急性恢复过程中起主要作用的激素是胰高血糖素,同时,肾上腺素也可使血糖基本恢复正常。升高的肾上腺素能和胆碱能激素产生低血糖报警症状。当低血糖持续较长时间,生长激素和皮质醇在恢复血糖中所起的作用更大。

由于随着患病时间延长,正常的反馈机制功能受损,全天采用胰岛素治疗的1型糖尿病患者更易发生严重低血糖事件。胰高血糖素分泌不足可能在诊断后2~5年发生,10年以后肾上腺素分泌可能受损。后者可能造成无症状或未察觉的低血糖(见案例53-9)。

特定的情况使1型糖尿病患者易于发生严重低血糖,这些情况包括:(a)反向调节激素对低血糖反应的失效(见案例53-9),可能会随着频繁发作低血糖进一步受损;(b)一些药物比如β受体阻滞剂可能减弱低血糖的早期警告症状;(c)强化胰岛素治疗方案可能改变反向调节激素的分泌;(d)未进食或是相对于胰岛素剂量碳水化合物摄入不足;(e)运动;(f)酗酒(见表53-12)。

症状

与低血糖有关的症状和体征的强度与患者的认知力及对反应的自我处理能力有关。患者与患者之间的症状强度差别很大。症状通常分为两类:自主神经症状和神经性低血糖[154]。

自主神经症状包括出汗、极度饥饿、心悸、震颤、刺痛感和焦虑。肾上腺素被认为在自主神经对低血糖的多种反应中起介导作用。

神经性低血糖症状包括无法集中精神、嗜睡、意识模糊、兴奋、虚弱以及可能出现的言语不清、头晕和昏迷等神经系统葡萄糖供应不足的表现。复杂的行为改变、癫痫和昏迷是神经性低血糖的严重表现，长期的严重神经性低血糖最终导致死亡。轻、中、重度及夜间低血糖的症状如下：

- 轻度低血糖：症状包括震颤、心悸、出汗、极度饥饿。对大脑的功能并无影响，患者能够自我处理轻度的反应。
- 中度低血糖：症状包括神经性低血糖和自主神经症状：头痛、情绪变化、易怒、注意力下降及昏睡。由于其判断能力受损和虚弱，患者可能需要他人帮助处理。症状通常较重，持续较久，经常需要另外摄入碳水化合物。
- 重度低血糖：症状包括，无反应、无知觉或是惊厥。这些症状需要他人帮助给予适当处理。大约 10% 的使用胰岛素治疗的患者每年至少出现 1 次严重低血糖症状，并需要急诊给予胰高血糖素或静脉注射葡萄糖的治疗[154]。
- 夜间低血糖：嘴唇和舌头的刺痛感是出现夜间低血糖患者常有的主诉，这些患者可能还会主诉头痛、噩梦、早晨起床困难[154]。家庭成员应注意患者睡眠时任何异常的声音和行为。

G.O. 有轻到中度的可自我控制的低血糖反应。而这些可能是由于速效胰岛素导致的胰岛素过量和胰岛素累积引起的（速效或短效胰岛素接连注射，导致剂量叠加）。

胰岛素过量

案例 53-8，问题 2： 全面评估 G.O. 的病情，哪些症状和体征与胰岛素过量和胰岛素累积有关？他应如何处理？

下面是 G.O. 使用胰岛素过量的症状和体征：

- 每日胰岛素剂量超过 1.0U/kg，这个剂量通常对于没有胰岛素抵抗的 1 型糖尿病患者来说过高了。
- 在过去的几个月内体重增加。这是继发于胰岛素的代谢效应，同时 G.O. 增加碳水化合物摄入以应对大剂量胰岛治疗引起的低血糖。
- 频繁的低血糖症状。
- 血糖大幅度波动（如血糖大范围波动于高血糖和低血糖之间）。对 G.O. 来说，高血糖可能是反应性的或是对低血糖的过度处理。低血糖说明他睡前注射了过多的速效胰岛素以及午餐后速效胰岛素的累积。午餐后他过早地应用了高糖矫正剂量的谷赖胰岛素，此时餐前的谷赖胰岛素可能仍处于作用高峰，餐后又过早地追加了谷赖胰岛素，这样便造成剂量叠加，导致低血糖。
- 虽然记录到了许多高血糖情况，但接近正常的 A1C 水平显示平均血糖水平在正常范围内。DCCT 中使用强化胰岛素治疗的患者出现低血糖的概率是使用标准胰岛素方案的患者的 3 倍[29]。A1C 水平接近 7.2%。

G.O. 应该停止睡前和午餐后追加胰岛素。自己检测餐前、餐后 1~2 小时及睡前血糖，得出更合理的血糖与胰岛素需求关系的图谱。他应尽量避免睡前加餐，因为不能靠加餐来预防低血糖（即应当调整胰岛素治疗方案）。停止睡前谷赖胰岛素注射后，他应该在凌晨 2 点或 3 点测血糖，观察是否仍会出现夜间低血糖。重要的是他需记录每餐使用胰岛素的剂量并在看医师时携带以便进行精细的调整。接下来，如果他力所能及的话，就应该提供餐前谷赖胰岛素剂量的算法调整，缓解低血糖和高血糖症状（见案例 53-2，问题 12），最后他便能计算所需碳水化合物的量了（见案例 53-2，问题 11 和 12）。

低血糖的处理

案例 53-8，问题 3： G.O. 的低血糖症状如何处理？

正如 G.O. 所说，很多糖尿病患者恐惧低血糖，有过度处理低血糖的倾向，比如使用大量的果汁或是汽水。不应鼓励这种行为，因为过度矫正加上反向调节激素的升糖作用最终会导致高血糖。

成功控制低血糖的关键是识别和预防。由于低血糖的早期症状因人而异，G.O. 应学习识别早期症状以及早期处理。患者如果没有出现低血糖昏迷，通常在从严重低血糖反应中恢复后，还可以回忆起当时的症状（见案例 53-9）。值得注意的是，我们偶尔发现某些接受强化胰岛素治疗的患者在血糖浓度由高水平降至正常后会有"低血糖"的感觉。所以，我们建议患者感觉不舒服时，在治疗前应先测血糖来确定是否有低血糖。G.O. 只有在确实存在低血糖时才应进行处理。

预防低血糖的另一组成部分是确定其发生原因以及采取预防性措施。这涉及他的饮食的评估（是否有延迟进食或不进食或是改变食物）、运动方式、使用胰岛素的时间和剂量、碳水化合物含量的准确计算和摄入量。如果低血糖反应持续在每日中某一时间出现，他应该确定这是否与他某一餐时速效胰岛素的剂量有关，并把那次的剂量减少 1U~2U。如果空腹血糖持续降低，甘精胰岛素剂量也要减少。

如果低血糖症状出现，G.O. 应该按下列方法处理（见表 53-12）。

轻度低血糖

大多数低血糖反应都可以通过等同于 10~20g 葡萄糖的食物得到良好的控制（见表 53-14 有关于含 15g 葡萄糖的碳水化合物的例子）。如果 15 分钟后血糖仍然低，患者应再次进食 10~20g 碳水化合物。这种快速的糖类补充后患者应进食少量混合碳水化合物或蛋白质（例如：牛奶、花生酱三明治）以继续提供葡萄糖来源，除非在 1~2 小时后就要进餐。患者可遵循一个简单的"15-15-15"原则，15g 葡萄糖，之后如果 15 分钟后仍有症状再摄入 15g。

葡萄糖片也可使用，它的好处是用量可以提前确定以防止对低血糖的过度处理。葡萄糖凝胶和小管蛋糕粉对于儿童以及那些不合作或是烦躁的低血糖患者很有效。

中~重度低血糖

胰高血糖素可以皮下或肌内注射（首选）在三角肌或大腿前部。胰高血糖素通常用于由外源性胰岛素导致患者无法自行处理的低血糖。处理中~重度低血糖所需胰高血糖素的推荐剂量分别是：5 岁以下儿童 0.25~0.5mg；5~10 岁为 0.5~1mg；10 岁以上 1mg。父母、配偶或其他亲人应学会如何在紧急情况下混合、抽取和注射胰高血糖素。有预装 1mg 胰高血糖素的注射装置可供使用。给予胰高血糖素的患者应面朝下平卧以防止呕吐时发生误吸。患者一旦清醒（10~25 分钟）应立即进食。

静脉注射葡萄糖

如果难以获得胰高血糖素，应将患者送往医院急诊室，在那里可以先给他们静脉注射葡萄糖（50% 葡萄糖 20~50ml 约为 10~25g 葡萄糖，1~3 分钟），然后注射胰高血糖素。在大剂量静脉注射葡萄糖之后，应持续使用静脉葡萄糖（5~10g/h）至患者恢复意识可以进食。

未察觉的低血糖

案例 53-9

问题 1： M. M.，35 岁，75kg，无业，男性，3 岁时诊为 1 型糖尿病。作为糖尿病的并发症，他目前患有增殖性视网膜病变及进展期糖尿病肾病［当前 SCr，2.2mg/dl（194.5μmol/L）］。M. M. 的生活飘忽不定，由于没有工作，他经常晚睡晚起。他在起床时注射胰岛素，进食也无规律。每次来诊所时记录显示他血糖范围 80~140mg/dl（4.4~7.8mmol/L），他每月出现 2~3 次严重低血糖，需到急诊室静脉注射葡萄糖处理。有好几次，血糖仅 30mg/dl（1.7mmol/L），他可能感觉有点虚弱，但觉得"不是太糟"。他上次 A1C 是 10%，他说他坚持采用如下胰岛素使用方法：早餐前 18U NPH/11U 常规胰岛素，午餐和晚餐前 10U 常规胰岛素，睡前 14U NPH。

这次随访他和女友一起来门诊。他鼻子上有一个大伤痕，那是他在 3 天前约下午 1:30 时推他的车时突然失去意识留下的。因为他的车出了问题他没能按时吃午餐。判断 M. M. 的低血糖反应和血糖控制。他目前的强化胰岛素治疗是否应继续？他应如何处理？

M. M. 代表了患 1 型糖尿病而血糖的反向调节机制障碍以至于不能对低血糖进行有效反应的患者。他也是一个不应用强化胰岛素方案治疗的例子，因为他感觉不到低血糖症状，而且已经发展到了终末期的器官损伤（增殖性视网膜病变和糖尿病肾病）。即使血糖控制得到改善，其并发症也很难逆转。实际上，增殖性视网膜病变可能会在开始胰岛素强化治疗阶段出现恶化[38]。在 DCCT 研究中，使用强化胰岛素治疗的患者中出现严重低血糖反应的几率升高了 3 倍，夜间低血糖占所有低血糖的 41%[29]。

在反向调节机制受损的患者，出现严重低血糖的危险是调节机制正常患者的 25 倍[154]。M. M. 出现低血糖导致死亡的风险很大。

M. M. 的生活不安定，饮食不规律，而且他汇报的血糖记录（80~140mg/dl）（4.4~7.8mmol/L）与高水平 A1C 不符。这可能是由于他测量方法有误或是由于他来门诊之前编造记录。使用不同颜色笔填写或带有血污的记录通常是真实的。

如前所述，在血糖降低时分泌的主要应答激素是胰高血糖素和肾上腺素。在 1 型糖尿病病程大于 2~5 年的患者，常见胰高血糖素分泌障碍，这些患者只有依靠肾上腺素来纠正低血糖[155]。不幸的是，约 40% 长期患 1 型糖尿病（8~15 年）的患者同时有肾上腺素分泌障碍，这可能与自主神经病变有关。使用强化胰岛素治疗的糖尿病患者对低血糖的反向调节激素反应也会下降。就像 M. M. 所表现的，肾上腺素分泌不足的患者可能在低血糖时也没有预兆和体征。这种患者出现的情况被称为"未察觉的低血糖"，因为他们在血糖小于 50mg/dl（2.8mmol/L）时也没有察觉。在这些患者身上，失去知觉、抽搐或者行为改变可能是出现极低血糖值时首先出现的客观体征。在进行强化胰岛素治疗时，血糖控制在正常或接近正常水平的患者，出现症状的血糖阈值也会下降[154]。所以可能直到他们失去意识后，低血糖才会被意识到并进行处理。M. M. 应做如下处理：

- 由于他的睡眠进食不规律，M. M. 应该使用适合他生活方式的胰岛素方案治疗。例如他可以改为基础-餐时胰岛素方案，在实际吃饭前注射速效胰岛素。一定剂量的甘精胰岛素或地特胰岛素可以在他的第一餐前使用以提供餐间的基础胰岛素水平。此外，当改用甘精胰岛素或地特胰岛素时，M. M. 应当使用胰岛素笔，以避免因为 M. M. 当前视力损害将胰岛素抽取入注射器时出现的任何错误剂量。

- 由于 M. M. 的低血糖没有预兆症状，所以更应强调自我监测血糖的重要性。当回顾 M. M. 血糖检测过程时，发现他的视力很差，以至于不能分辨试纸的两端。而且，由于他丧失了景深，也不能把血液滴在试纸上了。为了解决这种状况，他女友应学会如何测血糖。另外，他需要一台血糖检测仪，只需很小的血样且采集足够的血样后能发出哔哔声。

- M. M. 的女友还应学会如何识别和处理低血糖症状以及如何注射胰高血糖素。通常患者会忽视早期的预警症状，直到失去能正确处理所需的判断力的状态。如果 M. M. 的情况还不严重，可以给予快速起效的碳水化合物饮食，如果已经失去意识，应注射胰高血糖素。

所有这些措施都能减少 M. M. 出现严重低血糖的频率。总体来说，他的血糖应控制在 180mg/dl（10.0mmol/L）以下而且应基本没有高血糖症状。使用这种基础-餐时胰岛素方案后 M. M. 的 A1C 是 8.0%。

糖尿病酮症酸中毒

案例 53-10

问题 1： J. L. ,40 岁,60kg,女性,患 1 型糖尿病 8 年。通过使用 24U 甘精胰岛素及餐前的赖脯胰岛素病情控制尚可。由于她出现腹痛、恶心和呕吐,家人带她来到急诊室。根据她家人叙述,她 2 日前睡醒后觉得恶心、呕吐、腹泻、发抖。由于她无法进食,过去 2 日她都没有使用早餐剂量的胰岛素。她的胃肠道症状进展后被带到急诊室,当时处于昏睡状态。

体检发现她身体虚弱,昏睡但还有反应。体温 37℃,皮肤弹性差,黏膜干燥,眼球缩小变软。呼吸音清,呼吸深大而有水果味,心脏未查及明显异常体征。

平卧时 J. L. 脉搏 115 次/min,血压 105/60mmHg,站立时,脉搏升至 140 次/min,血压降至 85/40mmHg,腹部轻度弥漫压痛。

入院时实验室检查发现：

血糖 450mg/dl(25mmol/L)

Na：150mmol/L

K：5.4mmol/L

Cl：106mmol/L

HCO_3：10mmol/L

SCr：2.0mg/dl(177μmol/L)

Hb：157g/L

HCT：49%

血 WBC：15 000/μl,杆状 3%(正常 3%~5%),中性粒细胞 70%(正常 54%~62%),淋巴细胞 27%(正常 25%~33%)

血清酮体在 1∶10 稀释时为中量(正常阴性)

尿检结果如下：

尿葡萄糖：2+(正常 0)

尿酮体中量：(正常 0)

pH：5.5(正常 4.6~8)

尿比重：1.029(正常值 1.020~1.025)

没有 WBC、RBC、细菌、管型

血气分析如下：

pH：7.05(正常 7.36~7.44)

PCO_2：20mmHg(正常 35~45)

PO_2：120mmHg(正常 90~100)

有哪些支持 J. L. 糖尿病酮症酸中毒(DKA)的诊断？

事实上,J. L. 患有 1 型糖尿病使她有发生酮症酸中毒的危险。约 80% 的 DKA 是 18 岁以上的患者,其中三分之一的患者都是 45 岁以上[151]。在 DKA 中,相对或绝对的胰岛素不足促进了脂肪分解和游离脂肪酸在肝脏中代谢生成 β 羟丁酸,乙酰乙酸和丙酮。过高的胰高

血糖素增强了糖异生及减弱外周对酮体的利用。应激通过刺激胰高血糖素、儿茶酚胺、糖皮质激素和生长激素等拮抗胰岛素作用的激素分泌,可诱发 DKA。常见的应激状态包括感染、怀孕、胰腺炎、创伤、甲亢和急性心梗。

J. L. 有恶心、呕吐、腹泻和发抖的症状,这些提示急性病毒性肠胃炎。J. L. 这样的患者通常在这种情况下停止使用胰岛素,更促进了 DKA 的发生(见案例 53-5)。表 53-22 是关于 DKA 的患者教育。

表 53-22

糖尿病酮症酸中毒：患者教育

定义：DKA 发生在当身体内胰岛素量不足时

问题

1. 不论是何原因,是否有停止使用或间断使用胰岛素？
2. 如果使用胰岛素泵,管路是否阻塞或缠绕？导管是否脱出？
3. 胰岛素是否失效？速效/普通胰岛素或基础胰岛素的药瓶是否不透明？NPH 的药瓶是否有结霜？
4. 是否有因为生病或其他应激引起的胰岛素需要量增加(感染、怀孕、胰腺炎、创伤、甲亢、心梗)？

需关注的情况

1. 高血糖的症状体征：口渴、多尿、疲劳、视物模糊、血糖持续大于 300mg/dl(16.7mmol/L)
2. 酸中毒的征象：呼吸有水果味、深大呼吸、呼吸困难
3. 脱水征象：口干、皮肤温暖干燥、疲劳
4. 其他：胃痛、恶心、呕吐、食欲缺乏

如何处理

1. 参照"患病时处理"(见表 53-22)
2. 每日测血糖≥4 次
3. 血糖>300mg/dl(16.7mmol/L)时测尿酮体
4. 多喝水(水、清汤)
5. 继续使用胰岛素
6. 马上联系医师

DKA,糖尿病酮症酸中毒;MI,急性心肌梗死;NPH,中性鱼精蛋白锌胰岛素

以 J. L. 为代表的 DKA 患者,表现为继发于外周葡萄糖利用下降和肝糖输出增加引起的中到重度高血糖(表 53-23)。这使血浆渗透压升高,使细胞内液进入细胞外间隙。当血糖超过肾糖阈重吸收限度 200mg/dl(11.1mol/L),就会出现渗透性利尿,体内水分和电解质就会丢失。J. L. 还由于呕吐和腹泻丢失了体液和电解质。最终,当丢失大于摄入,患者就会出现脱水(黏膜皮肤干燥、眼球变小变软,HCT 升高),同时血容量也会减少(站立时 BP 和脉搏改变)。

表 53-23

糖尿病酮症酸中毒(DKA)患者常见的实验室异常

葡萄糖	250mg/dl(13.9mmol/L)
血浆渗透压	易变,昏迷时>320mOsm/kg
钠	低,正常,或升高[a]
钾	正常或升高
酮体	出现在尿和血中
pH	轻度 7.25~7.30
	中度 7.00~7.24
	重度<7.00
碳酸氢盐	轻度 15~18mmol/L
	中度 10~15mmol/L
	重度<10mmol/L
WBC 计数	无感染证据时也可达 15 000~40 000/ul

[a] 体内总钠通常会降低。
WBC,血白细胞

　　J. L. 诊断出高血钾,这在 DKA 患者中很普遍,因为胰岛素有利于血钾向细胞内转移[156]。DKA 患者由于胰岛素相对缺乏致使血钾向细胞外转移,并且随着酸中毒的进展而加重[157]。DKA 患者很少出现低血钾(<3.3mg/dl),低血钾意味着有更严重的病情。低血钾患者由于钾向细胞外转移加之多尿导致机体钾总量的过度消耗。胰岛素治疗会促进钾向细胞内转移,进而导致更严重的低血钾,所以在开始注射胰岛素前,必须先静脉输液补充钾[156]。

　　J. L. 产生过多酮体的证据包括:酮尿、酮血症和呼气呈特征性丙酮水果味。这些有机酸水平的升高,增加了阴离子间隙,使 pH 和 HCO_3^- 下降。呼吸频率加快以代偿代谢性酸中毒的高碳酸血症[156,158]。

治疗

案例 53-10,问题 2:应如何治疗 J. L. ?

　　对 DKA 患者的治疗的目的是补充血管内外容量、补偿丢失的电解质和防止酮体产生(表 53-24)。

表 53-24

糖尿病酮症酸中毒的处理[156]

补液
静脉输液应用生理盐水(0.9% NaCl),除非患者存在心脏损害
速率为 15~20ml/kg 或开始的第 1 个小时内 1~1.5L
如果血钠正常或升高,采用 0.45% NaCl,4~14ml/(kg·h)(250~500ml/h)输液;如果血钠仍然很低,采用 0.9% NaCl
一旦血糖达到 200mg/dl(11.1mmol/L),改用 5%葡萄糖和 0.45% NaCl,150~250ml/h

胰岛素
优先选择常规胰岛素持续静脉输注,仅在无法输液时应采用肌注
单次剂量:0.1U/kg IV
维持剂量:0.1U/(kg·h) IV
如果 1 小时后血糖下降不足 50~75mg/dl,胰岛素输注速率需提高至两倍
一旦血糖达到 200mg/dl(11.1mmol/L),减慢胰岛素输注速度至 0.05~0.1U/(kg·h),并改用 5%葡萄糖和 0.45% NaCl(不能停止胰岛素输液)
当可以开始皮下注射胰岛素时,在停止静脉输液前 1~2 小时给药
对无并发症 DKA 患者来说,可以考虑皮下注射速效胰岛素。单次剂量 0.2U/kg 紧接着 0.1U/(kg·h)或初始剂量 0.3U/kg 紧接着 0.2U/(kg·h),直至血糖<250mg/dl(13.9mmol/L);然后皮下注射剂量减半[0.05U/(kg·1~2h)或 0.1U/(kg·1~2h)]

钾
确定肾功能正常(尿量 50ml/h)。当 K<3.3mmol/L,继续胰岛素输液并补钾 20~40mmol/h 直至 K>3.3mmol/L;当 K>5.5mmol/L,切勿补钾并每 2 小时检测血钾浓度;当 3.3mmol/L<K<5.5mmol/L,静脉补液每升需含钾 20~30mmol 以使 K 维持在 4~5mmol/L 之间

磷酸盐
在磷酸盐<1mg/dl 或患者出现心功能不全、贫血或呼吸抑制时开始使用。应用磷酸钾 20~30mmol/L。少用

碳酸氢盐
应用存在争议,且可能有危险
对于成年人,pH<6.9 时,可在 400ml 无菌注射用水中加入 100mmol 碳酸氢钠,同时加入 20mmolKCl,输液 2 小时(200ml/h)。pH 在 6.9~7.0 的成年患者,可于 200ml 无菌注射用水中加入 50mmol 碳酸氢钠,同时加入 10mmol KCl,输液 1 小时(200ml/h)。pH>7.0 时无需给予碳酸氢盐

　　DKA,糖尿病酮症酸中毒;IM,肌内注射;IV,静脉注射;SC,皮下注射

补液

关键是快速纠正体液丢失。在不存在明显高钠血症的情况下,评估体液丢失量是很难的,但大多数患者依据DKA的严重程度大约估计失液量占体重的 5%~10%。若患者无心脏损害、高钠血症或明显肾功能不全,应使用等渗盐水(0.9% NaCl)[151]。

J. L. 有显著脱水及血容量丢失的证据。根据体重,如果患者体重明显减轻 5%~10%,则表明大约需要补充 3~6L 液体才能完全恢复失液量(60kg×10% = 6kg,1L = 1kg)。推荐治疗方案是,在第 1 小时内,以 15~20ml/(kg·h)的速度输液(成年人平均 1~1.5L)。之后的补液方案根据患者脱水的程度、电解质水平以及尿量决定。通常情况下,如果校正的血清钠正常或升高,则给予 0.45%NaCl 以 4~14ml/(kg·h)的速度输注[156]。当校正的血清钠低时,需选择0.9%NaCl。当血糖浓度接近 200mg/dl(11.1mmol/L),应改为 D5W/0.45%NaCl。加入葡萄糖是为了持续胰岛素治疗时防止低血糖的发生(见案例 53-13,问题 5)[156]。

钠

DKA 患者通常以 7~10mmol/kg 体重损失体内总钠。在评估这些患者血钠水平时,重要的一点是要记住高血糖和高甘油三酯血症可能会导致错误的低估(即假性低钠血症)。计算校正的血钠水平是当血糖>100mg/dl(5.6mmol/L)时,在血糖每升高 100mg/dl(5.6mmol/L)需在血钠实测值上加 1.6mmol/L。采用生理盐水补钠,其钠含量为 154mmol/L[156]。

钾

由于钾从尿中和胃肠道丢失,DKA 患者钾平衡显著变化。不变的是,总钾一定程度上是减少的;但是,不同程度的酸中毒、体液浓缩以及胰岛素缺乏可使血清钾浓度升高、正常或降低。通常情况下,失钾程度平均为 3~5mmol/kg,但也可能高达 10mmol/kg[156,158]。

假定 J. L. 的正常体重为 70kg,她需要大约 200~350mmol 钾来补充体内储备。为防止低血钾,补钾应该在血钾浓度降低至<5.3mmol/L 后开始(假设有足够尿量,50ml/h)。为了维持血钾浓度在 4mmol/L 以上,额外补钾20~30mmol/L 便足够了。在血钾低的情况下(<3.3mmol/L),补钾应当与补液同时开始,直至血钾超过 3.3mmol/L再开始胰岛素治疗,以防发生严重低血钾和心律失常及膈肌无力的风险。对这些患者,初始静脉输液应该加入 20~30mmol/L KCl。

磷酸盐

磷酸盐丢失是组织分解代谢增加、细胞摄取受损和肾脏排泄增加的结果。同其他电解质一样,即使在体内储存消耗时,血清磷酸盐水平在初始时仍可表现为正常。然而,补充磷酸盐会造成低血钙,而且在治疗 DKA 中应用磷酸盐不能使患者获益[156]。严重低磷血症[<1.0mg/dl(0.3mmol/L)]会导致心肌和骨骼肌无力以及呼吸抑制。为避免这种情况,对于心功能不全或呼吸抑制的患者,当磷酸盐浓度低于 1.0mg/dl 时可以谨慎使用磷酸盐。补充磷酸盐可加入 20~30mmol/L 的磷酸钾。

胰岛素

案例 53-10,问题 3: 对于 J. L. 适当的胰岛素剂量及给予途径是什么?

胰岛素疗法是治疗 DKA 的关键,因为胰岛素可以阻止酮体的产生。由于胰岛素能恢复糖代谢,其反向调节信号可以关闭酮体产生。除非发生轻微的 DKA(pH = 7.25~7.30),否则都建议持续输注普通胰岛素。一旦低钾血症(K<3.3mmol/L)消失或纠正,应静脉推注 0.1U/kg 普通胰岛素,并以 0.1U/(kg·h)的速度持续输注。这样血糖应该在第 1 个小时内会降低 10%。如果没有降低 10%,应再次静脉推注 0.15U/kg 的胰岛素。当血糖达到 200mg/dl(11.1mmol/L)时,胰岛素输注应降至 0.05U/(kg·h)。或者,胰岛素改为皮下注射 0.1U/(kg·2h)。不论何种胰岛素疗法,血糖水平都应该保持在 200mg/dl(11.1mmol/L)以下[156]。此时输液应变为 D5W/0.45% NaCl。此后胰岛素输液速率和 D5W/0.45% NaCl 输液速率需调整至维持血糖在 200mg/dl(11.1mmol/L)左右,直至酮体消失[156]。酮症缓解的标志是血清碳酸氢盐≥15mmol/L,静脉 pH>7.3,阴离子间隙≤12mmol/L。一旦出现 3 个标志中的 2 个,患者可以转为长效胰岛素皮下注射方案。

对于轻度 DKA(血清碳酸氢盐≥15mmol/L,阴离子间隙<15mmol/L)来说,皮下注射速效胰岛素对患者预后没有影响。优点是患者不用收住到 ICU,减少住院开销。速效胰岛素使用剂量见表 53-24。

碳酸氢钠

案例 53-10,问题 4: 如前所述,采用补液、电解质和胰岛素治疗 J. L.。治疗 4 小时后的实验室和临床数据如下:
pH:7.1
血糖:400mg/dl(22.2mmol/L)
K:3.8mmol/L
SCr:3.1mg/dl(274μmol/L)
血酮体:呈强阳性,滴度 1∶40
她的血压为 120/70mmHg,无体位变化。近 3 小时尿量为 500ml。由于血酮体升高,J. L. 是否该接受更多胰岛素?她需要接受碳酸氢盐治疗吗?

假定 J. L. 的酮症恶化是不正确的。DKA 时,低胰岛素和高胰高血糖素促进了肝脏中游离脂肪酸代谢成乙酰乙酸和 β 羟基丁酸。虽然 β 羟基丁酸是更重要的酮体,但是标准硝普盐反应测定酮体试验仅仅测定了乙酰乙酸。从乙酰乙酸到 β 羟基丁酸的转化与 NADH∶NAD 的比率降低密切相关。如果这一比率很高(如在乙醇中),β 羟基丁酸会大量生成以致乙酰乙酸实际上无法测出;因而,血浆中缺乏酮体并不能排除酮症酸中毒;相反,胰岛素治疗开始抑制脂肪分解和脂肪酸氧化;NAD 重新生成使反应向乙酰乙酸方向转化[156]。这样,即使表面上看来血中有更高浓度的酮体,但 J. L. 的血糖下降、碳酸氢盐浓度升高以及酸碱度和心血管反应的改善表明她反应尚佳。因此,无需改变胰岛素剂量。需要重点强调的是因为酮体代谢更慢,血糖浓度会比酮体较早回到正常(4~6小时相对于6~12小时)。因此,应用胰岛素继续抑制脂肪分解直至血尿酮体清除,这一点非常重要。

对DKA患者应用碳酸氢钠曾引起争议[151]。多数学者不建议常规使用,仅用于严重酸中毒患者(pH<6.9)或临床上出现休克的患者。与昏迷密切相关的是血糖浓度(>700mg/dl(38.9mmol/L))和高渗透压(估算血渗透压>340mOsm/kg)[156]。在小样本量随机前瞻研究中,碳酸氢盐不能使严重的DKA患者(动脉pH,6.9~7.14)恢复[159]。因此,即使J.L.入院时酸中毒看似严重[pH,7.05;碳酸氢盐,10mmol/L;Kussmaul呼吸(深快呼吸从而使CO_2排出)],仍不予以碳酸氢盐。显然,单独应用液体和胰岛素治疗,她的酸中毒正开始改善。

案例53-10,问题5:预计J.L.的DKA会怎样发展?

经过3L液体和6U/h胰岛素持续3小时输注,J.L.的血糖浓度已降至400mg/dl(22.2mmol/L)且血压已无体位性变化,这反映了她体液丢失状况的好转。在输液中加入钾(40mmol/L)并以300ml/h的速度缓慢滴注。

3小时后,血糖浓度已降至350mg/dl(19.4mmol/L),pH升至7.21,阴离子间隙24mmol/L,血钾3.4mmol/L,仍低于正常,且血钠升至151mmol/L。考虑到这些变化,静脉输液改为在5%葡萄糖及半渗盐水中加入40mmol/L钾,速度降为250ml/h,胰岛素输注持续6U/h。

4小时后(入院后10小时),血糖为205mg/dl(11.4mmol/L),血钾为3.5mmol/L。静脉输液改为5%葡萄糖加40mmol/L氯化钾,以250ml/h速度输液,普通胰岛

素输注由6U/h减至3U/h。在接下来的12小时,J.L.继续好转,且入院第2日,她开始充分饮水。此时,她的静脉补液速度降至200ml/h,但维持胰岛素输注。

大约入院后24小时,J.L.血糖浓度为175mg/dl(9.7mmol/L),血钾为4.6mmol/L,血钠144mmol/L,阴离子间隙降至16mmol/L,血酮体消失。尿中有1%葡萄糖和中等量酮体。停止静脉输液,在停止输注胰岛素前1小时皮下注射速效胰岛素。J.L.每4小时按照计算法则(见案例53-2,问题12)继续皮下注射速效胰岛素。入院后36小时,J.L.像以前一样应用甘精胰岛素和赖脯胰岛素,并准予出院,门诊随访。

2型糖尿病治疗:降糖药

2型糖尿病必须被当作代谢综合征来处理。在诊断时,很多2型糖尿病患者已有大血管病变和微血管病变的证据。每一项促使血糖接近正常标准、控制血压以及血脂的努力都非常重要,有助于延缓这些并发症的发生或减慢其进展,改善患者的整体生活质量,并为医疗系统节省治疗这些并发症所花费的数百万美元的住院费用。营养治疗、运动、血糖监测是治疗2型糖尿病患者的基础。不幸的是,对于大多数患者,这些措施单独应用通常不能成功地达到控制效果,最终需要药物治疗。由于这些患者经常需要大量药品来治疗相关疾病(如高血压、血脂异常、心血管病、抑郁),而且自己可能还使用OTC药品、中药和营养补充剂来治疗,我们应以用最少、最安全的药物为患者提供最优血糖控制为2型糖尿病治疗目标。

表53-25和表53-26概括了口服降糖药物的比较药理学、药代动力学和剂量选择。这些药物在特定情况下的临床应用会在本章随后举例说明。

表53-25

降糖药比较药理学

药品/通用名(商品名)/作用机制	FDA适应证	疗效指标[a]	不良反应	备注
胰岛素补充或增加内源性胰岛素	单药治疗;结合口服制剂	↓A1C[b] ↓FPG[b] ↓PPG[b] ↓TG	低血糖,体重增加,脂代谢障碍,局部皮肤反应	按照生活习惯和血糖水平来灵活用药。起效快。可用于妊娠期、肾衰竭和肝功能不全患者。用于其他降糖药物无效的患者
胰岛素促泌剂				
非磺脲类胰岛素促泌剂(格列奈类)瑞格列奈(Prandin)那格列奈(Starlix)促进胰岛素分泌	单药治疗;与二甲双胍或噻唑烷二酮联用	单药治疗:↓A1C~1%(瑞格列奈)↓A1C~0.5%(那格列奈)联合用药:额外1%↓A1C	低血糖,体重增加	仅限随餐服用。错过餐食,略过服药。按照生活习惯灵活给药。可用于肾衰竭和肝衰竭患者。起效快。有效降低餐后血糖
磺脲类药物种类多;见表53-26。促进胰岛素分泌。可降低肝葡萄糖输出并提高外周葡萄糖利用	单药治疗;与二甲双胍联用;与胰岛素(格列美脲)联用	单药治疗:↓A1C~1%联合用药:额外1%↓A1C	低血糖,尤其长效药品会导致低血糖;体重增加(2.27~4.54kg);罕见有肝毒性、酒精不耐受、低钠血症	疗效好。某些药可每日1次。起效快(1周)

表 53-25

降糖药比较药理学（续）

药品/通用名（商品名）/作用机制	FDA 适应证	疗效指标[a]	不良反应	备注
肠促胰素疗法				
GLP-1 受体激动剂/肠促胰素类似物 艾塞那肽（Byetta） 缓释型艾塞那肽（Bydureon） 杜拉糖肽（Trulicity） 阿必鲁肽（Tanzeum） 利拉鲁肽（Victoza） 促进胰岛素分泌,延缓胃排空,降低餐后胰高血糖素水平,增加饱腹感	单药治疗(仅限艾塞那肽);与二甲双胍或磺脲类或噻唑烷二酮联用;与二甲双胍+磺脲类联用;与二甲双胍+噻唑烷二酮联用。艾塞那肽和利拉鲁肽可与基础胰岛素联合使用	单药治疗:↓ A1C 0.8%~0.9% 联合用药:额外 1%↓A1C	胃肠道反应:恶心,呕吐,腹泻;低血糖(与磺脲类药物联用时);体重减轻;报告称有急性胰腺炎。急性上呼吸道感染	体重减轻 艾塞那肽:早餐和晚餐或全天两主餐(相差≥6 小时)前 60 分钟内服用 利拉糖肽、缓释型艾塞那肽、杜拉鲁肽、阿必鲁肽:禁用于个人或家族有甲状腺髓样癌病史者(MTC)或多发性内分泌腺瘤病 2 型的患者 禁用于胃轻瘫或严重胃肠道疾病患者。皮下注射;注射笔无需冷藏 罕见有发生胰腺炎的报道
DPP-4 抑制剂 西格列汀（Januvia） 沙格列汀（Onglyza） 利格列汀（Tradjenta） 阿格列汀（Nesina） 促进胰岛素分泌,降低餐后胰高血糖素水平	单药治疗;与二甲双胍、磺脲类或噻唑烷二酮联用;可与胰岛素联用(西格列汀、利格列汀和沙格列汀)	单药治疗:↓ A1C 0.5%~0.8%联合用药:↓A1C 0.5%~0.9%	头痛,鼻咽炎,低血糖(与磺脲类药物联用时),皮疹(罕见)	每日 1 次。随餐或不随餐服用皆可。未见体重增加或恶心。肾功能不全者需调整西格列汀、沙格列汀和阿格列汀剂量。联合用药时需减少磺脲类剂量。罕见发生胰腺炎的报道
胰淀素受体激动剂				
胰淀素类似物 普兰林肽（Symlin）	1 型糖尿病:餐时胰岛素辅助治疗	1 型糖尿病: ↓A1C 0.33% 2 型糖尿病: ↓ A1C 0.40%	胃肠道反应:恶心,食欲缺乏	餐前即刻皮下注射。不能用于胃轻瘫患者。开始治疗时,应将餐时胰岛素剂量减少 50%,以避免低血糖
促进胰岛素分泌,延缓胃排空,降低餐后血糖,增加饱腹感	2 型糖尿病:餐时胰岛素辅助治疗;±磺脲类和二甲双胍		头痛,低血糖,体重减轻(轻微)	
胰岛素增敏剂				
双胍类药物 二甲双胍（Glucophage） 降低肝脏葡萄糖的产生并提高外周葡萄糖利用	单药治疗;与磺脲类或噻唑烷二酮联用;或与胰岛素联用	单药治疗:↓A1C~1% 联合用药:额外 1%↓ A1C	胃肠道反应:恶心,痉挛,腹泻;乳酸酸中毒(罕见)	缓慢滴定剂量减小胃肠道反应。未见低血糖和体重增加。有体重减轻可能。胆固醇轻微降低。肾功能不全或严重肝功能不全禁用

表 53-25

降糖药比较药理学（续）

药品/通用名（商品名）/作用机制	FDA 适应证	疗效指标[a]	不良反应	备注
噻唑烷二酮类药物 罗格列酮（Avandia） 吡格列酮（Actos） 增强胰岛素外周作用；提高肌肉和脂肪组织的葡萄糖利用；减少肝脏葡萄糖的输出	单药治疗；与磺脲类、噻唑烷二酮类或胰岛素联用；与磺脲类+噻唑烷二酮类联用	单药治疗：↓A1C~1% 联合用药：额外 1% ↓A1C	轻微贫血；液体潴留和水肿，体重增加，黄斑水肿，易骨折（女性）	可导致或加剧心力衰竭；切不可用于症状性心力衰竭或心功能Ⅲ~Ⅳ级患者。罗格列酮可能会增加心肌梗死风险。增加中老年女性骨折风险。吡格列酮使用超过 1 年可能会增加膀胱癌风险；会轻微降低甘油三酯。罗格列酮轻微升高低密度脂蛋白。基线时应做肝功能检查，疗程中定期检查。起效慢（2~4 周）
葡萄糖重吸收抑制剂				
钠-葡萄糖协同转运蛋白 2 型（SGLT-2）抑制剂 卡格列净（Invokana） 达格列净（Farxiga） 恩格列净（Jardiance） 选择性和可逆地与 SGLT-2 结合，抑制葡萄糖重新吸收，导致葡萄糖在尿液中排泄	二线或三线用药；对于不能耐受二甲双胍的患者，可作为一线用药	↓A1C 0.7%~1% ↓FPG ↓PPG 可能导致体重减轻	生殖器真菌感染 尿路感染 降低肾衰竭患者的 GFR	低血糖风险 GFR<30 的肾衰竭患者禁用
延缓葡萄糖吸收的制剂				
α-葡萄糖苷酶抑制剂 阿卡波糖（Precose） 米格列醇（Glyset） 延缓复合多糖吸收	单药治疗；与磺脲类、二甲双胍或胰岛素联用	单药治疗：↓A1C~0.5% 联合用药：额外 0.5%↓A1C	胃肠道反应：腹胀，腹泻。阿卡波糖在剂量>50mg TID 时转氨酶升高	有效降低餐后血糖［↓PPG 25~50mg/dl（1.4~2.8mmol/L）］ 疗程第 1 年每 3 个月监测 1 次肝功能，之后定期检查。因米格列醇不被代谢，无需肝功能检测。缓慢滴定剂量减小胃肠道反应。未见低血糖和体重增加。如果降血糖药物联合应用时，建议用葡萄糖片治疗低血糖，因为蔗糖的吸收不被抑制
胆汁酸螯合剂 考来维仑（Welchol）	与二甲双胍、磺脲类或胰岛素联用。	↓A1C 0.3%~0.4%	便秘，消化不良，恶心；↑甘油三酯	低密度脂蛋白下降（12%~16%）。其他药物前 4 小时给药。随餐服用
拟多巴胺药				
溴隐亭（Cycloset）	单药治疗；联合磺脲类或二甲双胍治疗二甲双胍	单药治疗： ↓A1C 0.1% 联合用药： ↓A1C 0.5%	低血压、头晕、晕厥、恶心、嗜睡、头痛、精神病症状恶化	作为治疗药物的作用非常有限

[a] 来自磺脲类、格列奈类、噻唑烷二酮类和 α-葡萄糖苷酶抑制剂的有效性数据比较。
[b] 理论上，胰岛素治疗能无限降低血糖。
A₁C，糖化血红蛋白；DPP-4，二肽基肽酶-4；FDA，美国食品药品管理局；FPG，空腹血糖；TG，甘油三酯；TID，每日 3 次；T1,1 型糖尿病；T2,2 型糖尿病

表 53-26

降糖药物药代动力学数据

药品（商品名）/规格	用法用量（mg）	每日最小及最大剂量（TDD）/用药频次	平均半衰期	作用持续时间	生物利用度/代谢/排泄	备注
α-葡萄糖苷酶抑制剂						
阿卡糖波糖（Precose）20mg，50mg，100mg	25~100mg 与第一口餐食咀嚼服用，起始剂量 25mg；每 4~8 周每餐增加 25mg	最小剂量：25mg TID；最大剂量：50mg TID（体重≤60kg）；100mg TID（体重>60kg）	2 小时	影响每一餐时复合多糖的吸收	$F=0.5\%~1.7\%$；通常被胃肠道淀粉酶代谢，代谢物无活性；50%原型药粪便排泄	缓慢调整剂量减小胃肠道反应
米格列醇（Glyset）20mg，50mg，100mg	25~100mg 与第一口餐食咀嚼服用，起始剂量 25mg；每 4~8 周每餐增加 25mg	最小剂量：25mg TID；最大剂量：100mg TID	2 小时	影响每一餐时复合多糖的吸收	25mg 剂量时会完全吸收；100mg 剂量时吸收 50%~70%；原型药经肾排出	
双胍类药物						
二甲双胍（Glucophage）500mg，850mg，1 000mg；500mg/ml 液体	起始剂量每日 500mg 或 BID；每 1~2 周每日增加 500mg	0.5~2.5g BID 或 TID	血浆，6.2 小时；全血，17.6 小时	6~12 小时	$F=50\%~60\%$；原型药经尿排出	与食物同服。肾功能不全或易致乳酸中毒患者（例如酗酒、严重中毒、严重心力衰竭、严重呼吸障碍、肝衰竭）禁用
二甲双胍缓释制剂（Glucophage XR）500mg，750mg，1 000mg	500~1 000mg 每日晚餐时服用；每 1~2 周增加 500mg	每日剂量：1 500~2 000mg	同二甲双胍成分缓释	24 小时	同二甲双胍	同二甲双胍
非磺脲类胰岛素促泌剂（格列奈类）						
瑞格列奈（Prandin）0.5mg，1mg，2mg	HbA1c<8%或初次用药时，起始剂量为餐时 0.5mg；其他患者起始剂量餐时 1~2mg	每餐 0.5~4mg（16mg/d）TID 或 QID	1 小时	1 小时达到 C_{max}；持续约 2~3 小时	$F=56\%$；92%经肝代谢为无活性产物；8%原型药经尿排出	仅限随餐服用，错过餐食，略过服药。最大剂量每餐 4mg
那格列奈（Starlix）60mg，120mg	120mg TID 餐前 1~30 分钟；起始治疗时 HbA1c 接近正常者 60mg TID	60mg 或 120mg TID	1.5 小时	起效时间 20 分钟；1 小时达到峰浓度；持续 2~4 小时	$F=73\%$；主要代谢物无活性，83%经尿排出，10%自粪便排泄	错过餐食，略过服药

表53-26
降糖药物药代动力学数据(续)

药品(商品名)/规格	用法用量(mg)	每日最小及最大剂量(TDD)/用药频次	平均半衰期	作用持续时间	生物利用度/代谢/排泄	备注
第一代磺脲类药物						
醋酸己脲(Dymelor)250mg,500mg	每日剂量250mg或500mg;每1~2周增加250mg	每日0.25~1.5g或BID	5小时(代谢物具有活性)	12~18小时	代谢物活性大于原型药。部分代谢物经肾脏排出	年长和肾病患者慎用。显著促尿酸排出
氯磺丙脲(Diabinese)100mg,250mg	每日剂量100mg或250mg;每1~2周增加100mg或250mg	每日0.1~0.5g	≥35小时	24~72小时	代谢物无活性和微弱活性;20%原型药排出,经肾脏多样化	年长和肾病患者慎用。相对其他磺脲类药物,极易发生不良反应
妥拉磺脲(Tolinase)100mg,250mg,500mg	每日剂量100~250mg;每1~2周增加100mg或250mg	每日0.2~1g或BID	7小时(4~25小时)	12~24小时	某些代谢物有中度活性,经肾脏排出	肾衰竭患者可能会有活性代谢物累积
甲苯磺丁脲(Orinase)250mg,500mg	餐前250mg BID;每1~2周增加250mg	0.5~3g BID或TID	7小时	6~12小时	代谢物微弱活性	短效磺脲类无需特别预防措施
第二代磺脲类药物						
格列美脲(Amaryl)1mg,2mg,4mg	起始剂量每日1~2mg;平常维持剂量每日1~4mg	每日1~8mg	9小时	24小时	$F=100\%$,全部经肝代谢。主要代谢物微弱活性(30%原型药)。60%经尿液排出,40%经粪便排泄	肾衰竭患者使用比较安全,但年长和肾功能不全者须减小起始剂量。低血糖发生率可能低于其他长效磺脲类药物
格列吡嗪(Glucotrol)5mg,10mg	年长者每日2.5mg,其他患者每日5mg;每1~2周增加2.5mg或5mg	每日2.5~40mg或BID$^{\alpha}$	2~4小时	12~24小时	代谢物无活性	每日剂量>15mg时须分开给药,无需特殊预防措施。餐前30分钟给药
格列吡嗪控释制剂(Glucotrol XL)5mg	每日5mg;每1~2周增加5mg	每日5~20mg	4~13小时	24小时	同格列吡嗪	慎用于患有胃肠道梗阻患者
格列本脲(Diabeta, Micronase)1.25mg,2.5mg,5mg	年长者每日1.25mg,其他患者每日2.5mg;每1~2周增加1.25mg或2.5mg	每日1.25~20mg或BID	4~13小时	12~24小时	代谢物无活性和微弱活性;50%经尿液排出,50%自粪便排泄	肾衰竭的年长者和其他易出现低血糖患者慎用。每日剂量>10mg应分开给药

表 53-26

降糖药物代谢动力学数据（续）

药品（商品名）/规格	用法用量（mg）	每日最小及最大剂量（TDD）/用药频次	平均半衰期	作用持续时间	生物利用度/代谢/排泄	备注
格列本脲微粒化片（Glynase presTab）1.5mg、3mg	每日 1.5mg；每 1~2 周增加 1.5mg	每日 1.0~12mg	4 小时	24 小时	代谢物无活性和微弱活性；50% 经尿排出，50% 自粪便排泄	每日剂量>6mg 应分开给药。生物利用度升高与原型药规格相关。可减少剂量
噻唑烷二酮类药物						
罗格列酮（Avandia）2mg、4mg、8mg	每日 4mg；可增加至每日 8mg 单次或分手给药（或 4mg BID）	每日 4~8mg 单次或分手给药	3~4 小时	由于作用机制，起效和持续作用时间无关；3 周起效；≥4 周时效果最大。清除期类似。	$F = 99\%$；通常经肝代谢，代谢物无活性；2/3 经尿排出，1/3 自粪便排泄	食物对吸收无影响。BID 时可能会大幅降低 HbA1c。肾功能衰竭无需剂量调整。肝病和心力衰竭禁用
吡格列酮（Actos）15mg、30mg、45mg	每日 15~30mg；每日增加至 45mg。与胰岛素联用，当 FPG<120mg/dl（6.7mmol/L）时，降低胰岛素剂量 10%~25%	每日 15~45mg	3~7 小时（16~24 小时全部代谢）	同前	通常经肝代谢；15%~30% 经尿排出，剩余自粪便排泄	食物会延缓吸收但无临床意义。肾病无需调整剂量。肝病和心力衰竭禁用
GLP-1 受体激动剂/肠促胰素类似物						
艾塞那肽（Byetta）	5μg SC BID；1 个月后增加至 10μg SC BID	5~10μg BID	2.4 小时	2.1 小时达到 C_{max}；持续 10 小时	肾小球滤过	早餐和晚餐前 60 分钟内给药。恶心会逐渐消失
艾塞那肽缓释制剂（Bydureon）	2mg SC 每周 1 次	2mg 每周 1 次	10 周	初始 C_{max} 为 2 周，第 2 个峰值为 6~7 周	肾小球滤过	每日给药，不考虑餐时。恶心会逐渐消失
利拉鲁肽（Victoza）	每日 0.6mg；每日增加至 1.2mg	每日 0.6~1.8mg	13 小时	24 小时达到 C_{max}；8~12 小时达到 C_{max}	代谢为其他大分子蛋白	每日给药，不考虑餐时。恶心会逐渐消失
度拉糖肽（Trulicity）	0.75mg SC 每周 1 次；每周可增加至 1.5mg	C. 75~1.5mg 每周 1 次	大约 5 日	48 小时达到 C_{max}	通过蛋白质分解代谢分解成氨基酸	每次给药，不必考餐时。恶心会逐渐消失

表 53-26

降糖药物药代动力学数据(续)

药品(商品名)/规格	用法用量(mg)	每日最小及最大剂量(TDD)/用药频次	平均半衰期	作用持续时间	生物利用度/代谢/排泄	备注
阿必鲁肽(Tanzeum)	30mg SC 每周1次;每周可增加至50mg	30~50mg 每周1次	大约5日	用药后3~5日达到 C_{max}	由无处不在的蛋白水解酶代谢成小肽和氨基酸	每日给药,不考虑餐时。恶心会逐渐消失
DPP-4 抑制剂						
西格列汀(Januvia)	每日100mg;30ml/min≤CrCl<50ml/min时每日50mg;CrCl<30ml/min时每日25mg	每日100mg	12.4小时	24小时	F=87%;约79%以原型药经尿排出	肾功能不足需剂量调整
沙格列汀(Onglyza)	每日5mg CrCl≤50ml/min时每日2.5mg	每日2.5~5mg	2.5小时(活性代谢物3.1小时)	24小时	由CYP 3A4/5代谢,经肝肾途径排出	1/2活性代谢物起效,遇CYP 3A4/5抑制剂需降低剂量至2.5mg
利格列汀(Tradjenta)	每日5mg	每日5mg	12小时	24小时	F=30%;约90%原型药排出(80%经肝代谢,5%经尿排出)。少量代谢物无活性	肝病或肾病无需调整剂量
阿格列汀(Nesina)	每日25mg;30ml/min≤CrCl<59ml/min时每日12.5mg;CrCl<30ml/min时每日6.25mg	每日25mg	21小时	24小时	F=100%;约76%原型药排出,13%经粪类便排出。少量代谢物无活性	肾功能不足需剂量调整
胰淀素类似物						
普兰林肽(Symlin)	1型糖尿病:正餐前15μg SC;3日最小剂量后增加15μg 2型糖尿病:正餐前60μg SC;3~7日后增加至120μg	1型糖尿病:正餐前15~60μg 2型糖尿病:正餐前60~120μg	48分钟	20分钟达到 C_{max}	F=30%~40%;经肾代谢	减少餐时胰岛素剂量50%。无明显恶心时滴定剂量

表 53-26

降糖药物药代动力学数据（续）

药品（商品名）/规格	用法用量（mg）	每日最小及最大剂量（TDD）/用药频次	平均半衰期	作用持续时间	生物利用度/代谢/排泄	备注
SGLT2 抑制剂						
卡格列净（Invokana）	第一餐前口服 100mg	每日可增加至 300mg	10.6 小时		F=65% 左右；代谢：主要通过 UGT1A9 和 UGT2B4。约 7% 通过 CYP3A4 代谢	
达格列净（Farxiga）	每日第一餐前口服 5mg	每日可增加至 10mg	12.9 小时		F=78% 代谢：主要通过 UGT1A9 同工酶	
恩格列净（Jardiance）	每日第一餐前口服 10mg	每日可增加至 25mg	12.4 小时		代谢：主要通过 UGT2B7、UGT1A3,UGT1A8,UGT1A9 等葡糖醛酸酯结合	
胆汁酸螯合剂						
考来维仑（Welchol）	6 片 QD 或 3 片 BID [625mg/片]	3.75g	N/A	N/A	不吸收和代谢	与食物和液体同时给药。肠硬阻病史者或 TG > 500mg/dl 或 TG 升高所致的胰腺炎患者禁用
多巴胺激动剂						
溴隐亭（Cycloset）0.8mg	每日早晨 1 次 1.6~4.8mg；从每日 0.8mg 开始，每周增加 1 片，直到最大剂量为止	每日 1.6~4.8mg	6 小时		F=65%~95% 大部分通过 CYP3A4 代谢；93% 经历首过效应。大部分经胆汁排泄：2%~6% 经尿排出	与食物同服可减轻胃肠道不良反应。食物可增加 AUC。高蛋白结合率

HbA1c，糖化血红蛋白；BID，每日 2 次；C_{max}，最大血药浓度；CrCl，肌酐清除率；CYP，细胞色素 P-450；DPP-4，二肽基肽酶-4；F，生物利用度；FPG，空腹血糖；GLP-1，胰高血糖素样肽-1；N/A，不适用；QID，每日 4 次；SC，皮下注射；TID，每日 3 次

双胍类药物

二甲双胍属于口服降糖药中的双胍类药物。从 1995 年被美国 FDA 批准上市，到 2002 年普及应用。现在，二甲双胍的速释和缓释制剂一般都可以获得。二甲双胍的临床药理学已有大量综述[160]。

作用机制

确切地说，双胍类应属于抗高血糖药物。尽管这类药可以降低 2 型糖尿病患者的血糖，但不会导致非糖尿病患者或单药治疗的糖尿病患者产生低血糖。一定程度上二甲双胍由于大量临床基础证据及长期安全使用不会造成低血糖，因此被 ADA 推荐用于降低高危患者患糖尿病的风险（糖耐量异常和空腹血糖异常）。二甲双胍被认为是糖尿病的一线治疗药物，因为独立于它的血糖控制，它是有数据证明可以降低全因死亡率和血管并发症的药物[7,160]。

二甲双胍主要通过减少肝糖异生来降低空腹血糖，但同时增强了胰岛素刺激的骨骼肌和脂肪组织对葡萄糖的摄取，减少了肠道对葡萄糖的吸收[160]。

研究证实二甲双胍可以激活一种糖脂代谢的调节开关：AMP 蛋白激酶（AMPK）。二甲双胍主要进入线粒体复合体Ⅰ中，通过对复合体Ⅰ的抑制激活 AMPK[162]。通过 AMPK 的激活，乙酰辅酶 A 被灭活，从而抑制脂质合成和增加脂肪酸氧化。一种关键的脂生成转录因子，固醇调节元件结合蛋白 1 同时被抑制，致使肝脂肪合成减少。另外认为 AMPK 的激活还有抑制肝细胞生成葡萄糖及增加肌肉组织摄取葡萄糖的作用[161,163]。

二甲双胍可适度降低总胆固醇和甘油三酯，维持或改善高密度脂蛋白水平[164]。研究发现二甲双胍对脂代谢以及凝血因子、血小板功能、血管功能有影响，这可能说明二甲双胍对心血管疾病及其预后有积极意义（见案例 53-11，问题 3）。二甲双胍的关键优势是用药过程中减重比体重增加更为多见（服用二甲双胍片作为单药治疗的成人体重平均可减轻 0.5~3.8kg，而服用缓释片减少的体重可以忽略不计）[164]。

药代动力学

二甲双胍约有 50%~60% 在小肠吸收，约在 2.5 小时达到血浆峰值浓度[164]。约 10% 在粪便中排泄，约 90% 通过肾小管排泄。食物会降低二甲双胍吸收速度和程度。在肾功能正常的人群中二甲双胍血浆清除半衰期为 6.2 小时，全血清除半衰期为 17.6 小时[164]。不与血浆蛋白结合。

不良反应

胃肠道反应

短暂不良反应包括腹泻和其他胃肠道不适，如恶心、腹部不适、金属味道、腹胀、食欲缺乏[164]。相对于安慰剂，服用普通片时腹泻是最常见的胃肠道症状（二甲双胍 53.2% 相比安慰剂 11.7%），而服用缓释片的患者大约 9.6% 也会发生。可以通过随餐服用二甲双胍和缓慢调整剂量以使不

良反应症状最小化。为提高治疗的依从性，应告知患者胃肠道不良反应可能会随时间逐渐减轻，让患者在停药前先与医生讨论其可疑的不良反应（见案例 53-11，问题 4）。

乳酸酸中毒

应用二甲双胍所致的继发性乳酸酸中毒的认知风险大多是基于苯乙双胍的历史数据，作为一种双胍类药物，苯乙双胍 1977 年已退出市场[165]。二甲双胍的继发性乳酸酸中毒风险比苯乙双胍的风险低 10~20 倍。不同于苯乙双胍，二甲双胍不被代谢，不会抑制外周葡萄糖氧化，也不会增加外周乳酸产生[166]。但是，可能会减少乳酸转化为葡萄糖（减少糖异生），同时在肠道和肝脏中增加乳酸产生[166,167]。二甲双胍极少与乳酸酸中毒相关。极少数使用双胍类药物发生乳酸酸中毒的患者存在使用双胍类药物的肾，肝，或心肺的禁忌证。一项包括 347 项研究的 Cochrane 综述比较了服用二甲双胍、安慰剂和其他非双胍治疗的患者乳酸酸中毒的风险。该研究发现三者乳酸水平或乳酸酸中毒发生率无显著差异[157]。尽管接受二甲双胍治疗发生乳酸酸中毒罕见，但仍需让患者警惕乳酸酸中毒的下列症状：虚弱、萎靡、肌肉痛、腹痛、胸闷、呼吸困难（见案例 53-16，问题 2）。

禁忌证与注意事项

肾功能不全、肝病或有引起缺氧、急性或慢性代谢性酸中毒、糖尿病酮症酸中毒的诱因，或者有乳酸酸中毒病史，这类患者均禁止使用[164]。二甲双胍会在肾功能不全的患者体内累积，从而增加乳酸酸中毒的风险。出于这个原因，二甲双胍被发布了黑框警告。不推荐肾小球滤过率偏低或肌酐偏高［女性 ≥1.4mg/dl（124μmol/L），男性 ≥1.5mg/dl（133μmol/L）］的患者使用（参见剂量与临床应用；见案例 53-16，问题 2，有具体讨论）[164]。因为即使患者短暂性肾功能降低，服用二甲双胍也可能会导致乳酸酸中毒，所以药品生产厂家建议在某些放射性检查后暂停使用（参见药物相互作用章节）。其他诱发乳酸酸中毒的原因如下：过度饮酒，脱水，手术，失代偿的充血性心力衰竭，肝功能衰竭，休克，败血症。由于随年龄增加肾功能下降，所以二甲双胍应该滴定至最小有效剂量并同时定期监测肾功能。80 岁以上患者在使用之前应检测其 GFR 估算值（eGFR）或肌酐清除率（ClCr）以确定其肾功能适合应用二甲双胍，因为这类患者更易发生乳酸酸中毒[164]。

药物相互作用

- 酒精可以增强二甲双胍对乳酸代谢的作用。在服用二甲双胍期间应警告患者不要大量饮酒。酗酒者应避免使用二甲双胍。
- 服用二甲双胍的患者维生素 B_{12} 的吸收可能会降低。每增加 1g/d 二甲双胍剂量或服用二甲双胍治疗超过 3 年会显著增加维生素 B_{12} 缺乏的概率。
- 由于肾小管转运系统的竞争，服用二甲双胍的患者不应该给予多非利特，这可能导致两药血浆浓度的升高。
- 对于服用二甲双胍的患者应避免使用托吡酯，因为托吡酯可能增加乳酸酸中毒的风险。

■ 注射对比剂的检查中（例如肾盂造影或血管造影）使用碘化物会导致急性肾衰竭，增加二甲双胍诱发乳酸酸中毒的风险。由于患者需要这样一个检查，患者应在检查进行时或检查前以及检查后48小时内暂停服用。只有在肾功能重新评估和判断为正常后，才可以重新服用二甲双胍。

疗效

作为单一疗法，二甲双胍预计会使 HbA1C 降低 1.3%～2.0%，FPG 降低 50～70mg/dl（2.8～3.9mmol/L）[160]。研究表明某些遗传变异可能会影响患者对二甲双胍治疗的反应。患者表现出有机阳离子转运蛋白 1 功能降低的多态性，其参与了肝脏对二甲双胍的摄取，导致对二甲双胍的治疗可能产生较弱反应[168]。

用法用量

二甲双胍是 2 型糖尿病的一线用药[7,38]。ADA 推荐 2 型糖尿病诊断时即起始二甲双胍单药治疗结合生活方式干预（例如医学营养治疗、运动、减肥教育、生活方式教育）。为减少胃肠道不良反应，二甲双胍的起始剂量为 500mg 每日 2 次或 850mg 每日 1 次，随餐服用，随后每周 1 次增加日服用量 500mg 或每两周 1 次增加日服用量 850mg（见案例53-11，问题4）。每日 2～3 次给药（500～1 000mg/次；最大剂量 2 550mg/d 或 850mg 每日 3 次），长效缓释剂型除外。使用长效缓释剂型作为初始治疗可以降低胃肠道反应。但它仍应以每日 500mg 开始并像上述滴定。然而它可以每日服用 1 次，通常在晚餐时。临床医师在开始治疗时应检测 SCr/eGFR（使用 MDRD 公式）和肝功能，然后每年检测 1 次。最近一项综述建议对于 eGFR<45ml/（min·1.73m^2）的患者应考虑减少二甲双胍的剂量，全日剂量不应超过 1 000mg/d[169]。每 3 个月监测这些患者的肾功能。对于 eGFR<30ml/（min·1.73m^2）或有其他风险如低血压、缺氧、败血症或急性肾损伤风险增加（如 eGFR<60ml/（min·1.73m^2）的患者使用造影剂）的患者应停止使用二甲双胍。除非 ClCr/eGFR 结果证明肾功能正常，否则 80 岁以上患者不能服用二甲双胍。患者 ClCr>60ml/min 或 eGFR>34.68ml/（min·m^2）可考虑使用二甲双胍治疗。对二甲双胍单药初始治疗 3 个月后未达控制目标的患者，应该考虑联合胰岛素或其他药物治疗（参见案例53-13）。

非磺脲类胰岛素促泌剂（格列奈类）

瑞格列奈（Prandin）和那格列奈（Starlix）属于非磺脲类胰岛素促泌剂（即它们可以促进胰岛素分泌）。瑞格列奈是氨基苯甲酸衍生物，那格列奈是 D-苯丙氨酸衍生物，统称为格列奈类。瑞格列奈在 1997 年 12 月被 FDA 批准上市，2000 年 12 月那格列奈批准上市（表53-25）。

作用机制

这类药物会通过关闭胰岛 β 细胞上的三磷酸腺苷（ATP）敏感钾通道，导致细胞膜去极化，引起钙通道开放，促进胰岛素分泌。胰岛素的释放取决于葡萄糖的水平，在低浓度葡萄糖时降低[170,171]。不同于磺脲类药物，它们起效快，作用时间短，所以随餐服用会有效提高餐后的血糖利用。

药代动力学

瑞格列奈的生物利用度为 56%，会被迅速吸收代谢[170]。在服药后约 1 小时达到血药峰值浓度（C_{max}），清除半衰期为 1 小时。瑞格列奈与血浆蛋白的结合大于 98%（分布容积 31L）。瑞格列奈在肝脏中全部被代谢（细胞色素 P-450 同工酶 CYP 3A4 和 2C8），代谢物无活性，90% 自粪便排泄，8% 自尿排出。那格列奈生物利用度 73%[171]，会被快速吸收，1 小时内达到 C_{max}，半衰期 1.5 小时。那格列奈会代谢（CYP 2C9，70%；CYP 3A4，30%）为效力较弱的产物，75% 会经尿排出，10% 自粪便排泄。16% 原型药经尿排出。那格列奈会与血清蛋白高度结合（98%），主要是白蛋白，很少一部分与 α_1-酸性糖蛋白结合。

不良反应

可能会发生轻微低血糖，特别是服药后患者推迟或忘记进餐时。相比服药基线时体重会增加 0.9～3kg[170,171]。罕见不良反应包括转氨酶升高以及超敏反应。已有报道瑞格列奈诱发的肝毒性的病例[172]。

禁忌证和注意事项

由于需要胰脏功能健全，所以这类药不应该用于 1 型糖尿病。肝功能不全患者也应慎用。DKA 患者禁用这一类药。严重肾功能不全会降低瑞格列奈清除率，但在减量后仍可安全服用[170]。中度或重度肾功能不全不会影响那格列奈的清除率[171]。

药物相互作用

临床相关的药物相互作用主要包括与其他降糖药以及已知可诱导或抑制它们代谢的药物的合并用药[173]。因此，当药物与其他已知的降糖药或是能影响代谢的药物合并使用时，应严密监测血糖水平。瑞格列奈主要通过 CYP 2C8 和 3A4 代谢[170]，研究表明瑞格列奈对地高辛和华法林的药代动力学参数无影响。由于低血糖风险，应避免将瑞格列奈与吉非贝齐联用。吉非贝齐和伊曲康唑联用会协同抑制瑞格列奈的代谢，也应避免联用。同时使用氯吡格雷可能导致瑞格列奈的血清浓度增加，因此，可能需要减少瑞格列奈的剂量。环孢素抑制瑞格列奈的代谢，导致瑞格列奈的血清浓度增加，因此可能需要减少剂量。那格列奈大部分通过 CYP 2C9 代谢（70%），一小部分由 CYP 3A4 代谢（30%）[171]。临床研究表明那格列奈与格列本脲、二甲双胍、地高辛、双氯芬酸钠、华法林无药物相互作用。同时使用口服唑类抗真菌药时应谨慎，因为具有潜在地增加降糖作用。非诺贝特、氯贝丁酯和吉非贝齐等纤维酸衍生物可增加那格列奈的作用。联合使用利福平会降低瑞格列奈或那格列奈的疗效[173]。

疗效

瑞格列奈与二甲双胍和磺脲类药物的疗效差不

多[174]。瑞格列奈单药治疗与安慰剂对照，FPG、餐后血糖和 HbA1c 分别平均降低 61mg/dl（3.4mmol/L）、104mg/dl（5.8mmol/L）和 1.7%［安慰剂分别降低 31.0mg/dl（1.7mmol/L）、47.6mg/dl（2.6mmol/L）和 0.6%］[170]。那格列奈单药治疗 FPG 和 HbA1c 平均分别降低 13.6mg/dl（0.76mmol/L）和 0.7%［安慰剂分别降低 4.5mg/dl（0.25mmol/L）和 0.5%］[171]。对比二甲双胍单药治疗，这两种药对 HbA1c 降低效果相似，或略逊于二甲双胍。

用法用量

瑞格列奈和那格列奈被批准用于 2 型糖尿病的单药治疗或是与二甲双胍或噻唑烷二酮类药物（TZD）的联用治疗[170],[171]。因为这两种药作用机制与磺脲类相似，所以以合并使用并没有额外获益。这类药尤其是那格列奈经常会补充用于患者餐后高血糖的治疗。当瑞格列奈用于从未接受过口服降糖药或者 HbA1c 低于 8% 的患者的初始治疗时，推荐起始剂量为 0.5mg 每日 4 次，餐前 15～30 分钟服用。当用于磺脲类药物治疗无效或 HbA1c 高于 8% 的患者的治疗时，起始剂量 1～2mg 随餐服用，每日 4 次。每周调整剂量为每餐 1mg，每次最大剂量 4mg 或每日最大剂量 16mg。严重肾功能不全的患者瑞格列奈起始剂量为 0.5mg，肝功能不全者需谨慎调整剂量服用。那格列奈推荐起始剂量为120mg，每日 3 次，餐前 0～30 分钟服用。对 HbA1c 接近正常的患者，可考虑 60mg，每日 3 次。如果不进餐，无需服药。如果额外加餐，需同时加服药物（仅限瑞格列奈）。对于肾功能不全或肝功能不全的患者那格列奈不需要调整剂量[170],[171]。

磺脲类药物

磺脲类药物既往一直是饮食和运动疗法失败的患者的一线治疗药物，直到二甲双胍和其他口服降糖药在美国广泛应用。美国有 6 种磺脲类药物。3 种第一代磺脲类药物（氯磺丙脲、妥拉磺脲、甲苯磺丁脲）尽管它们的药代动力学特性和不良反应情况不同，但认为有同等效果（参见下文及表 53-25 和表 53-26）。格列吡嗪和格列本脲是两种第二代磺酰脲类药物，在 1984 年 5 月在美国投入使用。格列美脲在 1995 年批准使用。同等剂量下这些药物比第一代磺酰脲类的作用强约 100 倍；然而，没有证据表明它们在临床上更有效。这些药物的持续作用时间允许每日 1 次或 2 次给药。

作用机制

磺酰脲类刺激胰腺 β 细胞分泌胰岛素并增强 β 细胞对葡萄糖的敏感性。已确定在 β 细胞上存在一种特异性磺酰脲类受体，与 ATP 敏感的钾离子通道紧密连接。磺酰脲类抑制这一钾离子通道，阻止了钾外流并降低膜电位引起去极化。随后，电压门控钙通道开放，增加细胞内钙离子浓度。这一增加的细胞内钙离子浓度最终刺激胰岛素分泌。此外，磺酰脲类可使肝糖原合成正常且增加外周葡萄糖的利用[63,175]。

药代动力学

降糖作用持续时间仅在通常情况下与这些化合物的半衰期有关，且在有的病例中缺乏相关性[176]。所有磺酰脲类都与蛋白质高度结合（90%～100%），主要是白蛋白。然而不同药物的结合特性不同。食物不减少药物的吸收率，但可能会延缓一些药物达峰时间。磺酰脲类药物剂量与它们降低血糖作用的关系有待进一步研究。一项关于格列本脲和格列吡嗪的研究表明，小剂量（10mg/d）用药即可在一个窄的血浆浓度范围内起效[177-179]，两药最大的推荐剂量（格列本脲 40mg/d，格列吡嗪 20mg/d），其控制血糖的作用没有增强且可能降低 β 细胞功能[179]。

格列吡嗪是一种中等活性的第二代药物，半衰期 2～4 小时，但作用持续时间为 12～24 小时。很多患者，尤其是那些服用小到中等日剂量的患者（<20mg），每日只需服药 1 次。食物减慢格列吡嗪的吸收速度，但不降低生物利用度。格列吡嗪应在餐前 30 分钟服用。90 分钟起效，血糖最大下降发生在 2～3 小时内。格列吡嗪在肝中广泛代谢为无活性产物，主要经肾排除[176]。另外还有格列吡嗪缓释制剂。

格列本脲是一种类似于格列吡嗪的第二代长效制剂。单次给药研究中半衰期约 1.5～4 小时，长期给药时可达 13.7 小时[180]。尽管如此，类似于格列吡嗪，药物活性时间可达 24 小时，因此对于许多应用小到中剂量（<15mg）的患者，每日可只服药 1 次。食物不减慢格列本脲的吸收速度和程度。2 小时起效，血糖最大下降发生在 3～4 小时内。格列本脲在肝脏完全代谢为 2 个弱活性产物，半数从尿和粪便排泄。微粒化格列本脲片剂与常规的片剂不具生物等效性。因此，患者由常规片剂更换为微粒片剂时必须重新调整剂量和严格监测。

格列美脲是一种长效的第二代磺酰脲类。其半衰期为 9 小时，作用持续时间为 24 小时，因此，可每日给药 1 次[181]。格列美脲与食物同服后，其 AUC 略有降低，达到峰值的时间略有增加，对血糖浓度影响的作用峰值为服药后 2～3 小时。格列美脲在肝脏完全代谢，主要产物具有原药活性的 30%。代谢物从粪便和尿中排出。有意思的是，研究显示磺脲类在心肌组织中可关闭 ATP 敏感的钾离子通道，类似于其对 β 细胞的作用。在心脏中，这种作用可防止缺血发作时的血管舒张（即缺血预处理）[182]。

不良反应

磺酰脲类的主要不良反应是低血糖（尤其是长效药物，见案例 53-16，问题 2 和案例 53-18，问题 6）和体重增加（约 2kg）[114]。磺酰脲类的其他不良反应很少见并很轻微，<2% 的患者因此停药。一般地，所报道的所有磺酰脲类不良反应的类型、发生率、严重程度都相似。氯磺丙脲是一个特例，它有一些独特的不良反应（见下文）。磺酰脲类的不良反应包括胃肠道症状（恶心、饱胀感，随餐服用可减轻），少见血液系统恶病质、皮肤过敏反应及光敏性、肝毒性，以及低钠血症（见案例 53-16）[161]。

当患者口服某些磺酰脲类药物（主要是氯磺丙脲，约 1/3 会发生）并饮酒时，发生双硫仑反应。服氯磺丙脲者常见面红反应，而其他磺酰脲类少见。

当患者口服某些磺酰脲类药物（主要是氯磺丙脲，约1/3会发生）并饮酒时，发生双硫仑反应。服氯磺丙脲者常见面红反应，而其他磺酰脲类少见。

氯磺丙脲、甲苯磺丁脲（程度较小）可引起抗利尿激素分泌异常综合征，但这两种药物在美国已经很少使用。抗利尿激素分泌异常综合征即垂体分泌抗利尿激素增加，使肾脏重吸收自由水增加导致稀释性低钠血症。在 UKPDS 研究中，认为氯磺丙脲引起的高血压是由于水重吸收增加导致[35]。与氯磺丙脲、甲苯磺丁脲相比，格列吡嗪、格列本脲、妥拉磺脲及醋磺己脲则仅有轻度利尿作用。

禁忌证及注意事项

磺酰脲类的禁忌证如下：

1. 1 型糖尿病。
2. 怀孕或哺乳，因为这些药物（除格列本脲外）可通过胎盘屏障并可分泌入乳汁。
3. 被证实对磺酰脲类高敏。
4. 严重肝肾功能不全。
5. 严重急性并发症（例如感染，心肌梗死），外科手术，或其他可明显影响血糖控制的应激状态，这些情况下需要使用胰岛素治疗。
6. G6PD 缺乏。此类患者如果服用氯磺丙脲，可能会有溶血性贫血的危险。

药物相互作用

口服磺酰脲类的药物相互作用具有药效学和药代动力学基础。药效学相互作用发生于可以影响胰岛素分泌、葡萄糖生成，以及外周糖利用而改变糖耐量的药物。这些将在本章后文关于药物导致低血糖和高血糖的部分讨论。药动学相互作用发生于改变磺酰脲类吸收、代谢、排泄或与蛋白结合的药物。已报道的磺酰脲类药物药动学相互作用多涉及氯磺丙脲和甲苯磺丁脲，由于改变肝脏代谢和肾脏排泄的药物多会产生显著的临床相互作用，故必须预先考虑到所有磺酰脲类都有可能与之产生相互作用，尽管结果可能不尽相同。格列吡嗪和格列本脲与第一代磺酰脲类不同处还在于它们是以非离子形式而不是离子形式与白蛋白高度结合[176]。基于此，这些药物不易与其他蛋白结合性高的药物（如水杨酸盐，或某些磺胺类抗生素）相互作用，上述药物已被报道能增强第一代磺酰脲类药物的作用效果。然而，这些蛋白结合性高的药物似乎也能通过改变磺酰脲类药物的肝代谢产物而与之相互作用。因此，格列吡嗪和格列本脲和已报道的能与第一代磺酰脲类相互作用药物共同使用时应谨慎。磺酰脲类化合物是 CYP 2C9 的底物，因此合用 CPY 2C9 的抑制剂或诱导剂可分别增加或降低磺酰脲类药物的水平[173]。

药效

同二甲双胍一样，磺酰脲类可使 HbA1c 降低 1.5%～1.7%，使 FPG 降低 50%～70%。随着 2 型糖尿病的进展，胰腺可能对磺脲类不能再产生有效反应。磺脲类会导致胰

岛 β 细胞功能障碍和衰退的作用需进一步的研究证实[183]。

剂量与临床应用

磺酰脲类是一种有效的、廉价的、使用方便的药物。与这里讨论的其他抗糖尿病药物一样，磺酰脲类目前更多地用于单用二甲双胍血糖不能达标的患者的联合用药。磺酰脲类也作为单药治疗或一线治疗用于二甲双胍禁忌的患者。磺酰脲类的剂量列于表 53-26。按照通常的规则，应从小剂量开始，每 1～2 周加量 1 次，逐渐达到预期目标。超出最大剂量并不能产生更好的作用，但却会使患者面临不良反应的危险（见案例 53-18，问题 5 和 6）。

噻唑烷二酮类

作用机制

美国有两种有效的噻唑烷二酮类药物：罗格列酮和吡格列酮。噻唑烷二酮常被称为胰岛素增敏剂，但其确切的分子水平作用仍有待证实。我们已知道它们结合并激活一个核受体（过氧化物酶增殖激活受体 γ，PPAR-γ），此受体存在于许多对胰岛素敏感的组织中（主要为脂肪组织，骨骼肌及肝组织中也有）[184]。PPAR-γ 调节基因的转录，从而影响葡萄糖和脂肪代谢。例如 PPAR-γ 的激活可增加 GLUT-4（一种刺激葡萄糖摄取的转运子）的转录[185]。目前认为 GLUT-4 表达的下降导致胰岛素抵抗的进展。吡格列酮除了激活 PPAR-γ 外，还激活 PPAR-α，抑制肿瘤坏死因子-α 诱导的血管细胞黏附分子（VCAM-1）的转录[185]。吡格列酮的这种双重作用使 HDL 升高，甘油三酯降低。PPAR-α 激活参与抗炎作用，PPAR-γ 和-α 激活可改善胰岛素敏感性和脂质谱[186]。

此外，噻唑烷二酮还可直接或间接地增加脂肪组织对胰岛素作用的敏感性[175,184]。这些作用包括促进大脂肪细胞的凋亡，增加小脂肪细胞的数量，以及促进脂肪组织对脂肪酸的摄取及储存。继发减少了循环系统中游离脂肪酸的含量，可降低其他胰岛素敏感组织（如肝脏、肌肉组织、β 细胞）受到高脂毒性的影响。噻唑烷二酮降低肿瘤坏死因子-α 的表达，这种细胞因子产生于脂肪组织，可引起胰岛素抵抗及脂肪酸释放[175,184]。其他脂肪因子包括脂联素、抵抗素和瘦素也可能参与该过程[175]。噻唑烷二酮与脂肪细胞的作用可能是其增加其他组织对胰岛素作用敏感性的主要机制。与二甲双胍相比，噻唑烷二酮可直接刺激肝脏和脂肪组织的 AMPK 通路，从而降低血糖和游离脂肪酸[164,184]。

噻唑烷二酮的其他作用包括有利影响甘油三酯，减少炎性介质，抑制血管平滑肌细胞增殖，改善内皮细胞功能，减少微量白蛋白排泄以及增强纤维蛋白溶解，这些均已证实有利于 2 型糖尿病及代谢综合征患者[175,184]。尽管表面上看噻唑烷二酮对血管疾病有益，但是关于噻唑烷二酮与血管风险的研究数据仍较混乱并存有争议。在 2009 年，FDA 在罗格列酮药品说明书中添加了该药可导致心绞痛和心肌梗死风险增加的警告。FDA 和葛兰素史克公司制定了风险评估和管理策略（REMS），以限制罗格列酮的销售和

处方;但在 2014 年 5 月,REMS 进行了修改,允许处方和调配罗格列酮。

总之,噻唑烷二酮在临床上可减少肌肉和肝脏中胰岛素抵抗,可增加葡萄糖利用并减少肝糖输出。对甘油三酯和炎性细胞因子等血管疾病标志物有良好的治疗作用。

药代动力学

罗格列酮可完全吸收,约 1 小时达到血浆峰浓度[187]。吡格列酮的生物利用度为 83%,达峰时间约为 2 小时[185]。食物会延迟药物浓度达到峰值的时间,但不会改变药物的吸收程度。噻唑烷二酮与血清蛋白(>99%)广泛结合,尤其是白蛋白。罗格列酮血浆清除半衰期为 3～4 小时[187],吡格列酮血浆半衰期为 3～7 小时,16～24 小时代谢完全[185]。罗格列酮在肝脏广泛代谢,主要通过 CYP 2C8,少量经 CYP 2C9。循环代谢物比之原药活性显著降低,罗格列酮以复合代谢产物的形式 2/3 经尿,1/3 经粪便排出体外[187]。吡格列酮主要通过 CYP 2C8 和 3A4 被肝脏代谢为三种活性代谢物,而 CYP 1A1 对 3 种活性代谢物的代谢程度较轻,而血清中的主要代谢物是 M-Ⅲ 和 M-Ⅳ。约 15%～30% 以代谢物形式从尿中排泄,其余以原型或代谢物形式从胆道或粪便排泄[184,185]。

由于噻唑烷二酮类的作用依赖于基因转录和蛋白质生成,它们的起效和作用时间不依赖血浆半衰期。起效时间为 1～2 周,但最大效果发生于用药 8～12 周后。肾功能损害的患者无须调整剂量。吡格列酮对肝功能不全患者不需要调整剂量;然而,罗格列酮在中度至重度肝功能不全患者中应避免使用[185,187]。

不良反应

肝毒性

罗格列酮与吡格列酮导致肝衰竭的情况极少报道,而且大多数病例因果关系尚未阐明[188-190]。建议所有使用噻唑烷二酮者监测肝功能(LFTs),首先测基线水平,此后定期监测(见禁忌证与注意事项)。第 1 年每隔 3～6 个月检测 1 次 LFTs,此后每隔 6～12 个月检测 1 次。

血液系统影响

噻唑烷二酮可能会导致红细胞、血细胞比容轻度降低及轻度贫血[175,184]。这可能是由于血液稀释的影响(见下文)。

体重增加

应用罗格列酮和吡格列酮可出现剂量依赖性的体重增加(HbA1c 每降低 1% 体重增加 2～3kg)[184]。可能为水潴留和脂肪堆积。体重增加的出现与皮下脂肪增加、内脏脂肪减少相关[175,184]。

血管和心血管影响

噻唑烷二酮可能通过增加内皮细胞通透性从而引起血浆容量的增加并导致周围性水肿(4%～6%)[184]。而当噻唑烷二酮与胰岛素联用时外周性水肿的发生率明显增加。

因为罗格列酮和吡格列酮会使 2 型糖尿病患者中心衰进展和恶化的风险增加,FDA 对这两种药物的使用添加了黑框警告[185,187]。噻唑烷二酮对纽约心脏协会(NYHA)心功能分级 Ⅲ 级和 Ⅳ 级心力衰竭患者禁用。荟萃分析和回顾性观察研究表明罗格列酮与心肌梗死风险有关[191-193],但与心血管疾病或全因死亡率无关[193]。吡格列酮则未被证实增加心梗风险和死亡率[194-197]。先前已有水肿的患者使用噻唑烷二酮时应慎重,其可能会引发心力衰竭或加重本身存在的心力衰竭(见案例 53-15)。

其他作用

少量报道称罗格列酮可引起包括皮疹、瘙痒、荨麻疹、过敏性水肿、过敏反应及 SJ 综合征等过敏反应[185,187]。也有少数关于噻唑烷二酮类药物引起黄斑水肿的报道[185,187,198]。患者视力的改变或恶化需要就诊于眼科。在一些案例中,停用噻唑烷二酮后患者黄斑水肿可好转或痊愈。

与一般人群相比,吡格列酮与膀胱癌风险增加有关,在膀胱癌患者中禁用[199]。对于既往有膀胱癌病史的患者,使用吡格列酮进行血糖控制的必要性必须大于膀胱癌复发的可能性[199]。FDA 发布了一份安全通讯警告,如果使用吡格列酮超过 1 年,可能会增加患膀胱癌的风险[199]。最近分析的 10 年研究结果显示,膀胱癌的发病率没有统计学意义上的显著增加,但之前发现的这种风险不能排除。这项荟萃分析确定了胰腺和前列腺肿瘤可能增加的风险。应继续监测癌症的因果效应[199]。

远端肢体(如前臂、手、手腕、脚和脚踝)骨折的风险会增加,女性服用噻唑烷二酮后会造成骨量丢失[200-203]。男性也会增加骨折风险,但证据尚不充分[202,203]。其机制可能与减少成骨细胞分化导致骨髓脂肪形成增多有关[204]。有潜在骨折风险的老年女性及长期服用类固醇类激素的患者应慎用噻唑烷二酮药物。

禁忌证及注意事项

- 1 型糖尿病:因为药物作用需依赖胰岛素,1 型糖尿病患者不应使用噻唑烷二酮。
- 正使用胰岛素的 2 型糖尿病患者:会增加水肿的风险,噻唑烷二酮应慎用。
- 原有肝脏疾病:ALT>正常值的 2.5 倍的患者不应使用吡格列酮和罗格列酮。当 ALT 大于正常值的 3 倍,或血清胆红素水平开始升高,或患者出现与肝炎相关的任何症状(例如乏力,恶心,呕吐,腹痛,以及尿色加深)时,停用噻唑烷二酮类。
- 严重心力衰竭(NYHA Ⅲ 和 Ⅳ 级):参见上文讨论。
- 心肌缺血(只有罗格列酮发生):参见上文讨论。
- 绝经前无排卵妇女:噻唑烷二酮可使多囊卵巢综合征的妇女恢复排卵和月经,使这些患者面临非意愿性妊娠的危险。
- 有对噻唑烷二酮类高敏的病史。
- 骨质疏松或有骨折风险(例如长期服用类固醇激素)的

患者。

- 经 CYP 3A4 代谢的药物:下文药物相互作用部分详述。
- 患有膀胱癌的患者不应该使用噻唑烷二酮类。
- 黄斑水肿:患者应定期进行眼部检查以评估急性视力变化。

药物相互作用

联合使用噻唑烷二酮及其他降糖药物或胰岛素不会影响这些药物的药代动力学,但可能增加患者发生低血糖的风险。吡格列酮诱导肝微粒体酶 CYP 3A4,导致其他通过该酶代谢药物的药效降低,如雌激素、环孢素、他克莫司和β-羟基-β-戊二酰-辅酶 A(HMG-CoA)还原酶抑制剂。酮康唑很大程度地抑制了吡格列酮的新陈代谢[185]。患者服用口服避孕药或使用雌激素替代治疗时应告知可能降低雌激素治疗药效的风险。罗格列酮似乎不抑制任何主要的 CYP 酶[187]。利福平降低罗格列酮和吡格列酮的血药浓度曲线下面积(AUC),但是此相互作用临床意义仍未知。吡格列酮是 CYP 2C8 的底物;因此,当使用抑制或诱导 CYP 2C8 的药物时,可能会发生相互作用[205]。如果与强 CYP 2C8 抑制剂一起使用,吡格列酮的最大剂量为每日 15mg[185]。吉非贝齐可显著增加罗格列酮和吡格列酮的血药浓度曲线下面积(AUC),患者同时服噻唑烷二酮和吉非贝齐,噻唑烷二酮的使用需要减量[205]。

药效

噻唑烷二酮类对 HbA1c 和 FPG 的影响介于阿卡波糖和磺酰脲类或二甲双胍之间[175,184]。与其他降糖药合用治疗不易控制的 2 型糖尿病患者时,预计可以增强对 HbA1c 的作用(与磺酰脲类,降低 0.9%~1.3%;与二甲双胍,降低 0.8%~1.0%;与胰岛素,降低 0.7%~1.0%)[185,187]。应用胰岛素治疗的 2 型糖尿病患者,罗格列酮和吡格列酮,可减少胰岛素需要量,增强血糖控制效果(与吡格列酮联用大约可降 0.6%)。然而,可能会发生体重增加(>3kg)和水肿[206]。非肥胖及内源性胰岛素水平较低的患者对噻唑烷二酮的治疗效果不佳甚至无效。

噻唑烷二酮类的其他潜在优势包括对脂肪代谢的有利但多变的作用[184,185,187]。吡格列酮及小剂量的罗格列酮可降甘油三酯。罗格列酮和吡格列酮均可使 HDL-C 水平升高 10%。罗格列酮使 LDL-C 升高 8%~16%,吡咯列酮对 LDL-C 没有影响。所有噻唑烷二酮类药物都与体重增长有关,且与磺酰脲类或胰岛素合用时,体重增长作用更为明显。

剂量与临床应用

对于不能使用磺酰脲类或二甲双胍,磺酰脲类或二甲双胍单药以及与其他口服降糖药联用治疗无效的患者,可选用噻唑烷二酮。单药治疗或与磺酰脲类、二甲双胍或胰岛素联合应用时,吡格列酮的初始剂量为 15mg 或 30mg,每日 1 次,食物对其无影响。剂量最大可至 45mg/d[185]。罗格列酮的起始剂量为 4mg,每日 1 次或分次服用。如果没有足够的反应,剂量可在 8~12 周后增加。每日最大剂量为 8mg[187]。

葡萄糖苷酶抑制剂

作用机制

阿卡波糖[207]和米格列醇[208]属于 α-糖苷酶抑制剂,其可逆地抑制存在于小肠黏膜刷状缘的糖苷酶。这些酶使复合多糖和蔗糖降解为可吸收的葡萄糖和其他单糖。酶抑制剂使得碳水化合物消化和随后的葡萄糖吸收延迟,使得餐后血浆葡萄糖水平降低。这种降糖作用仅在药物与含复合糖类的食物同服时起效。

药代动力学

阿卡波糖很少通过胃肠道吸收,药物的口服生物利用度低于 2.0%[207]。阿卡波糖被胃肠道淀粉酶广泛代谢为无活性产物。阿卡波糖的血浆药物浓度峰值约在 1 小时内出现,虽然它的总半衰期可能会更长一些,但它的清除半衰期为 2 小时。与阿卡波糖不同,米格列醇可吸收。在较高剂量(>25mg)时吸收饱和且峰浓度约在 2~3 小时内出现。药物主要分布在细胞外液且不被代谢。剂量超过 25mg 的部分,95% 的药物 24 小时内通过尿液原型排泄。

不良反应

胃肠胀气、腹泻、腹痛是 α-糖苷酶抑制剂最常报道的不良反应[207,208]。在 1 次阿卡波糖安慰剂对照试验中,提出这些主诉的受试者分别为 74%、31% 和 19%。这些不良反应是由于未吸收的碳水化合物在小肠中发酵引起的,可以通过缓慢加量使之控制在最小限度。胃肠道不适常由于持续治疗而改善,这是由于在远端空肠和终末回肠诱导生成 α-糖苷酶所致。

在阿卡波糖剂量 ≥300mg/d 的研究中有血清转氨酶一过性升高的报道[209]。药品厂家建议在治疗的第 1 年里每 3 个月测 1 次转氨酶,并在以后定期监测。如果转氨酶持续升高,应减少药物用量或停药。因米格列醇不被代谢,可以预测它对肝功能没有影响。

禁忌证及注意事项

已知对阿卡波糖和米格列醇过敏者禁用[207,208]。DKA 患者禁用这两种药物,肝硬化患者禁用阿卡波糖。

胃肠道情况

由于阿卡波糖和米格列醇的胃肠道反应(胃肠胀气、腹泻),对于吸收障碍、炎性肠病、结肠溃疡或其他吸收和消化不良及肠梗阻的患者不推荐使用[207,208]。

肾功能下降

未对严重肾功能不全患者[血肌酐>2.0mg/dl(177μmol/L)]进行使用阿卡波糖的研究,故不建议在这类患者中应用[209]。在 CrCl<25ml/min 的患者中使用米格列醇的安全性方面的信息很少;因此,在这些患者中禁用[207,208]。

药物相互作用

阿卡波糖或米格列醇与其他降糖药物联用可能会导致低血糖。阿卡波糖会减少双糖（例如蔗糖）的利用，因此一旦发生低血糖应服用葡萄糖。由于阿卡波糖和米格列醇延缓糖类通过肠道，所以它们会影响同时服用的药物的吸收动力学。相反，活性炭或消化酶制剂可抑制它们的吸收，不能与这些药物同服[207-209]。地高辛与 α-糖苷酶抑制剂联用生物利用度会降低，需要调整剂量。米格列醇分别降低雷尼替丁和普萘洛尔生物利用度的 60% 和 40%[208]。

药效

通过延迟复合碳水化合物和双糖消化后葡萄糖的吸收，α-糖苷酶抑制剂可使 2 型糖尿病患者的餐后血糖降低 25~50mg/dl（1.4~2.8mmol/L）[207,208]。FPG 浓度保持不变或轻度降低（20~30mg/dl）（1.1~1.7mmol/L），但这一作用可能与葡萄糖毒性降低，促进胰岛素分泌和作用有关。HbA1c 平均下降 0.3%~0.7%。阿卡波糖和米格列醇对体重或脂质代谢无影响[207,208]。

剂量与临床应用

因为降低 HbA1c 作用有限及不良反应，α-糖苷酶抑制剂较少使用，通常联合用于其他药物单药治疗或联合治疗不能良好控制血糖者[207,208]。阿卡波糖的推荐起始剂量是 25mg 每日 3 次，随餐服。可每 4~8 周逐渐加量（例如 25mg/餐）至最大量 50mg，每日 3 次（体重<60kg 者）或 100mg，每日 3 次（体重>60kg 者）。在 4~8 周后，无论患者的体重如何，在必要的情况下剂量都可增加到 50~100mg，每日 3 次。据观察，最大效应在 6 个月时出现。

基于肠促胰岛素的治疗

肠促胰岛素是由分布于小肠黏膜的专门的神经内分泌细胞分泌，碳水化合物的摄入和吸收可刺激其分泌[13]。葡萄糖依赖的促胰岛素多肽（GIP）及胰高血糖素样肽-1（GLP-1）是肠促胰岛素作用中最重要的两种激素。GIP 与 GLP-1 以葡萄糖依赖的方式刺激胰腺 β 细胞，产生早期胰岛素反应。GLP-1 还可以抑制胰腺 α 细胞，进而减少胰高血糖素的释放及肝糖合成。肠促胰岛素降糖效果好，但作用时间短。肠促胰岛素进入血液后，很快被胰腺分泌的二肽基肽酶-4（DPP-4）代谢为无活性产物。因此，只有少量的肠促胰岛素能发挥其对葡萄糖代谢的作用。

胰高血糖素样肽-1 激动剂（GLP-1 类似物）

艾塞那肽、艾塞那肽缓释制剂、阿必鲁肽、利拉鲁肽和度拉糖肽这五种药物作为 GLP-1 激动剂在美国上市。可用的剂型有每日注射 1 次（利拉鲁肽）、每日注射 2 次（艾塞那肽）和每周注射 1 次（艾塞那肽缓释制剂、阿必鲁肽和度拉鲁肽）。

作用机制

GLP-1 类似物对 DPP-4 稳定，与内源性 GLP-1 相比作

用时间较长。艾塞那肽以毒晰外泌肽-4 合成，其最初在毒蜥的唾液中发现[210]。构成毒晰外泌肽-4 的氨基酸序列中有 50% 与 GLP-1 相同，与受体的亲和力类似但对 DPP-4 更稳定。利拉鲁肽是一种 GLP-1 激动剂，97% 与人类 GLP-1 同源，因其通过 C16 脂肪酸侧链可逆的结合血浆白蛋白，可延缓 DPP-4 对其降解[211]。阿必鲁肽有 2 个重组人 GLP-1 与人白蛋白融合的串联拷贝。人类片段序列已被修改，以允许抵抗 DPP-IV 介导的蛋白水解，并与人类融合蛋白的白蛋白部分结合，延长半衰期，允许每周 1 次的剂量[212]。度拉鲁肽是一种 GLP-1 受体激动剂，与内源性的 GLP-1 有 90% 的同源性[213]。这些药物均增加血糖浓度升高（例如葡萄糖依赖）的早期或第一时相胰岛素反应，抑制胰高血糖素分泌，减少肝糖生成，但不影响低血糖时正常的胰高血糖素反应。其可减慢胃排空，因而减少了葡萄糖吸收的速率。此外，还可抑制食欲，患者中观察到其可预防体重增加和减肥（1.5~5kg）。这些药物还可能有潜在的促进 β 细胞分化及 β 细胞保护作用，这些在动物模型中已经证实。

药代动力学

皮下注射后，艾塞那肽血药浓度达峰时间是 2.1 小时[214]。注射部位（腹部、大腿或上臂）不显著改变其药代动力学。艾塞那肽及其缓释制剂经蛋白水解酶降解后，主要通过肾小球滤过。平均终末半衰期为 2.4 小时，给药后约 10 小时仍可测到艾塞那肽，因此建议每日 2 次给药。其代谢和排泄是剂量非依赖性的。艾塞那肽的缓释剂型在给药后大约 10 周内从微球释放出来。停止治疗后，大约 10 周内可观察到最低的浓度[215]。

利拉鲁肽注射剂由于自身的七聚体形式结构太大不能透过毛细管壁，因此利拉鲁肽的吸收会延迟。随着其七聚体形式在吸收部位的降解，利拉鲁肽可被吸收。利拉鲁肽的持续作用与其延迟吸收的机制有关。利拉鲁肽有较高的蛋白结合率（>98%），半衰期是 13 小时，可每日 1 次给药[211,216]。利拉鲁肽是以一种类似于大分子蛋白质的方式在体内代谢，它的消除途径没有特定的器官。

阿必鲁肽皮下注射后可在 3~5 日内达到最高浓度。在给药后 4~5 周达稳态。阿必鲁肽是通过一种涉及血管内皮蛋白水解酶的代谢途径生成小肽和氨基酸。消除半衰期约为 5 日，这样允许每周 1 次给药[212]。

度拉鲁肽在 48 小时内达到最大的血药浓度，在 2~4 周达稳态，每周给药 1 次。在腹部、上臂或大腿部位给药，度拉鲁肽药物暴露的差异无统计学意义。代谢通过一般的蛋白质分解代谢成为氨基酸，消除半衰期大约是 5 日[213]。

不良反应

胃肠道不良反应较常见且呈剂量依赖性，特别是恶心、呕吐和腹泻。在安慰剂对照试验中，阿必鲁肽的发生率在不同的药物之间是不同的[212]。若从小剂量起始，确保药物正确的治疗时机和方法以及缓慢增加剂量，不良反应的发生可减少。其他报道的不良反应包括食欲减退和注射部位反应。同时服用口服胰岛素促泌剂（如磺酰脲类）或胰岛素均会导致低血糖的风险增加[211-215]。

这些药物很少引起过敏反应、胰腺炎和肾功能减退。患者需要了解急性胰腺炎的症状,包括剧烈腹痛伴呕吐,一旦出现相关症状需立即报告医师。确定没有其他引起急性胰腺炎可能的患者,不可使用GLP-1激动剂[211-215]。

这些药物的抗体已经确定。一般来说,抗体的存在并没有明显影响GLP-1激动剂引起的HbA1c减少,尽管一些抗体滴度高的患者可能会出现疗效下降[211-215,217]。仍坚持治疗的患者,血糖控制无改善或发生恶化,应停止治疗并改用其他药物。

禁忌证及注意事项

GLP-1激动剂用于已知对其过敏的患者。有胰腺炎病史的患者禁用[211-215]。有严重胃肠道疾病患者不推荐使用。艾塞那肽禁用于严重肾功能损害(ClCr<30ml/min)、肾衰竭的终末期及需要血液透析的患者[215,218]。度拉糖肽和阿必鲁肽在终末期肾病患者的临床经验有限,这些患者应谨慎使用。如果这些患者出现胃肠道不良反应,应密切监测肾功能[212,213]。

GLP-1激动剂禁用于有甲状腺髓样癌(MTC)个人或有家族史的患者,或因啮齿动物存在危险而患有2型多发性内分泌肿瘤综合征(MEN 2)的患者。人类之间的因果关系尚未建立[211-215]。目前,FDA要求每种GLP-1激动剂对MTC、MEN 2和甲状腺癌进行黑框警告,以及每种药物的REMS程序。

药物相互作用

GLP-1激动剂与磺脲类和胰岛素联用会增加发生低血糖的风险。因为其减慢胃排空的作用,可减少口服药物的吸收速度和程度[211-215]。因此,需要快速胃肠道吸收及药效有阈值浓度为剂量依赖的药物,例如抗生素和口服避孕药,联用需谨慎。每日2次艾塞那肽的制造商建议患者在服用艾塞那肽前至少1小时服用受影响的药物[214]。有案例报道艾塞那肽与华法林联用,可增加国际标准化比值(INR),有时可伴有出血。患者应密切检测,及时调整华法林剂量[214,215]。

药效

在临床试验中,最大剂量的艾塞那肽与磺酰脲类、二甲双胍、噻唑烷二酮类或磺酰脲类联合二甲双胍方案联用,治疗30周,空腹血糖减少5~25mg/dl(0.3~1.5mmol/L),餐后2小时血糖降低60~70mg/dl(3.3~3.9mmol/L),HbA1c降低0.8%~1.0%[214,215]。报道称艾塞那肽使用80周可减轻体重4~5kg。在一项24周的试验中,艾塞那肽及其缓释制剂比较,缓释制剂可使HbA1c降低1.6%,空腹血糖减少25mg/dL(1.5mmol/L)[214,215]。临床试验显示利拉鲁肽单药治疗降低空腹血糖15~26mg/dl(0.8~1.4mmol/L),HbA1c降低0.8%~1.1%,体重减轻2.1~2.5kg[214]。联合其他药物治疗,HbA1c预计可额外降低1%~1.5%[219-221]。

阿必鲁肽作为单药治疗在一项52周的试验中使HbA1c降低0.7%~0.9%,空腹血糖减少16~25mg/dL(0.9~1.5mmol/L)。联合治疗时,阿必鲁肽使HbA1c降低

0.6%~0.8%,空腹血糖降低18~23mg/dL(1.0~1.4mmol/L)[212]。度拉糖肽单药治疗使HbA1c降低0.7%~0.8%,空腹血糖下降26~29mg/dL(1.6~1.7mmol/L),体重减轻1.4~2.3kg。当度拉糖肽用于联合治疗时,HbA1c降低0.8%~1.5%,空腹血糖降低16~41mg/dL(0.9~2.5mmol/L),体重减轻0.2~2.7kg[213]。

剂量与临床应用

艾塞那肽(非缓释制剂)可单药治疗,而其他GLP-1激动剂不被药品厂家推荐作为单药治疗[211-215]。GLP-1激动剂被认为可联合用于二甲双胍单药治疗或联合其他类型药物不能达标的2型糖尿病患者。虽然这些药物并不适用于减肥,但对肥胖和与肥胖作斗争的2型糖尿病患者可能有帮助。已经有研究证明阿必鲁肽和艾塞那肽用于已经使用甘精胰岛素的2型糖尿病患者,阿必鲁肽可降低HbA1c 0.8%,艾塞那肽可降低HbA1c 1.7%,且与安慰剂组相比,患者甘精胰岛素的使用剂量更低[212,214]。

艾塞那肽的起始剂量为5μg皮下注射于腹部、大腿或上臂,每日2次,分别是早餐和晚餐前60分钟内注射。患者若有严重胃肠道副作用,可最初于餐前即刻注射,之后逐渐移至餐前30~60分钟注射。若患者能耐受5μg剂量,可1个月后加至最大剂量10μg每日2次。艾塞那肽缓释制剂的剂量为2mg,每周1次,每日中任意时间给药均可。利拉鲁肽的起始剂量是0.6mg皮下注射于腹部、大腿或上臂,每日1次,1周后可加量至1.2mg,每日1次。若1.2mg不能使HbA1c达标,剂量可增至1.8mg,每日1次。阿必鲁肽的起始剂量为30mg皮下注射于腹部、大腿或上臂,每周1次,不考虑餐时。对于血糖控制不达标的患者,每周1次剂量可增加到50mg。度拉糖肽的初始剂量为0.75mg,皮下注射于腹部、大腿或上臂,每周1次,每日中任意时间给药均可。如果血糖控制不达标,每周注射1次剂量可增加到1.5mg[211-215]。

若使用这类药物的患者同时服用磺酰脲类或格列奈类,胰岛素促泌剂剂量需要减量(约一半),以减少低血糖风险。如果与基础胰岛素联合使用,胰岛素剂量也需要降低[211-215]。

二肽基肽酶-4(DPP-4)抑制剂

目前有四种DPP-4抑制剂已经在美国上市,分别是西格列汀、沙格列汀、利格列汀和阿格列汀[218,222-224]。

作用机制

DPP-4抑制剂通过抑制GIP和GLP-1在进入胃肠道血管的降解,从而增加这些内源性肠促胰岛素对第一时相胰岛素分泌和抑制胰高血糖素的作用[225]。它们均为DPP-4的竞争性抑制剂。西格列汀剂量为100mg,可减少80%DPP-4活性,持续24小时[222]。而沙格列汀剂量为2.5mg,可减少50%DPP-4活性,持续24小时[223]。阿格列汀,研究表明在至少25mg剂量下,至少24小时内,能使DPP-4活性降低80%以上。利格列汀标准剂量为5mg,已被证明在24小时内可使DPP-4活性降低80%以上。剂量与GLP-1激

动剂相比,DPP-4 抑制剂可增加 GLP-1 水平 6~10 倍[226],GLP-1 激动剂仅增加 GLP-1 水平 2~3 倍,但 DPP-4 抑制剂同时降低了 GIP 的水平。因此,DPP-4 抑制剂对饱腹感和延迟胃排空方面无作用。

药代动力学

西格列汀口服迅速吸收,绝对生物利用度为 87%[222]。吸收不受食物影响。1~4 小时血药浓度达峰值,半衰期是12.4 小时。仅 38% 的西格列汀与血浆蛋白结合。87% 的药物以原型形式通过尿液排泄,主要以肾小管分泌,还可能涉及 P-糖蛋白和人类有机阴离子转运蛋白-3。主要通过 CYP3A4 代谢,极少部分通过 CYP2C8 代谢,在药物排泄过程中起很小作用的代谢物通过粪便排泄[227]。

沙格列汀吸收较好,生物利用度达 75%[223]。尽管食物会增加 27% 的吸收,但它可与食物同服。沙格列汀的血药浓度达峰出现在 2 小时,而活性代谢物的血药浓度峰值出现在 4 小时。沙格列汀通过 CYP3A4/5 代谢,其主要代谢产物仍有一半的活性[228]。沙格列汀及其活性代谢产物与血浆蛋白的结合可忽略不计。沙格列汀及其活性代谢物的平均血浆清除半衰期分别为 2.5 小时和 3.1 小时。沙格列汀主要通过肾脏排泄,25% 通过原型排泄,36% 的活性代谢产物在尿液中被发现。约 22% 的药物及其代谢物通过粪便排泄[227]。

利格列汀吸收好,生物利用度 30%。高脂肪食物可以减少吸收至 15%;然而,这在临床上无显著差异。因此,利格列汀给药不受食物影响。服 5mg 后大约 1.5h 出现血药浓度峰值。利格列汀由于血药浓度的双相下降,具有较长的清除半衰期(>100 小时),这与 DPP-4 结合有关。大约 90% 的利格列汀在尿液中以原型药的方式排泄,一小部分被代谢成无活性的代谢物[218]。

阿格列汀吸收好,生物利用度 100%。高脂膳食对吸收无显著影响;因此,给药不受进食影响。阿格列汀血浆蛋白结合率为 20%,60%~71% 的药物以原型经尿液排出,13% 经粪便排出体外。经 CYP2D6 和 CYP3A4 有限代谢。服用 25mg 后,阿格列汀的半衰期约为 21 小时[224]。

不良反应

因为这些制剂在化学结构上有显著差异,一些不良反应仅在个别药物上发生,不具有广泛性[225]。西格列汀和阿格列汀最常见的不良反应是鼻咽炎、上呼吸道感染、低血糖和头痛[222,224]。沙格列汀可以引起同样的不良反应,以及尿路感染,而利格列汀的不良反应包括低血糖、鼻咽炎、腹泻和咳嗽[218,223]。DPP-4 抑制剂可能对免疫系统有影响,因为淋巴细胞表达 DPP-4。这些药物提示有增加患胰腺炎的风险;然而,研究表明这种风险很低[229]。这需要进一步的临床研究和上市后研究对这些制剂的长期安全性进行评估。

禁忌证和注意事项

所有 DPP-4 抑制剂均应避免应用于对这些药物有严重过敏史的患者。

药物相互作用

西格列汀并不大量与蛋白结合[222]。它不抑制 CYP 同工酶及减少 CYP3A4 的活性,因此,与其他通过这类途径代谢的药物联用不认为有相互影响。正服用地高辛的患者,同时使用作为 P-糖蛋白底物的西格列汀,观察到会轻度增加地高辛的 AUC(11%)和 C_{max}(18%),因此应密切监测地高辛中毒的迹象或症状[222,226]。

沙格列汀有明显的药物相互作用,因为其主要通过 CYP3A4/5 代谢[223]。因此,如果同时使用这些酶的强效抑制剂(例如酮康唑、伊曲康唑、克拉霉素、泰利霉素及蛋白酶抑制剂如茚地那韦),沙格列汀的剂量应减至每日 2.5mg。

利格列汀是 CYP3A4 的中弱抑制剂,作为 P-糖蛋白底物,在高浓度时抑制糖蛋白介导的地高辛的转运[218]。强诱导 CYP3A4 或 P-糖蛋白的药物,如利福平,可以将利格列汀降低至亚治疗或无效水平,因此,如必须使用这些药物治疗,应该使用利格列汀的替代品。

阿格列汀少量与蛋白结合,通过细胞色素 P450 通路的代谢可忽略;因此,阿格列汀无明显的药物相互作用[224]。

药效

单药治疗与安慰剂组相比,西格列汀降低空腹血糖 12mg/dl(0.7mmol/L),与基线相比 HbA1c 下降 0.5%~0.6%(与安慰剂组相比 HbA1c 降低 0.6%~0.8%)[222];沙格列汀与其类似,HbA1c 降低 0.5%(与安慰剂组相比降低 0.6%),空腹血糖降低 15mg/dl(0.8mmol/L)[223]。此外,这两种制剂均能降低餐后 2 小时血糖约 45mg/dl(2.5mmol/L)[222,223,226]。当联合用药时,HbA1c 降得更多(0.7%~0.9%)。利格列汀单药治疗与安慰剂组相比,空腹血糖比基线水平降低 13mg/dl(0.75mmol/L),HbA1c 下降 0.4%[218]。阿格列汀单药治疗与安慰剂组相比,空腹血糖比基线水平降低 16mg/dl(0.9mmol/L),HbA1c 下降 0.6%[224]。不同于 GLP-1 类似物,DPP-4 抑制剂对体重、食欲和饱腹感无显著影响,认为其对体重为中性[226]。和 GLP-1 类似物一样,DPP-4 抑制剂仍需要更多的研究来确定其对 β 细胞是否有长期的保护作用。

剂量和临床应用

DPP-4 抑制剂主要与其他药物联用。然而,这类药物均证明可以单药治疗。西格列汀起始剂量 100mg,每日 1 次,食物对其没有影响[222]。使用这类药物前需对肾功能进行评估。中度肾功能不全(CrCl 30~50ml/min),西格列汀需减量至 50mg,每日 1 次。重度肾功能不全(CrCl<30ml/min)和终末期肾衰竭需要透析的患者,西格列汀剂量为 25mg,每日 1 次。西格列汀给药时间与透析无关,仅西格列汀可用于正在血液透析的患者。

沙格列汀起始剂量 2.5~5mg,也可与食物同服[223]。使用这类药物前需对肾功能进行评估。对于中度或重度肾功能不全或终末期肾病患者,CrCl<50ml/min,推荐剂量为每日 2.5mg。如果患者正在服用强 CYP3A4/5 抑制剂,沙格列汀的剂量应该是每日 2.5mg。血液透析患者血液透析

后每日剂量为 2.5mg。

利格列汀给药剂量为 5mg，每日 1 次，可与食物同服。肾功能不全患者无需调整剂量；然而，CrCl<30ml/min 的患者更容易发生低血糖；因此，需要同时调整降糖药物的剂量和频繁的监测[218]。

阿格列汀给药剂量为 25mg，每日 1 次，可与食物同服。使用这类药物前需对肾功能进行评估。CrCl30～60ml/min 的中度肾功能不全患者，推荐剂量为每日 12.5mg。对于严重肾损害（CrCl<30ml/min）或终末期肾病患者，每日 1 次，剂量为 6.25mg。接受血液透析的患者应每日服用 6.25mg，且可在不考虑透析时间的情况下服用[224]。

当与磺酰脲类或格列奈类联用时，这些胰岛素促泌剂的剂量需要减量（大约一半），以减少发生低血糖的风险。同理，当西格列汀联用于正在使用胰岛素治疗的患者，胰岛素起始剂量需要降低并根据患者对西格列汀的反应再调整。

胰淀素受体激动剂（胰淀素类似物）

作用机制

胰淀素是由胰腺 β 细胞制造、储存的一种激素，餐后随胰岛素一起释放[230]。其主要通过减缓胃排空，抑制胰高糖素分泌以及调整食欲发挥作用。1 型糖尿病患者胰淀素缺乏，2 型糖尿病患者胰淀素含量随疾病的进展而发生改变，反映胰岛素水平。普兰林肽，是一种合成的胰淀素类似物，在美国批准用于使用餐时胰岛素的 1 型和 2 型糖尿病的辅助治疗。

药代动力学

普兰林肽皮下注射绝对生物利用度是 30%～40%[231]。与上臂注射相比，大腿和腹部注射预计有更好的吸收和分布。约 40% 的药物在血浆中处于游离状态。半衰期约 48 分钟，血药浓度达峰时间约为 20 分钟。普兰林肽通过肾脏代谢为活性的代谢产物，其半衰期与原型药物相似。

不良反应

胃肠道症状包括轻中度恶心（28%～48%）、呕吐（8%～11%）和食欲缺乏（9%～17%），胃肠道症状是治疗中最常报道的不良反应[231]。胃肠道症状通常是短暂的，通过减少剂量或缓慢增加剂量 4～8 周后可减轻。在同时接受普拉林肽和胰岛素治疗的 1 型糖尿病患者中，低血糖的发生率为 16.8%；而在 2 型糖尿病患者中，低血糖的发生率为 8.2%。

禁忌证和注意事项

普兰林肽禁用于甲酚过敏、存在未察觉的低血糖和胃轻瘫的患者[231]。当联用胰岛素或其他延缓胃排空的药物时，可能发生严重的低血糖。与普拉林肽联用可以改变葡萄糖代谢从而引起低血糖的药物包括口服降糖药、贝特类、氟西汀、水杨酸盐和 ACEI，联用时需谨慎。普兰林肽有严重低血糖的黑框警告，注射普兰林肽后 3 小时内可能发生。对于驾驶车辆、操作重型机械及其他高风险的活动的患者

要小心，因在这些情况下发生低血糖症会导致严重伤害。

药物相互作用

正如前面提到的，当同时使用口服降糖药物（如磺脲类）或胰岛素会导致严重的低血糖（见剂量和临床应用部分）[231]。因为普拉林肽可以延迟药物的吸收，需要快速见效的药物，如抗生素、口服避孕药和镇痛药，应该至少在普拉林肽注射后 2 小时或注射前 1 小时服用。

药效

在 2 型糖尿病患者的临床研究中，普兰林肽剂量高达 150μg/d，连续使用 52 周后，其与口服降糖药或胰岛素联用，可使 HbA1c 降低 0.3%，体重降低 2.57kg[231]。临床研究普兰林肽或安慰剂与胰岛素联用治疗 1 型糖尿病，HbA1c 可降低 0.2%～0.4%，体重可降低 0.4～1.3kg[56]。

剂量和临床应用

在临床实践中，普兰林肽可联用于单用胰岛素不能使血糖达标的 1 型糖尿病患者。在治疗方案中已包括磺酰脲类或胰岛素而血糖不能达标的肥胖 2 型糖尿病患者中，其应用受到限制。普兰林肽可通过笔给药（普兰林肽笔芯）。其不可与任何胰岛素混合。这些笔（60 笔芯注射剂可给 15μg、30μg、45μg、60μg 剂量，120 笔芯注射剂可给 60μg 和 120μg 剂量）在室温（30℃）下可最多存放 30 日[231]。

1 型糖尿病患者起始剂量为 15μg，2 型糖尿病患者的起始剂量为 60μg。普兰林肽应于主餐前即刻皮下注射于腹部或大腿。主餐是指一餐包括 30g 或更多的碳水化合物，或 250kcal 或更多的热量。若跳过一餐，普兰林肽也应暂停 1 次。当开始普兰林肽治疗时，餐前胰岛素剂量需要减量。推荐餐前胰岛素剂量减至少 50%。患者需密切关注和严密监测记录血糖（空腹、餐前、餐后）水平、低血糖反应，直至情况稳定。普兰林肽的治疗目标是以最小的不良反应（如恶心）达到最佳血糖控制。当 3～7 日未出现明显恶心症状时，普兰林肽可逐渐加量。1 型糖尿病患者，剂量每次可增加 15μg，每餐最大剂量 60μg。2 型糖尿病患者中，剂量可增至每次主餐前 120μg[231]。

钠-葡萄糖转运体 2（SGLT2）抑制剂

SGLT2 抑制剂通过减少肾小管对葡萄糖的重吸收来降低血糖，从而使过量的葡萄糖从尿液排出[231]。这些药物是 SGLT2 的高选择性可逆抑制剂。目前，这类药物有三种：坎格列净、达格列净和恩格列净，它们可以单独使用或与其他降糖药联合使用[232-234]。由于其作用机制与胰岛素抵抗或 β 细胞功能无关，这些药物可与包括胰岛素在内的所有降糖药联合使用，用于配合饮食控制和运动改善 2 型糖尿病患者的血糖控制。这些药物还有减少体重、增加 HDL-C 和降低血压的额外益处；然而，生殖器和泌尿系统感染可能是这些药物的不良反应[235]。

药代动力学

卡格列净的生物利用度为 65%，在给药后 1～2 小时内

血药浓度达到峰值[232]。当与高脂食物一起食用时,对吸收没有影响;因此,卡格列净可与食物同服。卡格列净的蛋白结合率为99%,主要与白蛋白结合。该药物主要经两种葡萄糖醛酸转移酶UGT1A9和UGT2B4代谢为非活性代谢物。大约7%被CYP3A4代谢。大约33%的药物以代谢物的形式在尿液中排泄,<1%的药物卡坎格列净原型在尿液中排泄。单次口服该药100mg剂量血浆消除半衰期为10.6小时,300mg剂量血浆消除半衰期为13.1小时。

达格列净给药10mg后的生物利用度为78%[233]。空腹给药后约2小时达最大血清浓度(C_{max})。与高脂食物同服,可使C_{max}降低50%;然而,这种变化无显著临床意义。因此,达格列净可与食物同服。达格列净蛋白结合率为约91%,主要通过UGT1A9途径代谢,CYP3A4在一定程度上代谢产生非活性代谢物。该药物和非活性代谢物在尿液中排泄75%,在粪便中排泄21%,15%以原型排泄。单次给药后,其消除半衰期约为12.9小时。

恩格列净口服给药后约1.5小时血药浓度达到峰值[234]。随后,血浆浓度以双相方式下降,呈现出快速的分布相和较慢的消除相。高脂饮食后,C_{max}下降37%;然而,这种无显著临床意义。因此,恩格列净可与食物同服。恩格列净与血浆蛋白结合率为86.2%,主要通过UGT3B7、UGT1A3、UGT1A8和UGT1A9的葡萄糖醛酸结合代谢。血浆中未发现主要代谢物。大约41.2%的药物在粪便中被排除(原型药),而54.4%的药物在尿液中被排除(一半为原型药)。消除半衰期约为12.4小时。

不良反应

卡格列净通常报告的不良反应包括女性生殖器真菌感染,增加排尿和尿路感染[232]。与达格列净有关的最常见的不良反应包括鼻咽炎、泌尿道感染和女性生殖器真菌感染[233]。与恩格列净相关的最常见的不良反应包括女性生殖器真菌感染和泌尿道感染[234]。

禁忌证和注意事项

所有的SGLT2药物禁用于在对该药物有过敏反应的患者、严重肾损害、ESRD和透析的患者[233-234]。根据这些药物的作用机制,这些药物对严重肾功能损害的患者无效,会增加这些患者发生肾损害的风险。在这些药物开始使用前和治疗期间应定期评估肾功能。在开始使用这些药物之前,应该对患者的血压进行评估,由于这些药物有降低血压的潜力,低血容量应得到纠正,特别是在已经服用抗高血压药物的患者中。当SGLT2类药物与胰岛素、促分泌素联合使用时,可发生低血糖;因此,可能需要减少联用药物的剂量。使用这些药物可能损害肾功能;因此,在治疗过程中应进行肾功能监测。应用SGLT2类药物治疗可能会增加血清LDL-C的浓度,当应用此类药物治疗时应监测LDL-C浓度。在临床试验中,达格列净显示膀胱癌病例比安慰剂增加;因此,既往有膀胱癌病史的患者不宜服用达格列净[235]。

2015年5月,FDA发布了一份药品安全通讯警告,称SGLT2类药物可能导致酮症酸中毒,如果患者出现了酮症酸中毒的症状和体征,包括困惑、疲劳、呼吸困难、腹痛、恶

心或呕吐,应提醒他们就医[236]。这些病例不是典型的DKA病例,因为血糖不是很高。在一些病例中,DKA可能是由重大疾病引发的。FDA将监控这些药物的安全性,并确定是否有必要改变处方信息。

药物相互作用

卡格列净弱抑制CYP2B6、CYP2C8、CYP2C9和CYP3A4,是P-gp的弱抑制剂,是药物转运蛋白P-gp和MRP2的底物[232]。利福平降低了坎格列净的疗效;因此,卡格列净的剂量可能需要增加。与地高辛联用时,增加地高辛的AUC(20%)和C_{max}(36%);因此,应该对地高辛进行适当的监测。

达格列净不抑制CYP酶,是P-糖蛋白(P-gp)活性转运蛋白的弱底物。达格列净的代谢物为OAT3(有机阴离子转运载体)活性底物;但对P-gp、OCT2、OAT1或OAT3活性转运蛋白没有任何临床意义。因此,达格列净与这些酶的底物同时服用时不影响其药代动力学。与UGT1A9的非选择性诱导剂利福平联用时,可能导致达格列净血清浓度降低,从而导致达格列净疗效降低[233]。

恩格列净不诱导或抑制CYP450酶或UGT1A1;因此,预期它不会与作为CYP450通路或UGT1A1底物的同时使用的药物发生相互作用[234]。

药效

卡格列净单药组与安慰剂组相比,HbA1c降低0.77%~1.03%,空腹血糖降低27~35mg/dl(1.6~2.1mmol/L),体重下降2.8%~3.9%[232]。在一项比较达格列净单药治疗和安慰剂的临床试验中,达格列净使HbA1c降低0.8%~0.9%,空腹血糖降低24.1~28.8mg/dl(1.4~1.7mmol/L)[233]。在一项比较恩格列净单药治疗与安慰剂的临床试验中,恩格列净使HbA1c降低0.7%~0.8%,空腹血糖降低19~25mg/dl(1.1~1.5mmol/L),体重下降2.8~3.2%[234]。

剂量和临床应用

SGLT2类药物可单独或联合应用于配合饮食控制和运动改善2型糖尿病患者的血糖控制。卡格列净的起始剂量为100mg,每日1次,随第一餐服用;对于需要额外血糖控制且eGFR>60ml/(min·1.73m^2)的患者,可增加至每日300mg[237]。eGFR为45~60ml/(min·1.73m^2)的患者,每日1次剂量限制为100mg,eGFR<45ml/(min·1.73m^2)的患者应停止用药[232]。达格列净起始剂量为5mg,每日1次晨服,可与食物同服,对于需要额外血糖控制的患者,剂量可能会增加[233]。在使用前监测肾功能,eGFR<60ml/(min·1.73m^2)的患者不应使用。恩格列净的初始剂量为10mg,每日1次晨服,可与或不与食物同服,可以增加到每日25mg[238]。对于eGFR<45ml/(min·1.73m^2)的患者,不应开始恩格列净治疗,如果eGFR持续低于45ml/(min·1.73m^2),则停止治疗[234]。

其他药物

考来维仑

在2008年1月,FDA批准了胆汁酸螯合剂考来维仑

（Welchol）一个新的适应证，用于作为 2 型糖尿病的辅助治疗，作为饮食和锻炼的补充[239]。考来维仑的降糖作用机制仍未知。它是一种亲水的不溶于水的多聚物，不被吸收，因此其分布局限于胃肠道[239-242]。其主要不良反应是胃肠道症状（便秘、恶心和消化不良）。以下是其使用的禁忌证：

- 患者甘油三酯水平高于 500mg/dl（5.6mmol/L）
- 有肠梗阻病史的患者
- 有高甘油三酯引发胰腺炎病史的患者
- 1 型糖尿病患者或用于酮症酸中毒的治疗

因其引起便秘的作用，故禁用于胃轻瘫、其他胃肠道动力异常或做过大的胃肠道手术可能存在肠梗阻风险的患者。药片体积较大可能引起吞咽困难或食管梗阻，因此慎用于吞咽困难或存在吞咽异常疾病的患者。还应慎用于甘油三酯超过 300mg/dl（3.4mmol/L）的患者，因为胆汁酸螯合剂会导致血清甘油三酯浓度增加[240-242]。

药物相互作用是使用考来维仑的重要考虑因素，因其会减少一些药物的胃肠道吸收。已知与考来维仑有相互作用的药物（如苯妥英钠、华法林、左甲状腺素、口服避孕药）应该在服用考来维仑前至少 4 小时服药。格列美脲、格列本脲和格列吡嗪的生物利用度可能受同期给药的影响；因此，这些药物应在服用考来维仑 4 小时前服用[239]。

与基线相比，考来维仑可降 HbA1c 水平 0.3%～0.4%（比安慰剂低 0.5%）。与二甲双胍或磺脲类药物联合使用时，考来维仑也可降 LDL-C 水平 12%～16%[243]。胆汁酸螯合剂可使 2 型糖尿病患者的甘油三酯增加 5%～22%，这取决于同时服用哪些降糖药物[239-242]。考来维仑已被批准与二甲双胍、磺酰脲类和胰岛素联用[239]。目前尚未有研究称其可单药治疗或与 DPP-4 抑制剂联用。其可使血脂异常的患者有额外的获益。剂量一般为 6 片（625mg）每日 1次，或 3 片每日 2 次，与饭或水同服。另外，还有 3.75g 一包、每日 1 次或 1.875g 一包、每日 2 次的口服悬浮液粉，可在 110～220g 的水、果汁或无糖苏打中溶解，并与餐同服。自从其获批后，用于治疗 2 型糖尿病仍然很有限。

溴隐亭

甲磺酸溴隐亭，一种麦角衍生物，是速释剂型的多巴胺-2 受体激动剂[244]。2009 年 5 月 FDA 批准可用于 2 型糖尿病。溴隐亭自 1978 年上市，曾一度广泛用于治疗帕金森病。溴隐亭控制血糖的机制仍未知。中枢多巴能效应的正常节律在清晨达峰值，已证实其与正常胰岛素的敏感度及糖代谢相关[237]。一种理论认为：在早晨服用溴隐亭会增加中枢多巴能效应，重建与瘦体型人群类似的生理节律。溴隐亭用于治疗糖尿病的推荐剂量是每日 0.8mg，每周增加 1片，直到达到最大耐受剂量 1.6mg 至 4.8mg 为止。于早晨醒后 2h 与食物同服[244]，以减少胃肠道不良反应（如恶心）。溴隐亭降低 HbA1c 的作用较弱：单药治疗时，HbA1c可较基线降 0.1%（较安慰剂降 0.4%）；联合磺酰脲类或双胍类，HbA1c 可降 0.5%。常见不良反应包括低血压、头晕、晕厥、恶心、嗜睡、头痛和加重精神系统疾病。溴隐亭在已知对麦角制剂过敏的患者、晕厥性偏头痛患者和哺乳期妇女禁用[244]。溴隐亭是高蛋白结合的，当与其他高蛋白结合的药物一起使用时，如磺胺类药物、水杨酸酯类药物和丙磺舒，这些其他药物的游离部分可能会增加，改变其不良反应或疗效的风险。溴隐亭可被 CYP3A4 代谢，因此，在与 CYP3A4 底物、诱导剂或抑制剂合用时应谨慎。具有多巴胺受体激动剂特性的镇静剂，如奥氮平、氯氮平和齐拉西酮，可能会降低溴隐亭和自身的疗效，因此，不建议同时使用。鉴于轻微的 HbA1c 降低作用，速释溴隐亭治疗作用非常有限[244]。

2 型糖尿病患者的治疗

临床表现

案例 53-11

问题 1：L. H. 45 岁，超重，中心性肥胖的墨西哥裔美国女性（身高 165cm；体重 75kg；BMI 27.5kg/m²）。3 个月前，她的妇科医生为她治疗反复念珠菌感染时，尿常规提示出现糖尿，因此转到糖尿病门诊。随后，她 2 次分别被查出 FPG 为 150mg/dl（8.3mmol/L）和 167mg/dl（9.3mmol/L），HbA1c 为 8.2%。L. H. 否认有多食或多尿的任何症状，但近来她比往常容易口渴。她还主诉乏力嗜睡，常在下午打盹。

L. H. 的其他医学问题包括高血压，赖诺普利 20mg/d 控制良好，以及反复念珠菌感染，目前应用氟康唑治疗。她生育 4 个孩子（出生体重分别为 3.2kg、3.9kg、4.5kg 和 5.0kg），在末次妊娠时被告知有"临界糖尿病"。她目前在一家当地银行做信贷员，周末用来"补充睡眠"和阅读。L. H. 吸烟 20 年，平均每日 1 包，偶尔喝一杯葡萄酒。她每日至少喝两杯普通苏打水和每日早上喝一"大"杯橙汁。她的活动包括每日例行的走路（比如走到她的车子）。家族史：姐姐，姑母，祖母均患 2 型糖尿病；她们都有"体重问题"。L. H. 的母亲 77 岁，体健；父亲于 47 岁死于突发心脏病。

实验室检查发现 FPG 147mg/dl（8.2mmol/L），甘油三酯 400mg/dl（4.5mmol/L），HbA1c 8.3%（正常值，4%～6%）。所有其他化验值（包括全血细胞计数，电解质，肝功能，以及肾功能检查）都在正常范围。L. H. 被诊为 2 型糖尿病。她的病史和体格检查中有哪些特点支持这一诊断？

L. H. 的病史中支持 2 型糖尿病诊断的特点包括多次测 FPG 浓度 ≥126mg/dl（7.0mmol/L），HbA1c ≥6.5%，高 BMI 及中心性肥胖，年龄>40 岁，缺乏体育锻炼，糖尿病家族史，墨西哥裔血统。L. H. 还有巨大儿分娩史，这提示她可能有未诊断的妊娠期糖尿病，这是女性进展为 2 型糖尿病的高风险因素。2 型糖尿病患者的典型诊断特点还包括常规检查以及提示高血糖的轻微的症状和体征（包括进行性口渴和嗜睡），反复念珠菌感染，高甘油三酯血症，以及心血管疾病迹象（高血压）（参见 2 型糖尿病部分和表 53-1）。

治疗目标

案例 53-11,问题 2：L. H 和其他 2 型糖尿病患者的治疗目标是什么？应监测哪些生化指标？

本章开始时讨论了所有糖尿病患者治疗的一般目标，包括消除高血糖的急性症状，避免低血糖，降低心血管危险因素，预防或延缓糖尿病微血管和大血管并发症的进展。ADA 推荐其他方面健康的 2 型糖尿病的患者应努力达到与1 型糖尿病患者推荐达到的相同的生化指标（表 53-4 和表53-5）[7]。制定 L. H. 和其他 2 型糖尿病患者的治疗目标时，应与 1 型糖尿病一样考虑患者的个体特征，例如患者理解和执行治疗方案的能力以及发生严重低血糖反应的风险。ACCORD、ADVANCE 和 VADT 研究的结果显示，伴有心血管疾病或多个心血管疾病危险因素的 2 型糖尿病患者，在制定其降糖目标时应仔细评估。例如，高龄（预期寿命较短），糖尿病病程较长（10 年以上），严重微血管并发症，或合并由于低血糖相关严重后果引起的严重脑血管或冠状动脉疾病，这些患者应制定不那么激进的 HbA1c 的目标值。因此，2 型糖尿病患者的降糖目标应个体化。应强调对所有心血管危险因素进行评估，包括高血压、吸烟、血脂异常以及家族史。

正如在血糖控制与微血管和大血管病变的联系章节中提到的，UKPDS 对 2 型糖尿病的研究具有里程碑式的意义，它的结论指出，良好地控制血糖可以降低发生视网膜病变、肾病的发生风险，并可能降低神经病变的发生风险[35,44,238]。10 年的随访研究证明，尽管常规治疗组随着时间的推移也达到了类似的血糖控制，但与常规治疗组相比，初始采用磺脲类或胰岛素治疗组的患者微血管并发症的总体相关风险仍可降低 24%[33]。同时令人兴奋的是，随着时间的延长可以看到大血管并发症的降低：初始采用磺脲类或胰岛素的患者心肌梗死发生率减少 15%，全因死亡率降低 13%。二甲双胍似乎有更多获益，心肌梗死和全因死亡率下降更显著（分别为 33% 和 27%）。

UKPDS 还发现，积极控制血压也能显著降低微血管并发症、卒中、糖尿病相关死亡、心力衰竭和视力受损的发生率。在 10 年的随访研究中，这些获益随着两组之间血压的差异消失而减少（即严格控制组血压升高，传统治疗组血压降低）[245-247]。这些研究强调了保持良好的血压控制可降低长期并发症发生的风险。

由于 L. H. 相对年轻且没有微血管病变或神经病变的症状，应当尽一切努力使她的血糖正常化以避免发生这些并发症发生。此外，应检查血脂谱，采取措施以使 LDL-C、HDL-C 和甘油三酯水平达到正常。甘油三酯水平通常随血糖浓度的下降和胰岛素的代谢反应改善而得到改善（针对血脂异常的措施将在本章后文中更详尽地叙述）。

监测 L. H. 治疗反应的生化指标包括空腹、餐后和餐前血糖浓度，HbA1c 值，空腹甘油三酯水平，以及 LDL-C 和HDL-C 浓度。根据 ADA 指南，L. H. 的初始目标为：HbA1c

值 < 7%，FPG < 130mg/dl（7.2mmol/L），餐后血糖浓度<180mg/dl（10mmol/L）[7]。

治疗

生活方式干预与以二甲双胍起始的治疗

案例 53-11,问题 3：应给予 L. H. 的初始治疗是什么？

2 型糖尿病的初始治疗旨在改变生活方式，以降低胰岛素抵抗和心血管疾病的风险。对于 L. H. 和其他超重（BMI，25.0~29.9kg/m²）或肥胖（BMI ≥ 30kg/m²）的 2 型糖尿病患者，这项措施包括低热卡、低脂、低胆固醇饮食，规律运动，戒烟（见第 91 章）；以及积极处理血脂异常和高血压。由于中心性肥胖与胰岛素抵抗增加相关，应强烈鼓励 L. H. 减少热卡摄入，开始运动和减肥。简单改变饮食（如不喝果汁和苏打水）和进行体育活动对其血糖控制可有很大帮助。应鼓励自我血糖监测（SMBG），并开始进行关于糖尿病严重性和远期后果的教育，这些已在前文"治疗"题目下"医学营养治疗"和"运动"讨论过（表 53-14）。

二甲双胍起始的药物治疗

ADA 推荐大多诊断为 2 型糖尿病的患者的初始治疗为生活方式改善，包括上文提到的。另外，大部分患者诊断时即应开始二甲双胍的单药治疗，如果对二甲双胍不耐受或存在禁忌，可能会应用批准单药治疗的药物，其他替代药物的选择将会在本章稍后进行讨论。

尽管 UKPDS 证明使用磺脲类、二甲双胍和胰岛素的强化治疗降糖效果类似（TZDs 未被研究），但是二甲双胍被作为 2 型糖尿病的首选，特别是对于超重的患者。这是由于二甲双胍是通过减少肝糖输出及改善胰岛素抵抗（间接作用）降低血糖的，而不增加体重或引起低血糖。此外，由于可降低 LDL 及脂肪酸，二甲双胍对改善血脂也有益处。

二甲双胍作为起始治疗的首选的另外一个原因是其不仅可减少微血管并发症的风险，还可减少大血管疾病和死亡率[33]。

此外，在一项 2 型糖尿病患者的观察性研究中发现，对既往存在冠心病、脑血管疾病或周围动脉疾病的患者，短短2 年的随访就可以看到二甲双胍与明显降低的全因死亡率（22%）相关[243]。二甲双胍也成为一种新兴的可能减少癌症风险的药物，可能归因于它激活 AMPK 通路，抑制肿瘤形成。到目前为止，仅有动物模型和人体观察性研究的证据[248]。

速释二甲双胍的缺点是其需要每日多次服用，且为了减小胃肠道反应剂量也需逐渐调整。在剂量确定后，可以换用每日 1 次的长效制剂。或者，缓释二甲双胍可以每日500mg 剂量起始，逐渐滴定至耐受剂量。在起始治疗前应评价肾脏功能。L. H. 没有可以使她产生最严重不良反应的任何禁忌证（肾或肝功能异常，心肺疾病，饮酒史），比如乳酸酸中毒（见案例 53-16,问题 2）。因为 L. H. 有典型的胰岛素抵抗综合征特征，而且没有禁忌证，她应当开始使用二甲双胍。她的糖化血红蛋白必须降低 1.3% 才可以达到 <7% 的目标,二甲双胍可以实现。当然,她生活方式的任何改变都将进一步降低糖化血红蛋白。L. H. 应该服用二甲双胍 500mg 每日 2 次,随餐。

二甲双胍剂量的调整

案例 53-11,问题 4: 开始给 L. H. 应用二甲双胍 500mg,每日 2 次,随餐服用,并指导她 1 周后加量至每早 500mg,每晚 1 000mg。3 日后,他打电话给诊所说她有恶心和腹泻。她说她是空腹服用的,该如何处理 L. H. 的症状?

消化道不适,如腹泻、腹胀、厌食、腹部不适、恶心以及口中金属味,常随时间推延而消失,并且可通过减小二甲双胍的初始剂量(500mg 或 850mg 早餐时或每日最大主餐单次服用)来减轻。随餐服用二甲双胍可以明显减少胃肠道不良反应。剂量应缓慢增加(例如 500mg/d,每 2 周增加 1 次)直至达到合适的临床疗效或患者已服用最大剂量(1 000mg 每日 2 次或 850mg 每日 3 次)。因此,L. H. 的二甲双胍剂量应减为每日 500mg 随最大主餐服用,并且在数周的时间内更缓慢地加量。二甲双胍通常每日 2~3 次给药(长效配方为每日 1 次随晚餐服用)。如果一个患者能耐受 1 000mg 剂量或每日 1 次缓释制剂,基于依从性目的,我们首选每日 2 次给药。如果她仍有消化道症状,另一种方法是使用二甲双胍缓释片;小型研究已经证明与速释剂型相比较缓释片可改善患者耐受性[249]。这些片剂的缺点是它们体积比较大。而且患者还抱怨二甲双胍有鱼腥味[250],在某些仿制剂似乎更明显。如果患者因此停止服药,可以选择缓释片,耐受性可能更好。

二甲双胍治疗的监测

案例 53-11,问题 5: 应该如何监测 L. H. 的二甲双胍治疗?

和其他药物一样,应鼓励 L. H. 在家中监测血糖浓度(见案例 53-14,问题 6),并每季度监测 1 次 HbA1c 直到稳定在 <7% 的水平。二甲双胍治疗的优点还包括血脂谱的改善和体重减轻。起初应重视胃肠道不适,虽然乳酸酸中毒可能性不大,但应提醒 L. H. 若突发气短、乏力、精神不振,需立即告知医师引起注意。应测定 L. H. 的基线血肌酐、肝功能以及全血细胞计数,并每年复查 1 次。二甲双胍可以降低维生素 B₁₂ 吸收,并与维生素 B₁₂ 水平降低(在一个研究中,使用 4 年之后 19% 患者出现)和真正的缺乏相关[251]。因此,长期使用时应每 2~3 年监测 1 次维生素 B₁₂ 水平。

2 型糖尿病的自我血糖监测

案例 53-11,问题 6: L. H. 想知道如何进行血糖测定。SMBG 测定的优缺点是什么?L. H. 应在何时、以何频率测定其血糖浓度?

每日实施 SMBG 对于像 L. H. 这样的患者很重要,可以评估疗效,对饮食、运动以及药物治疗进行调整。缺点包括检测花费,医师和患者对 SMBG 的益处和恰当使用认识不足,患者对取血的心理和生理上的不适,以及不太方便。然而,随着当今测量仪器的发展和对患者的适当教育,大多数潜在障碍可以被克服。

ADA 提出对所有采取饮食或口服药物治疗的 2 型糖尿病患者来讲,SMBG 是非常实用的指导,尽管没有足够的证据证明自我监测的最佳频率以及经济成本效益。尽管一项关于非胰岛素治疗的 2 型糖尿病患者 SMBG 效果的荟萃分析结果显示患者整体的 HbA1c 降低了 0.4%,而其他研究却未显示受益[252,253]。2 型糖尿病患者的 SMBG 研究通常是有限的,因为应用了多重干预,例如患者教育、饮食、药物调整等。然而,这些研究未能证明获益的一个主要原因就是,并没有教育患者如何处理测得的血糖值(比如如何应对低血糖),监测到的血糖值仅仅用于医师调整治疗[253]。

大多数 2 型糖尿病患者应考虑进行 SMBG,尤其是那些正在学习调整碳水化合物摄入量和分量大小,且想知道药物和生活方式改变是如何更好地控制血糖的人群。尽管不那么划算,但是持续 1 周,每日测定 4 次血糖,分别在三餐前和睡前,能帮助患者观察自己的血糖规律。随后,当 HbA1c 达标后,测血糖可以减少频次。但分别在每日中不同时间测定其空腹、餐后以及睡前血糖值可以评价血糖变化规律。ADA 强调,加强患者对测定技术的教育和说明,对这一监测工具的成本效益至关重要。患者必须学会如何对血糖变化规律做出回应,以及如何调整自己的生活方式,以获得更好的效果。

降糖药物的临床应用

案例 53-11,问题 7: L. H. 非常积极地改善血糖控制,因为她的祖母由于糖尿病而"失去了一条腿",她的姑母因"肾衰"而进行透析。她正在服用二甲双胍 1 000mg 每日 2 次,自己声称可以很好地耐受(偶尔有一些胃部的不适,但可以耐受)。她很骄傲她记得每日按要求服用二甲双胍。一位营养专家建议她每日摄入 1 800cal 热量,步行 45 分钟,每周 3 次。3 个月后,L. H. 减轻了 2.7kg。她停止每日喝苏打水以及果汁,但是每餐吃些面包或两个大玉米饼。她承认吃的绿色蔬菜有些少。她没有完成每周步行 3 次的任务,大多数时候她只能每周步行 1 次。尽管她的 FPG 降至 130mg/dl(7.2mmol/L),大多数时候她的餐后血糖都 >180mg/dl(10.0mmol/L)。她的 HbA1c 为 7.4%,空腹甘油三酯水平为 260mg/dl(2.9mmol/L)。她的治疗应该如何调整?当确定下一步治疗药物时,应考虑哪些因素?

L. H. 糖化血红蛋白已经降低了 0.9%。然而她并没有完全执行生活方式的干预。虽然她已经不喝果汁和普通苏打水,但她可以通过减少碳水化合物摄入,改食全麦面包并增加蔬菜的摄入量进一步改善饮食并降低她的 PBG [<180mg/dl(10.0mmol/L)]。她还可以增加运动至每周至少 3 次。尽管 HbA1c 不小于 7%,合理的方法是,在改变她

的药物治疗之前继续服用二甲双胍 1 000mg 每日 2 次,并加强生活方式调整。

添加降糖药对降低 HbA1c 的作用依赖于血糖基线水平。61 项临床试验的多元回归分析评估了五类的口服制剂的疗效(磺脲类、格列奈类、二甲双胍、噻唑烷二酮类和 α-葡萄糖苷酶抑制剂)[254]。基线 HbA1c 与空腹血糖,以及用药后二者的平均下降幅度显著相关。基线 HbA1c 和空腹血糖高的组可观察到更大幅度的下降。此外,口服制剂的荟萃分析显示,基线 HbA1c 每高出 1%,治疗 6 个月的预测 HbA1c 降低幅度增加 0.5%[255]。总的来说,起始非胰岛素的单药治疗后,HbA1c 通常会降低 1%~1.25%[256]。

如果 L. H. 通过生活方式干预 HbA1c 不能降至 7%以下,下一步是添加第 2 种降糖药物。随着具有独特作用机制的新药被引进市场,为 2 型糖尿病治疗选择药物已变得更加复杂。在为 2 型糖尿病患者选择初始口服药物时需要考虑多个方面。如同所有的治疗决策一样,临床医师必须将自己的药物知识(例如药物的效力、安全性、低血糖风险、体重增加、其他不良反应、给药途径和价格/医院处方集)与患者的特点(例如血糖控制水平、器官功能、其他并发症和合用药物,对复杂药物方案的依从能力,医疗保险覆盖范围)相结合来对药品作出选择[257]。当前的 HbA1c 水平和使 HbA1c 达标所需要降低的幅度是主要的因素。还需要记住那些报告不同降糖药物的平均降糖效果的研究;一些患者的反应超过平均水平而一些患者的反应则达不到。

表 53-25 比较了用于治疗 2 型糖尿病的降糖药的效果、优点和缺点,以及对特定患者在基础方案上可以选择的联合用药。

AACE 指南推荐如果 HbA1c>9%且有高血糖症状应考虑启动胰岛素治疗(通常为基础胰岛素)[39]。ADA 指南推荐根据患者血糖水平和是否有症状选择[7]。HbA1c>9%时可以考虑二联治疗,HbA1c>10%时则强烈建议二联治疗。医师应该避免不必要的复杂的治疗方案,因其会使患者困惑,增加药物费用,并让临床医师难以评估单一药物对整体治疗效果的贡献。

ADA 推荐的初始治疗为生活方式改变和二甲双胍单药治疗。如果患者不能耐受二甲双胍,可应用其他任何一种批准的单药治疗。这些药物包括磺脲类、噻唑烷二酮类、DPP-4 抑制剂、SGLT-2 抑制剂、GLP-1 受体激动剂以及胰岛素。本章稍后将会讨论适宜的药物选择。如果单药治疗 3 个月,患者血糖仍未达标,可加用第 2 种药物。如果两种药物治疗 3 个月后患者血糖仍未达标,可加用第 3 种药物。如果 3 种药物治疗 3 个月,血糖仍未达标,则应考虑不同种类的药物或者基础胰岛素方案[7]。

为二甲双胍选择一个替代药物作为单药治疗

案例 53-11,问题 8: 如果 L. H. 不能耐受二甲双胍,她可以考虑其他哪种降糖药作为单药治疗?

虽然 ADA 推荐二甲双胍联合生活方式改善作为一线治疗。但其他降糖药物也被批准用于单药治疗。L. H. 是一个典型的超重 2 型糖尿病患者,并具有心血管病的早期

证据(高血压),但没有微血管并发症的证据。她的肝脏、肾脏和肠胃功能是正常的。像 L. H. 这样的患者有不同程度的 β 细胞功能障碍和组织胰岛素抵抗。这些个体的脉冲式胰岛素分泌和第一相胰岛素释放是缺失的,胰腺对高葡萄糖浓度(糖毒性)不能感知或反应不足。由于靶组织对胰岛素反应是降低的,肝糖输出一般是增加的,而且外周对葡萄糖利用可能需要更高浓度的胰岛素水平。和其他降糖药比胰岛素更容易导致体重增加和低血糖,因而通常作为联合治疗药物,除非诊断时初始 HbA1c 非常高(>10%)或存在酮尿[7]。

阿卡波糖由于需要缓慢加量来减轻消化道反应而不被选用;然而有趣的是,像 L. H. 这样的墨西哥哥裔患者似乎较少发生腹胀和腹泻。而且由于阿卡波糖对降低 FPG(20~30mg/dl)(1.1~1.7mmol/L)和 HbA1c(0.5%~1.0%)的效果不如其他药物显著,故对于 HbA1c≥8.5%的患者不易使生化指标达标。

吡格列酮也可单独应用,而且与二甲双胍相似,都不易引起低血糖,但可能引起体重增加和水肿。从好的方面来看,TZD 比二甲双胍和磺脲类药物有更好的"降糖持久性"。在一项纳入了 4 360 名 2 型糖尿病患者的双盲、随机、对照试验中,以 FBG 大于 180mg/dl(10.0mmol/L)作为单药治疗失败的标准,评估了罗格列酮、二甲双胍和格列本脲[糖尿病结局进展研究(A Diabetes Outcome Progression Trial,ADOPT)][257]。患者的中位治疗时间为 4 年。Kaplan-Meier 分析表明罗格列酮的 5 年累计失败率为 15%,二甲双胍为 21%,格列本脲为 34%(P<0.000 1)。对这一有利于罗格列酮的结果的解释是其延缓了 β 细胞的功能衰竭。从消极的一面看,TZD 与多种不良反应相关,包括骨折和心衰风险增加[258]。TZD 导致心力衰竭风险增加约 2 倍,因此禁用于 NYHA 心衰 Ⅲ~Ⅳ 级[185,187]。在 ADOPT 延长期研究中,罗格列酮与体重增加平均 4.8kg 相关,而二甲双胍组体重下降了 2.9kg,格列本脲组的患者第 1 年期间平均体重增加 1.6 公斤,此后体重保持稳定[257]。同时也发现 TZD 降低骨质密度并增加骨折风险。考虑大 TZD 的不良反应和其他药物的可获得性,TZD 已不作为首选。

西格列汀,沙格列汀和艾塞那肽已被批准用于单药治疗,但也用于联合治疗。然而 DPP-4 抑制剂单药可用于不适宜其他口服药的患者(如二甲双胍对于肾功能不全,或吡格列酮对于严重心力衰竭)。GLP-1 受体激动剂在肥胖患者中可能更有帮助[7,39]。需要注意的是,AACE 推荐,二甲双胍不能作为首选时,优先推荐 GLP-1 受体激动剂[39]。

最后,我们不应忘记,在新药上市之前,磺酰脲类一直被成功地用于治疗肥胖的 2 型糖尿病患者。尽管这类药物相对有效(HbA1c 平均降低 1%~1.5%),但是这些药物仍然存在一些问题,比如不利的不良反应(低血糖和体重增加),持续时间问题,以及对血脂的不利影响。虽然因此这类药物的应用已不作为首选,但它们是有效的,并且当经济成为问题时常常应用此类药物(表 53-26)。

目前也有一些由两个口服制剂组成的复方制剂产品。尽管其中多种药品都被批准作为一线治疗,跳过了单药治疗,因此,当患者已经开始两药治疗或为了提高依从性或降

低成本必须简化治疗方案时,可以考虑应用此类药物。

基于上述讨论,我们首选二甲双胍作为 L. H. 的初始治疗药物。

口服降糖药单药治疗失败

发生机制

案例 53-12

问题 1:N. H. 是一个肥胖的 46 岁男性(BMI 33kg/m²),有 2 型糖尿病和高脂血症病史。患者诉乏力、夜尿增多。N. H. 有 15 年吸烟史,每日 2 包,诊断 2 型糖尿病后戒烟。有强冠心病(CHD)家族史。3 个月以前患者就诊时记录的 HbA1c 为 7.6%,确诊为 2 型糖尿病。肝肾功能在正常范围。现用药物包括赖诺普利和阿托伐他汀。N. H 初始服用二甲双胍,但因胃肠道症状(稀便)停用,他拒绝再次试用这种药物。对 N. H 下一步单药治疗的合理选择是什么?

不幸的是,N. H 不能耐受二甲双胍。虽然如果患者随餐服用二甲双胍并缓慢增加剂量,这种情况并不常见,但确有部分患者不能耐受胃肠道不良反应。N. H 甚至拒绝考虑再次试用。尽管考虑到他较低的年龄和较长的预期寿命,HbA1c 低于 6.5%更好,但对 N. H 来讲,其 HbA1c<7%的目标也是合适的,因此,仅 N. H 的 HbA1c 需再降低 0.6%~1.1%。

N. H 的体重指数为 33kg/m²,合并高血压、血脂异常,即具有多个代谢综合征和胰岛素抵抗的组分(见发病机制部分)。磺脲类或胰岛素不是 N. H. 下一步治疗的最佳选择,因为对血脂并无额外益处,且通常与体重增加和低血糖相关。而且他的 HbA1c 还没有高到需要胰岛素治疗的程度。但我们承认部分磺脲类药物仍是最便宜的口服降糖药,这对一些患者的初始治疗选择来讲可能是一个重要的因素。阿卡波糖单药治疗不太可能获得接近正常的血糖。鉴于他很肥胖,很可能有胰岛素抵抗,尽管吡格列酮改善外周组织对胰岛素的反应以及血脂水平,但由于其副作用我们会避免使用(见案例 53-11,问题 8,和案例 53-15)。对于 N. H 来说,GLP-1 受体激动剂、DPP-4 抑制剂或 SGLT-2 抑制剂都是合理的选择,因为其不增加体重(GLP-1 受体激动剂和 SGLT-2 抑制剂甚至会降低体重)。

对于 N. H. 来说,GLP-1 受体激动剂如利拉鲁肽是一个合理的选择。GLP-1 受体激动剂联合生活方式改变应该能使他的 HbA1c 达标。利拉鲁肽的起始剂量为 0.6mg/d,1 周后增加至 1.2mg/d 的治疗剂量,有些患者甚至需要 1.8mg/d 才能使血糖达标。应告知 N. H. 可能的胃肠道反应,这应该会随时间消失,以及罕见的胰腺炎风险(如果他有持续的严重腹痛向背部放射和呕吐,应停药并通知医师)和严重的过敏反应。

N. H. 通过改变生活方式联合西格列汀的治疗成功地将 HbA1c 降至 6.4%。他通过步行和减少高脂肪食物摄入成功减掉 4.5kg 体重。

3 个月前 N. H. 戒烟了。吸烟已被证明增加空腹血糖受损和 2 型糖尿病的风险[259,260]。其机制被认为与增加胰岛素抵抗和氧化应激,以及减少胰岛素分泌有关。吸烟还会增加糖尿病患者微血管和大血管并发症的风险[261]。因此,应当祝贺 N. H. 戒烟,并通过随访鼓励他继续戒烟(见第 91 章)。

案例 53-13

问题 1:Q. R. ,68 岁女性,身高 155cm,体重 70kg(BMI 29.3kg/m²),有 8 年 2 型糖尿病史,通过控制饮食,运动和二甲双胍治疗。根据就诊记录,她最初的 5 年血糖控制较好(HbA1c 6.7%~7.2%)。在她的血糖控制不好 [FPG 130~160mg/dl(7.2~8.9mmol/L),HbA1c 7.5%~8.5%]时,二甲双胍的剂量由最初的 500mg 每日 2 次增加到现在的 1 000mg 每日 3 次。最近的图表记录显示 Q. R. 主诉食欲下降和乏力。她现在的 HbA1c 为 8.4%。其他问题包括高血压(用氢氯噻嗪 25mg/d 治疗)和轻度周围神经病变(用对乙酰氨基酚 500mg 每日 2 次治疗)。她的估算肾小球滤过率为 70ml/min。

这次就诊时,你熟悉的 Q. R. 看上去无精打采。她的血糖记录通常是非常细致的,这次却不完整。血糖持续超过 200mg/dl(11.1mmol/L),范围在 202~340mg/dl(11.2~18.9mmol/L)。从病史中发现她的丈夫去年过世,她的一个成年子女最近被诊断为疾病的晚期。哪些因素造成了 Q. R. 的血糖控制不佳?

几项因素可能在过去 1 年中造成了 Q. R. 血糖控制情况的恶化,以及对最大剂量二甲双胍反应性的明显缺乏(从血糖升高、HbA1c 升高、精神萎靡和体重减轻可以看出)。单药治疗失败(也叫继发失效)的特征是开始(几个月至几年)治疗效果良好,随后血糖的控制程度进行性恶化。失败的原因可能与胰腺功能进行性衰退、对饮食、运动和药物的依从性变差以及诸如体重增加、疾病或药物(例如非典型的抗精神病药和糖皮质激素)等外源性致糖尿病性因素有关。

2 型糖尿病是一个逐步进展的疾病,经常需要联合用药治疗。UKPDS 证实了单药治疗失效代表了 2 型糖尿病的自然进程。在这项研究中,只有 16%~19%的患者单纯通过控制饮食在 3 年后仍能达到了 FPG<108mg/dl(6.0mmol/L)和 HbA1c<7%。到第 9 年只有 9%的患者可以仅依靠控制饮食维持他们的血糖控制目标。研究者发现不管初始选哪种药物(格列本脲、氯磺丙脲、二甲双胍或胰岛素),继发失效的发生率是相同的。所有的单药治疗组在研究结束时都需要加用其他药物[262]。在第 3 年,被随机分配到单药治疗组的患者只有不到 55%能保持 HbA1c<7%,而到第 9 年时,这一数字下降至 25%。在 ADOPT 研究中,通过单独使用罗格列酮、二甲双胍、格列本脲而使 HbA1c 维持在<7%的时间分别是 60、45 和 33 个月[257]。血糖恶化的原因可能和 2 型糖尿病自然进展中 β 细胞功能逐渐下降有关。

Q. R. 在使用治疗剂量二甲双胍单药治疗反应好的 5 年后,血糖控制情况开始恶化,这与 2 型糖尿病自然进展是一致的。然而来源于她生活状况改变的压力和抑郁毫无疑问加剧了这一问题。后者可能导致了她对饮食、运动和药物治疗依从性的变化,这一问题应当会随着时间推移和适当的措施而逐渐缓解。2 型糖尿病增加女性患者抑郁的风险。有证据显示在女性中糖尿病和沮丧之间存在双向关联[263]。虽然氢氯噻嗪可以引起高血糖，但 Q. R. 所用的剂量很少有代谢不良反应发生。

单药治疗失败的处理

案例 53-13,问题 2：应如何治疗 Q. R.？她应该增加哪种降糖药是最合适的？

Q. R. 表现得很抑郁（如无精打采、情感淡漠）。她的这一情绪始自她丈夫去世。必须通过一切努力改善 Q. R. 的抑郁情绪，因为在到她的状况得到改善之前，她可能不会有效地执行针对糖尿病的更积极的治疗。她可以利用的资源包括她的家人、心理治疗师和社会工作者。

单药失效的治疗包括找到并纠正致糖尿病性因素并改变药物治疗方案。当任何药物发生继发失效时，应增加一种药物而不是换用另一种药物，除非患者对不良反应不耐受或由于禁忌证不能继续使用这种药物。一项研究评估了磺脲类失效人群单用二甲双胍和二甲双胍联合磺脲类的治疗效果，结果支持上述观点。用二甲双胍取代格列本脲不会使血糖控制发生任何显著性变化，但格列本脲联合二甲双胍确实可以改善血糖水平[264]。很多口服降糖药可以联合使用，但他们必须具有不同的作用机制。例如，磺脲类和格列奈类联合使用是不合理的（如瑞格列奈和那格列奈），因为它们都是胰岛素促泌剂。对于 Q. R. 来说，可以和二

甲双胍联用的药物包括：胰岛素促泌素（磺脲类或格列奈类），阿卡波糖，噻唑烷二酮类（吡格列酮），DPP-4 抑制剂（西格列汀、利格列汀、阿格列汀或沙格列汀），SGLT-2 抑制剂（卡格列净、达格列净、恩格列净）或 GLP-1 受体激动剂（艾塞那肽、艾塞那肽缓释制剂、阿必糖肽、度拉鲁肽或利拉鲁肽）。这类人群应用 SGLT-2 抑制剂应谨慎，因为可引起生殖器霉菌感染和尿路感染。

表 53-25 总结了 FDA 批准的联合治疗药物。你也可以在这个时候加用胰岛素治疗。然而，由于 Q. R. 可以通过增加非胰岛素药物有效地将糖化血红蛋白降低到<7%，所以我们建议在 Q. R. 的治疗中使用两种非胰岛素降糖药物。

总之，像 Q. R. 这样的患者，对二甲双胍最大有效剂量没有反应时应开始联合用药。

口服降糖药的联合应用

案例 53-13,问题 3：如预先所料,此时 Q. R. 拒绝考虑采用胰岛素治疗。那么应该如何联合应用口服药物呢？

不同作用机制的药物联合应用可以使疗效叠加。降糖药的联合应用不存在哪种联合疗效最好，很多降糖药都可以选择。如上所述，治疗药物的选择应该考虑患者的器官功能及降低多少 HbA1c 值才能达到个人的降糖目标，以及某种药物单独或联合应用时可能的不良反应、费用及患者的选择。

表 53-27

已经使用二甲双胍的 2 型糖尿病患者联用非胰岛素类降糖药的疗效[265]

与安慰剂相比	已经使用二甲双胍的病患者联用非胰岛素类药物与安慰剂相比，改变 HbA1c、体重和低血糖方面的疗效					
	HbA1c 改变(%)		体重改变(kg)		总低血糖	
	试验数量	WMD(95%CI)	试验数量	WMD(95%CL)	试验数量	RR(95%CI)
所有药物	20	−0.79(−0.90～−0.68)	12	−0.14(−1.37～1.65)	19	1.43(0.89～2.30)
SFU	3	−0.79(−1.15～−0.43)	2	−1.99(0.86～3.12)	3	2.63(0.76～9.13)
格列奈类	2	−0.71(−1.24～−0.18)	2	−0.91(0.35～1.46)	2	7.92(1.45～43.21)
TZD	3	−1.00(−1.62～−0.38)	1	−2.30(1.70～2.90)	2	2.04(0.50～8.23)
AGI	2	−0.68(−1.11～−0.19)	1	−1.80(−2.83～−0.077)	2	0.60(0.08～4.55)
DPP-4 抑制剂	8	−0.79(−0.94～−0.63)	4	−0.09(−0.47～0.30)	8	0.67(0.30～1.50)
GLP-1 激动剂	2	−0.99(−1.19～−0.78)	2	−1.76(−2.90～0.62)	2	0.94(0.42～2.12)

与安慰剂相比	已经使用二甲双胍的患者联用非胰岛素类药物和安慰剂与 HbA1c 基线相比，改变 HbA1c 的疗效	
	HbA1c 基线	
	<8%WMD(95%CI)	≥8%WMD(95%CI)
SFU	−0.57(−0.75～−0.39)	−0.97(−1.35～−0.62)
格列奈类	−0.44(−0.85～−0.04)	−0.65(−1.10～−0.26)
TZD	−0.62(−0.88～−0.39)	−1.02(−1.39～−0.69)
AGI	NR	−0.65(−1.07～−0.24)
DPP-4 抑制剂	−0.51(−0.69～−0.34)	−0.89(−1.11～−0.68)
GLP-1 激动剂	NR	−0.99(−1.36～−0.63)

结果来自一组混合治疗比较的荟萃分析。AGI，α-葡萄糖苷酶抑制剂；CI，置信区间；DPP-4，二肽基肽酶-4；GLP-1，胰高血糖素样肽-1；NR，没有报道；RR，相对风险；SFU，磺脲类药物，TZD，噻唑烷二酮类；WMD，加权平均差

一项联合用药的对比荟萃分析评估了在使用固定剂量的二甲双胍基础上联合二线降糖药的效果[265]。同时也确定了体重增加和低血糖的风险。这个分析共纳入了27个随机对照研究，平均研究周期是32周。表53-27总结了这些研究结果。另外，研究发现HbA1c水平的变化取决于HbA1c的基线值，正如前面所讨论的那样（见案例53-11，问题7），基线HbA1c≥8%时，其变化更大。

Q. R. 关心她的药物费用，贵重药物在她的保险范围内有更高的自付率。如果可能的话，Q. R. 想继续使用口服药物。因为她已经绝经了，我们会避免使用噻唑烷二酮类药物，因其会增加骨折的风险。考虑到α-葡萄糖苷酶抑制剂有严重的胃肠道不良反应，我们倾向于避免时使用。只有DPP-4抑制剂是自费药。所以仿制药是一个选择。因此，给她开始每日口服2mg格列美脲。

口服降糖药的联合应用

案例53-13，问题4：Q. R. 格列美脲的剂量增加到了每日4mg，并同时继续二甲双胍1 000mg每日2次治疗。这种方案大约改善了她12个月的FPG和HbA1c[（FPG 120～150mg/dl（6.7～8.3mmol/L），目前的HbA1c 7.6%]。尽管一再告知，但她还是拒绝起始胰岛素。她听说一种新的注射类降糖药物，这种药物可以减肥，故而询问她是否适合应用。显然，Q. R. 指的是GLP-1受体激动剂，艾塞那肽、艾塞那肽缓释制剂、阿必鲁肽、度拉鲁肽和利拉鲁肽，只有艾塞那肽在她的健康处方内。

当两种口服药物联合应用下HbA1c仍然不达标时，医师通常在选用胰岛素之前加用第3种口服降糖药。虽然这是诱人的，但这取决于患者目前的血糖控制水平，这种做法只是延迟了胰岛素的使用，但胰岛素对于HbA1c达标可能是必需的。然后，因为Q. R. 的HbA1c水平已经接近<7%，尝试第3种非胰岛素类降糖药是合理的。虽然格列美脲的最大剂量是8mg/d，但在临床疗效上和每日4mg几乎没有区别。因此，增加格列美脲到每日8mg难以实现她的血糖目标[266]。

艾塞那肽已批准作为单药治疗，也可以用于单独服用二甲双胍、磺脲类或TZD类，或二甲双胍联合TZD、二甲双胍联合磺脲类都是可以的。当用于二甲双胍联合磺脲类药物治疗的患者，艾塞那肽10μg每日2次可使HbA1c较基线下降0.8%[258]。因此，对于Q. R. 来说，使用艾塞那肽可使她的HbA1c降至7%以下。磺脲类联合艾塞那肽可增加轻度至中度低血糖的风险（与磺酰脲类和二甲双胍联合时是28%，与磺脲类单药联合是36%）[258,267]。大多数医师在起始使用艾塞那肽时都会减少磺脲类药物的剂量，然后根据患者对艾塞那肽的反应做出调整。

Q. R. 开始应该艾塞那肽5μg每日2次皮下注射，在2次主餐前60分钟内注射，至少间隔6小时。应告知她艾塞那肽最常见的不良反应是恶心；44%的患者将出现恶心，但在临床试验中只有3%的停药率。为了避免出现低血糖，格列美脲应该减少到每日2mg或3mg。1个月后，如果她可以耐受艾塞那肽，剂量应该增加到10μg每日2

次皮下注射。使用10μg剂量的3个月内她需要监测HbA1c。艾塞那肽（和DPP-4抑制剂相比）的优势就是可以减重。在一个30周的盲法研究中显示在服用磺酰脲类和二甲双胍基础上加用艾塞那肽10微克的剂量，患者平均可以减重1.6kg[258]。在艾塞那肽的3个开放标签、不设对照的试验中，在使用艾塞那肽的3年里，体重会逐渐减轻5.3kg并维持[268]。

应告知Q. R. 艾塞那肽罕见的胰腺炎风险。同样，如果她的恶心导致液体摄入量明显减少，她应该联系医师。FDA收到过艾塞那肽导致肾功能不全和肾衰竭的病例，可能是由于艾塞那肽的胃肠道不良反应使得液体摄入量减少而导致脱水（例如：恶心、呕吐和腹泻）[214]。如果患者有明显的胃肠道副作用，液体摄入量减少，或既往有肾功能不全，应该密切监测SCr[214]。中度肾功能不全的患者使用艾塞那肽需谨慎，在CrCl<30ml/min的患者中不推荐使用艾塞那肽。

一小部分患者会形成抗艾塞那肽抗体。如果抗体滴度高，血糖控制改善就无法达到。如果使用艾塞那肽时血糖控制恶化或未能达标，需要考虑到形成阻断性抗体是可能的原因之一。如果这种情况发生了，换为另一种GLP-1受体激动剂或艾塞那肽缓释制剂可能是合理的。重要的是任何一种可获得的GLP-1受体激动剂对于Q. R. 的初始GLP-1受体激动剂治疗都是可选的。讨论应包括依从性、有效性、安全性和经济性。

降糖药和胰岛素联合使用

案例53-13，问题5：如果Q. R. 愿意使用胰岛素治疗，为什么胰岛素与其他降糖药联合使用是合理的？胰岛素如何与口服药物联合应用？这种联合应用是否比单独用胰岛素更有效？

大多数2型糖尿病患者最终需要胰岛素。胰岛素与各种口服降糖药的联合使用已被广泛评估，但研究的干预措施不同。在一些研究中，对使用一种或联用几种口服降糖药物血糖控制不佳的患者，加用每日1次的中或长效胰岛素或每日1~2次的预混胰岛素制剂观察疗效。评估的主要终点包括血糖控制情况（例如HbA1c、FPG）和胰岛素剂量减少的程度。DeWitt和Hirsch对这些研究发表了一篇综述，读者们可以参考这篇出色的文章[93]。基于ACCE算法，可以考虑胰岛素和口服降糖药的联合使用，尤其是当糖化血红蛋白>9.0%时。

在开始胰岛素之前，重要的是对血糖变化规律进行评估[126]。

- 空腹高血糖，可以在每日中好转或持续存在。对2型糖尿病患者，这是更典型的血糖变化，对于这种患者下一步最适合给予夜间基础胰岛素。
- 空腹血糖达标，日间血糖高。在2型糖尿病患者中是不太常见的，这种患者下一步治疗最适合给予餐时胰岛素（见案例53-13，问题6）。

对Q. R. 来说，最合理的治疗方案是在二甲双胍和格列美脲的基础上加用基础胰岛素，且一旦胰岛素达最佳剂

量后或许可以停用格列美脲。相较于单用胰岛素治疗,在口服药失效后加用胰岛素的优势包括[93]:

■ 可以使用更低胰岛素剂量,减少了体重增加和低血糖发生。

■ 可选择更简单的单剂量胰岛素方案(相比:单一疗法联合于单纯胰岛素)。

■ 降低空腹血糖可改善一整日的血糖。因为和用餐相关的血糖变化,是在一个较低值的基础上叠加。此外,较低血糖值可以改善 β 细胞对血糖的反应性,提高组织对胰岛素的敏感性。

然而,降低血糖浓度是首要任务,不要一直想着使用小剂量的胰岛素。Q. R 应该在睡前使用 10U 或 0.2U/kg 的精蛋白锌胰岛素或基础胰岛素。这个剂量是基于多个研究的经验用药(0.1~0.2U/kg)[269],保守的估算基础胰岛素用量大约是 0.5U/h(Q. R. 的体重 70.5kg)。剂量选择也应考虑到 Q. R. 可能自己分泌的一些基础胰岛素,且格列吡嗪还有一些残余刺激胰岛素分泌的作用。基础剂量应根据连续 3 日的 FPG 逐渐增加。常用的方法称为"treat-to-target"法则[92,270]。

空腹血糖(mg/dl) (mmol/L)	基础胰岛素的剂量调整(U)
≥180(10)	8
160~180(8.9~10)	6
140~159(7.8~8.8)	4
120~139(6.7~7.7)	2
100~119(5.6~6.6)	1
80~99(4.4~5.5)	维持原量
60~79(3.3~4.4)	-2
<60(3.3)	-4 或更多

或者,基础胰岛素的剂量可以每 3 日增加 2U,直到 FPG 达到目标范围(80~130mg/dl)(4.4~7.2mmol/L);如果 FPG>140~180mg/dl(7.8~10.0mmol/L),可以加量更快(如每 3 日 4U)[269]。如果发生低血糖或 FPG<70mg/dl(3.9mmol/L),剂量应该减少至少 4U,或 10%(如果剂量>60U),需要注意的是,U300 甘精胰岛素以及 U100 和 U200 德谷胰岛素滴定速度最快不低于 3~4 日。如果 3 个月后血糖没有改善,应该加用餐前胰岛素或一种 GLP-1 受体激动剂(见案例 53-13,问题 6 和 7)。此种情况下通常停用胰岛素促泌剂(例如在 Q. R. 案例中的格列美脲),但二甲双胍可以保留。

对 Q. R. 来说另一种选择是停止磺脲类药物,并开始单纯胰岛素治疗,类似于 1 型糖尿病的治疗。据观察,像 Q. R. 这样的患者,这个选择也是合理的,因为随着 β 细胞的破坏,她需要进行胰岛素治疗。此外,单纯胰岛素治疗可能更便宜,比口服降糖药联合胰岛素治疗更易于评估。然而,许多临床医师使用单次基础胰岛素联合口服降糖药来

作为最终单纯使用胰岛素治疗的过渡,尤其是对那些不愿意每日多次注射胰岛素的患者。在胰岛素抵抗的情况下,如 2 型糖尿病,如果可能应优先继续二甲双胍治疗。

单独应用胰岛素治疗 2 型糖尿病

胰岛素方案

案例 53-13,问题 6: Q. R. 的甘精胰岛素剂量最终达到睡前 25U。与格列美脲 4mg/d 及二甲双胍 1 000mg 每日 2 次联用,其空腹血糖大多可降至 110~120mg/dl(6.1~6.7mmol/L);HbA1c 降至 6.9%。然而 1 年以后,她开始注意到全天血糖在逐渐升高。这使她的睡前甘精胰岛素进一步加至 40U(0.57U/kg)。现在,她的晨间血糖为 120~140mg/dl(6.7~7.8mmol/L),餐前或餐后血糖波动在 170~200mg/dl(9.4~11.1mmol/L)。最近 1 次 HbA1c 为 8.5%。在之前大约 6 个月内,Q. R. 出现逐渐加重的乏力,发作性视物模糊,以及反复的阴道念珠菌感染。现在她该如何治疗?

Q. R. 的下一步治疗是启动餐时胰岛素治疗,白天血糖高就提示这一点。同 1 型糖尿病患者一样,长期 2 型糖尿病患者可能需要餐前胰岛素降低餐后血糖。赖脯胰岛素比普通胰岛素的降低餐后血糖程度更强(第 1 小时降低 30%,第 2 小时降低 53%),而且低血糖的发生较少,尤其在午夜至 6am 这段时间(36%)。然而,HbA1c 水平在 6 个月后无显著改变[271]。门冬胰岛素和谷赖胰岛素的作用与之类似。

因为 Q. R. 正在使用甘精胰岛素,接下来最合适的就是添加速效餐时胰岛素。餐时胰岛素的初始化治疗方案中在 1 型糖尿病胰岛素治疗部分做了详细讨论(见案例 53-2,问题 4~6)。使用餐时胰岛素的一个简单方法就是仅在 1 餐时加用。通常选择餐前血糖最高的一餐。例如,如果午餐前血糖高,可在早餐加用胰岛素,或者如果以睡前血糖水平升高为主(由于晚餐吃得较多),可在晚餐加用胰岛素。一旦患者适应了这种调整,就可以在其他餐前加用胰岛素;这时格列美脲就应该减量或停药。2 型糖尿病患者可能需要每日较大的胰岛素总量(>1U/kg)才能使 HbA1c<7%。虽然不是严格意义上的单纯胰岛素治疗,二甲双胍往往继续使用,对改善胰岛素抵抗和减少体重增加都有帮助。

预混胰岛素

案例 53-13,问题 7: Q. R. 难以依从基础联合餐时胰岛素的治疗。她当前的方案是夜间甘精胰岛素 38U,三餐前门冬胰岛素约 7U(她遵循了高血糖校正量表)。对于 Q. R. 来说还有什么选择?

由于 2 型糖尿病患者保留了一些胰腺功能,每日应用 2 次预混胰岛素(中效胰岛素与短效或速效胰岛素)就能获得满意的血糖控制。这被称为混合胰岛素。虽然方便,但它限制了剂量调整的灵活性,在不增加低血糖风险的同时限制了降低 HbA1c 的能力。在美国,有 NPH 和普通胰岛素

按 70∶30 比例和 50∶50 比例的制剂（表 53-6）。速效加中效胰岛素的预混制剂同样已经商品化：Humalog Mix 75/25（赖脯胰岛素和鱼精蛋白赖脯胰岛素的混悬液），Humalog Mix 50/50（赖脯胰岛素和鱼精蛋白赖脯胰岛素的混悬液），NovoLog Mix 70/30（门冬胰岛素和鱼精蛋白门冬胰岛素的混悬液）。预混胰岛素可以买到预充产品，增加了其使用的灵活性和便利性。

2 型糖尿病治疗达标（the Treating to Target in Type 2 Diabetes,4-T）研究评估了基础胰岛素（地特胰岛素），餐时胰岛素（门冬胰岛素），预混胰岛素（NovoLog Mix 70/30）联合二甲双胍和磺脲类药物的疗效[272]。3 年后，研究发现预混胰岛素在使 HbA1c 达标至<6.5% 方面的效果不如餐时胰岛素和基础胰岛素（分别为 31.9%、44.7% 和 43.2%）。尽管有此大规模多中心研究结果，应用每日 2 次预混合胰岛素仍然是治疗 2 型糖尿病的一个常见的方案。

Q.R. 目前每日胰岛素总量为 59U，即 0.84U/(kg·d)。想要将 Q.R. 转变为预混胰岛素方案，通常以保守的每日 0.5 到 0.6U/(kg·d) 的剂量开始，平均分配在早、晚餐前。传统的早晨给三分之二、晚餐给三分之一的方案现在已经很少使用。对于从未使用过胰岛素的 2 型糖尿病患者，预混胰岛素的起始剂量通常为每次 5~6U，每日 2 次（早餐前和晚餐前）。逐渐增加早餐前（影响午餐前和晚饭前血糖）和晚餐前胰岛素剂量（影响睡前和空腹血糖）[92,273]。

如果预混胰岛素不能控制好血糖，可以选择把短效或速效胰岛素与 NPH 混合在同一注射器。这样可以单独调整每种胰岛素的剂量。缺点就是患者在测量和混合胰岛素过程中容易出错，特别是可能存在视力问题或活动不方便的老年人。另外，可以在午餐时注射速效胰岛素（即第 3 针），但应减少早餐预混胰岛素剂量[93]。另一个选择是在午餐增加一针预混胰岛素（也就是每日 3 次的预混胰岛素），但午餐时的剂量要比早餐和晚餐剂量小。午餐时预混胰岛素的初始剂量为 2~6U，或目前每日预混胰岛素总量的 10%[274]。

Q.R. 应开始给予每日 2 次速效预混胰岛素，因为在吃饭之前注射（15 分钟内）较方便。20U 每日 2 次皮下注射，代表了保守的起始剂量。她应该至少每日监测空腹和晚餐前血糖，以进一步调整胰岛素剂量。

基础胰岛素方案加用口服降糖药

案例 53-14

问题 1： M. A. ,62 岁女性，2 型糖尿病 11 年。她目前服用二甲双胍 500mg 每日 3 次和甘精胰岛素 47U 睡前。她的 HbA1c 是 8.2%。她正在尝试营养师为她制订的饮食方案，但她的 BMI 仍然维持在 31kg/m²。她的运动量有限，因为她有膝关节炎，未来计划做膝关节置换手术。她还有高血压（正在服用氢氯噻嗪每日 25mg 和贝那普利每日 40mg）和血脂异常（阿托伐他汀每日 40mg），现在的血压和血脂都控制得较好。她目前可以添加哪种口服降糖药吗？

关于使用胰岛素的 2 型糖尿病患者加用 TZD 已有大量研究。在一项荟萃分析中，在胰岛素基础上联合 TZD 治疗可以使 HbA1c 降低 0.58%；却造成体重增加（3kg）和外周性水肿。所以，应避免应用[206]。

对于肥胖患者，GLP-1 受体激动剂是一个合理的考虑。任意一种 GLP-1 受体激动剂都是一个好的选择，药物的选择应基于经济、有效性及依从性。例如，艾塞那肽或许是处方集中唯一的 GLP-1 受体激动剂，又或者 M. A. 记不起每周 1 次服用的药物，如度拉鲁肽，这种情况下选用每日 1 次的利拉鲁肽可能更好。另一个选择是加用一种 DPP-4 抑制剂，西格列汀已被 FDA 批准与胰岛素联用；但 HbA1c 降低幅度可能比 GLP-1 受体激动剂较少。

因此，对 M. A. 来说，加用利拉鲁肽可能是一个合理的选择。不仅她的 HbA1c 可到达<7% 的标准，还有减重和减少甘精胰岛素用量的作用。利拉鲁肽应以 0.6mg/d 起始剂量皮下注射，1 周后剂量增至 1.2mg/d。有些患者为使血糖达标，甚至需要继续滴定至 1.8mg/d 的最大剂量。

特殊情况下口服降糖药的应用

低血糖

案例 53-15

问题 1： C. A. ,73 岁女性，患 2 型糖尿病 20 年，轻度肾功能不全 5 年 [SCr 1.2mg/dl（106μmol/L）；eGFR 47mg/(min·1.73m²)，BUN 22mg/dl(7.8mmol/L)]。和她生活在一起的儿子发现他妈妈坐在沙发上闭着眼睛昏昏欲睡的时候拨打了 911。他认为他的妈妈出现了低血糖反应。当医护人员到达时，当时测到的血糖是 46mg/dl(2.6mmol/L)。C. A. 能够被叫醒，就说明她可以喝一些东西，所以给她喝了 4 盎司的橘汁。十分钟后她的血糖达到了 80mg/dl(4.4mmol/L)，所以又给她喝了 4 盎司的橘汁。据她儿子说，C. A. 在过去几个月中使用格列本脲 10mg 每日 2 次及二甲双胍 850mg 每日 3 次，糖尿病得到良好控制。近 3 日里，她因为"流感"食量减少，并偶有呕吐。那么是什么原因导致了她的低血糖呢？有任何诱因吗？

C. A. 经历了 1 次格列本脲引起的低血糖发作。低血糖是磺脲类最常见且是潜在严重的不良反应。其发生率和严重性随着药物作用持续时间和药效的增加而增加。

多数服用磺脲类导致的低血糖的患者，从某些方面讲他们是有低血糖倾向的，而 C. A. 也不例外。她是一名老年女性，有肾功能受损，使用了相对大剂量的药物，其中一部分以原型形式从肾脏排出。甚至在碳水化合物摄入量减少的情况下（食欲减退和呕吐），她仍继续服用通常剂量的格列本脲。虽然疾病应激常会使血糖升高，但食物摄入减少的情况下仍然会让格列本脲导致低血糖。由于格列本脲作用时间长,其引起的低血糖可能持续几个小时。

C. A. 和她的儿子应该知道如何处理低血糖。比如她的儿子不需要打 911 就能处理低血糖。磺脲类药物引起的低血糖不应使用胰高血糖素,因为其会引起血糖水平的反常降低[275]。

肾功能不全

案例 53-15,问题 2:C. A. 有轻度肾功能不全[eGFR 47ml/(min·1.73m²)]且正在服用最大剂量二甲双胍。二甲双胍致乳酸酸中毒的风险怎样? 应用二甲双胍在年龄和肾功能方面的考虑如何? 哪些药物应避免应用? 哪些药物可以应用?

以活性产物依赖肾脏排泄的磺脲类药物(如醋磺己脲、氯磺丙脲、格列本脲和妥拉磺脲)应避免用于老年和肾功能下降的患者。代谢为无活性或低活性产物的磺脲类可以使用(即格列吡嗪、格列美脲或甲苯磺丁脲)。尽管格列本脲在肌酐清除率大于 30ml/min 的患者体内不易积蓄,但是由于它使 C. A. 发生了严重的低血糖而不再适用[276]。应指导 C. A. 规律饮食,否则可能会造成低血糖复发。考虑停用磺脲类并加用低血糖风险较低的药物。

二甲双胍最恶名昭彰的副作用就是乳酸酸中毒,尽管极其罕见。乳酸酸中毒的风险因肾功能不全而增加,肾功能下降可以导致二甲双胍蓄积,因为其几乎完全以原型经肾脏排泄。乳酸酸中毒是一种代谢性酸中毒,其特征是动脉血 pH 显著降低和血清乳酸的蓄积,是无氧代谢的结果。这其一种高度致命(死亡率 50%)和难以治疗的情况。乳酸酸中毒的发生是由于乳酸产生的增多或者其利用的减少。乳酸利用减少发生在组织不能将乳酸氧化成丙酮酸盐时(这两种物质通常以 10:1 的比例存在于血清中)。二甲双胍可能造成患者乳酸酸中毒的原因是增加无氧代谢或者减低肾脏处理酸负荷的能力。其他可能促成乳酸酸中毒的因素包括严重的心脏或肺部疾病(缺氧,乳酸生成增加)、感染性休克、肾功能不全(二甲双胍和乳酸的蓄积)、接受造影剂的患者和饮酒过度(乳酸生成增加和利用下降)[165-167]。

体征和症状通常发生较急,一般包括恶心,呕吐,腹泻和过度换气。血容量减少、低血压、意识模糊和昏迷也可能会发生;死亡通常继发于心血管衰竭。典型的实验室检查结果包括低血清碳酸氢根和低二氧化碳分压、低动脉血 pH、高血钾、正常或低血氯、乳酸和丙酮酸水平升高、乳酸和丙酮酸比值增加、阴离子间隙≥30mmol/L。

尽管二甲双胍很少导致乳酸酸中毒,但是生产厂家和 FDA 已积极采取措施以防止其不当使用,这是因为另一个双胍类药物——苯乙双胍,导致的危及生命的情况,而于 1977 年撤出市场[277]。苯乙双胍导致的乳酸酸中毒发生率估计为 0.25/1 000~4/1 000,而二甲双胍为 5/10 万~9/10

万[165-167]。FDA 的一个医师小组总结了在 1995 年 5 月到 1996 年 6 月间上报 FDA 的 47 例明确的二甲双胍相关乳酸酸中毒(乳酸水平≥5mmol/L)的病例[261]。不幸的是,此情况治疗困难,死亡率是 43%。重要的是,47 个病例中的 43 个(91%)同时合并有使之易发生乳酸酸中毒的情况。包括心脏疾病(64%)、肾功能减退(28%)以及慢性肺部疾病(6%)。一些患者(17%)的年龄已经超过了 80 岁,尽管血清肌酐(SCr)浓度正常,但也有可能肾功能已经减退了。有趣的是,38% 的患者患有心力衰竭(HF),而且死亡的患者多在应用地高辛和呋塞米。二甲双胍的平均日剂量均严格控制在治疗剂量内,且死亡组的用量并没有更高(死亡组 1 259±648mg,存活组 1 349±598mg)。

在 80 岁以上的患者中,起始二甲双胍应谨慎,因为即使血清肌酐(SCr)是正常的,也可能有潜在的 GFR 减低[164]。因为 C. A. 有中度肾功能不全(GFR<60ml/min,但 >40ml/min),我们应该将二甲双胍的剂量减少至 500mg 每日 2 次,减少其蓄积的可能性。

TZD 主要在肝脏代谢,在轻度肾衰竭患者并非禁忌。可以考虑应用小剂量吡格列酮,也可以考虑阿卡波糖,此药很少从胃肠道吸收。DPP-4 抑制剂也可以应用,但需要根据肾功能不全的程度调整剂量(利格列汀除外)。艾塞那肽可以应用于肌酐清除率(ClCr)大于 30ml/min 的患者,而且不需要调整剂量。利拉鲁肽应慎用于肾功能不全的患者,但是不需要剂量调整。这些药物单独使用时都不会引起低血糖。

肝功能不全

案例 53-16

问题 1:B. R. ,60 岁男性,2 型糖尿病伴肝硬化。起始治疗给予格列吡嗪每日 10mg。B. R. 的功能会如何影响格列吡嗪的分布和他对此药物的反应?

大多数非胰岛素类降糖药物应避免应用于严重的肝脏疾病患者,而胰岛素治疗往往是最安全的选择。由于肝脏代谢是大多数磺酰脲类(包括格列吡嗪)主要的消除途径,可预计伴有肝脏疾病的患者对那些代谢为较弱活性产物的药物反应强烈。肝脏疾病可成为引发严重持续性低血糖的另一诱发因素,因为糖原分解和糖异生受损;因此,磺脲类药物是肝硬化患者的相对禁忌。如果应用磺脲类药物,最好选用较为短效的磺脲类,并从小剂量起始治疗。对于 B. R. ,格列吡嗪可以从不超过 2.5mg/d 开始应用,如果需要增加剂量,间隔时间不少于 1 周,每次增加 2.5mg。另外可以选择随餐(因为他们是短效的)服用低剂量的瑞格列奈(0.5mg)或者那格列奈(60mg)。还可以选择严重肝病不是禁忌证的药物,包括 GLP-1 受体激动剂、DPP-4 抑制剂、SGLT-2 抑制剂,尽管这些药物在严重肝病患者中的应用尚缺乏数据。基础-餐时胰岛素或预混胰岛素也是不错的选择。

老年糖尿病

临床表现

案例 53-17

问题 1：J. M. ,82 岁男性,虚弱,不能应答,被送入急诊室的患者。据 J. M. 的家人介绍,他的神志不清、眩晕和昏睡逐渐加重,近期体重减掉了 4.5kg。J. M. 独自居住,除了有轻中度的慢性阻塞性肺病(COPD)和关节炎外大致健康。空腹血清化验显示:

> 血 Na:128mmol/L
>
> 血糖:798mg/dl(44.3mmol/L)
>
> 血浆渗透压:374mOsm/L(正常值 280~295mOsm/kg H_2O)
>
> 血 pH:7.5
>
> HCO_3:22

他的血酮体阴性。体格检查,J. M. 皮肤张力差,黏膜干燥,仅对深部疼痛有反应。血压 90/60mmHg,脉搏 96 次/min。左下肺底部闻及啰音,胸片确认为肺炎。尽管积极补液治疗,J. M. 的血糖仍持续大于 250mg/dl(13.9mmol/L),HbA1c 为 11%。目前 J. M. 的血糖非常高,但是既往没有糖尿病史。有哪些特殊因素导致了老年人糖尿病的表现迟发且不典型表现?

老年人糖尿病由于表现常不典型,通常诊断和治疗不足[278,279]。糖尿病的典型症状可能被其他疾病所掩盖,或完全不显现,或被当作衰老的正常表现。例如,由于肾糖阈增高而使多尿的症状较轻,或者与尿失禁或"前列腺疾病"混淆。渴感在老年人通常迟钝,而增加了脱水和电解质紊乱的风险。饥饿可因药物或者抑郁而改变。乏力常被看作"衰老的一部分",体重下降尽管有时很严重,但也可因为进展过于缓慢,甚至几个月或者几年都不被注意到(表 53-28)。

表 53-28

糖尿病老年患者与年轻患者临床表现的比较

代谢异常	年轻患者的症状	老年患者的症状
血浆渗透压	烦渴	脱水、神志不清、谵妄
糖尿	多尿	尿失禁
胰岛素缺乏引起的分解代谢状态	多食	体重减轻、食欲缺乏

高血糖高渗状态

案例 53-17,问题 2：J. M. 被诊断为高血糖高渗状态(HHS)。为什么老年人易发生这种情况?哪些体征和症状符合这一诊断?

HHS 是以严重高血糖[>600mg/ml(33.3mmol/L)]、高血浆渗透压(>320mOsm/L)而无酮症酸中毒为特征的一种情况。因为 2 型糖尿病患者有一定残存的胰岛素分泌,这通常防止了过量脂类分解和酮体的产生。随着胰岛 β 细胞的破坏加重和残余胰岛素分泌功能下降,2 型糖尿病患者可能在糖尿病后期表现出 HHS[156]。通过测定血清酮体和血 pH 可以与 DKA 相区别(见案例 53-10)。此病发生在口服补液不足以补充由于糖尿导致的尿液和电解质丢失的情况下[156]。

HHS 主要发生于老年人,是因为一些因素使这一人群易于出现渴感减退。这些因素包括不能意识到口渴[280],没有表达饮水诉求的能力(例如,痴呆,服用镇静剂,插管),或无法按需要饮水(例如,残障或行动受限)。感染或者其他可加重糖尿病的急性疾病(例如心肌梗死,胃肠道出血,胰腺炎)可与渗透性利尿和渴感减退共同导致严重的脱水和高血糖。升高血糖的药物(例如糖皮质激素),可促进利尿或者减弱精神状态,都有可能导致这一不幸状况的发生。

J. M. 表现出一些 HHS 脱水的症状,包括渗透压大于 320mOsm/L,血糖大于 600mg/dl(33.3mol/L),pH>7.3,碳酸氢根升高,皮肤张力下降,低血压及血酮体阴性。他的肺炎可能是诱发因素。治疗包括迅速静脉补液。液体替代与 DKA 相同。见案例 53-10,问题 2,具体细节见表 53-24[156]。同时给予胰岛素输注。起始治疗和输注速度的调整与 DKA 相同,除了减慢胰岛素的输注速度的血糖切点为 300mg/dl(16.7mmol/L)(而不是像 DKA 一样的 200mg/dl(11.1mmol/L);见案例 53-10,问题 3,细节见表 53-24)。水化和应用胰岛素已经纠正 J. M. 的代谢失衡,现在可以对其糖尿病进行治疗。

治疗目标

案例 53-17,问题 3：J. M. 的治疗目标是什么?

现在广泛认为严格控制血糖与低血糖发生率增加有关[29]。伴有年龄相关的自主功能减退和 CVD 的老年患者,低血糖的发生可能缺乏前驱症状并且可导致严重的不良反应,诸如心绞痛、癫痫、卒中或心肌梗死。因此,治疗老年糖尿病患者的一般倾向是略微放松的血糖目标。故空腹血糖控制目标在 100~140mg/dl(5.6~7.8mmol/L),餐后血糖<180mg/dl(10mmol/L),HbA1c 的目标值在 8% 左右,并避免低血糖,是适合这个虚弱的患者的目标[7]。

饮食和运动

案例 53-17,问题 4：对于像 J. M. 这样的老年糖尿病患者,饮食和运动的建议应如何调整?

营养

ADA 推荐所有糖尿病患者进行个体化医学营养治疗,控制高血压的饮食和地中海饮食对血糖控制和降低 CVD 风险是有效的[51-53]。

由于大多数老年人都患有 2 型糖尿病,营养和运动方案是治疗的初始步骤。患者有糖尿病的老年人,特别是那些长期住在护理机构中的人,更倾向于体重过轻而非超重[51-53]。因此,应谨慎评估减重饮食,因为这有可能造成营养不良或脱水。对于肥胖的人,适度减重 5% ~ 10% 可能是显效的。但是如果在 6 个月内无意识的体重增加或减轻多于 4.5kg 或 10%,应该谨慎评估[51-53]。

有些因素可以影响老年人适当的营养。这包括购买能力和准备食物能力的受损、经济条件受限、年龄相关的味觉减退、合并的疾病、不合适的假牙、咀嚼和吞咽困难,以及进餐时缺乏陪伴也能造成营养不良。

高纤维饮食可降低血糖并改善血脂。但是,高纤维饮食对虚弱的老年患者,特别是对那些长期卧床的患者,应谨慎应用,因为他们可能会引起便秘并导致粪便梗阻。另外,非卧床的患者,增加膳食纤维的摄入通常是有益的。由于许多老年患者是营养不良的,所以应该为他们处方包含每日推荐摄入量维生素的制剂[51-53]。

运动

对于老年人,运动能像对年轻人一样产生益处。它有益健康、稳定血糖,并减少跌倒倾向。运动还可以改善血压、血脂、高凝状态以及骨密度。限制热量的人来说,体育活动对减少瘦体重的丢失是必要的。对伴有关节炎的患者,可以用水上运动代替。在这样一个运动计划开始之前,必须谨慎评估,以避免心肌缺血或加重视网膜病变。

老年人口服降糖药的选择

案例 53-17,问题 5: 为什么开始药物对于 J. M. 糖尿病的治疗是重要的?在选择初始治疗方案时应做哪些考虑?

就如所有的糖尿病患者一样,血糖控制不佳增加远期并发症的风险。尽管由于这些并发症要通过很长时间才会发生和进展,使血糖的控制看起来好像不那么重要,但是像 J. M. 这样的患者,在诊断糖尿病之前可能血糖已经升高多年而未被察觉。因此,很多人已经开始显现出糖尿病并发症。此外,随着人们期待的预期寿命的延长,如果他们不接受治疗,这些人将足够长寿到经历这些糖尿病相关并发症。因此,J. M. 应该考虑药物治疗。

治疗老年 2 型糖尿病患者的通用方案基本上与案例 53-11(问题 3、7 和 8)中的描述是一样的。首选何种降糖药物应该基于高血糖的严重程度。其他还需要考虑体重、伴随疾病以及药物的费用。空腹血糖受损的患者(100mg/dl <FPG<126mg/dl)(5.6mmol/L<FPG<7.0mmol/L)应根据个人能力制定适合他们的饮食和运动治疗方案。对于 2 型糖尿病患者,阿卡波糖、短效胰岛素促泌剂(例如那格列奈或瑞格列奈),吡格列酮以及 DPP-4 抑制剂均为恰当的选择。磺脲类导致的低血糖对这些患者是一个顾虑。但是,如果不能坚持这种每日多次服药的治疗方案,短效磺脲类是另一个选择。回到 J. M. 的病例,由于他患有 COPD,增加了组织缺氧的风险,所以使用二甲双胍应谨慎。并且,他的年龄大于 80 岁,需要评价他的 GFR,很可能已经减低了。二甲双胍在减重方面的作用与 J. M. 无关。尽管二甲双胍在疗效上与磺脲类相似,但对 J. M. 这样的老年患者,二甲双胍并不是首选[281,282]。空腹血糖大于 300mg/dl(16.7mmol/L)且无明确应激的患者应该考虑是否存在胰岛素缺乏,并开始胰岛素治疗。

高血压

案例 53-18

问题 1: L. S. ,53 岁男性,肥胖,2 型糖尿病病史 8 年。他现在的问题包括血压 155/103mmHg(2 次)、视力模糊和性功能减退,他承认这些问题在过去的几年里困扰着他。体格检查显示他的双侧足背动脉搏动减弱,尼龙单丝测试感觉丧失,右足(足母)趾截趾。他的实验室检查如下:

　　FPG:170mg/dl(9.4mmol/L)

　　HbA1c:7.8%

　　总胆固醇:240mg/dl(6.2mmol/L)

　　甘油三酯:160mg/dl(1.8mmol/L)

L. S. 的电解质正常,有蛋白尿(180mg/g 肌酐)。他的唯一药物治疗是二甲双胍 500mg 口服每日 2 次。陈述 L. S. 这样患者高血压的发病机制,为什么高血压的治疗如此重要?

75% 患有糖尿病的成年人血压≥130/80mmHg 或者应用降压药物[1]。1 型糖尿病患者的高血压通常是起源于肾实质性的,出现在发生肾病(出现蛋白尿)的 1 ~ 2 年后(见案例 53-19,问题 2)[7]。2 型糖尿病和高血压之间的关系更为复杂,而且与肾病关系并不密切。对于 2 型糖尿病,高血压常常是代谢综合征的一部分,还可能在发现糖尿病之前的几年就已出现。

患有糖尿病和高血压的患者微血管并发症的风险增加,例如视网膜病变和肾病。其心血管疾病(CVD)的风险翻倍[7]。心脏舒张压每降低平均 5mmHg,就可以使微血管并发症减少 37%,心脏收缩压每下降平均 10mmHg,被发现可以使心肌梗死(MI)的风险下降 11%,糖尿病相关死亡率下降 15%[7,245,246]。但是,随着对更低的血压目标进行验证,获益并不明确。在 ACCORD 血压研究中,强化控制组(收缩压达到 119mmHg)与标准化治疗组(收缩压达到 <133mmHg)相比,总心血管事件(非致死性心肌梗死,非致死性卒中或心血管死亡)并未减少[9]。但是,可观察到微血管获益,卒中风险也有统计学显著性下降。因此,目前 ADA 的血压目标低于 140/90mmHg 是合理的,在实践中不应制定更低的控制目标除非更低的目标不会带来不良反应。

治疗方面包括体重管理、运动、限盐(<1 500mg/d)、戒烟和抗高血压治疗。L. S. 应该首选应用血管紧张素转化酶抑制剂(ACEI),因为 ACEI 有更便宜的仿制药,虽然血管紧张素受体Ⅱ拮抗剂(ARB)也是适合的。许多患者需要 2 种或 3 种药物才能达到低于 130/80mmHg 的目标[7]。

肾病

案例 53-18,问题 2：L. S. 尿液中出现白蛋白有什么意义？应该如何处理？

糖尿病是终末期肾病的主要病因,占 2005 年新发肾衰竭病例的 44%[1,7]。糖尿病肾病以肾病综合征和氮质血症为特征。是 1 型糖尿病患者致死的主要原因,而且在 2 型糖尿病患者中也与日俱增[283]。肾小球毛细血管基底膜增厚是糖尿病肾病的标志[284]。基底膜样物质弥漫性沉积使系膜增厚。这一过程使毛细血管腔变窄,阻碍了肾血流,进而减小了肾小球滤过面积。高血糖引起肾小球内高压和肾脏高滤过。高滤过后即出现蛋白尿和轻微肾小球硬化,但还具有潜在可逆性。如果不及时治疗,即出现显性蛋白尿,患者通常发展为肾病综合征。高血压、蛋白尿、糖尿病视网膜病变加速糖尿病肾病的进程。血脂异常也可促进肾小球硬化的进展。治疗包括:早期筛查蛋白尿,严格控制血糖,对有微量白蛋白尿的患者加用 ACEI 和 ARB（延缓进展）,严格控制血压选用 ACEI 和 ARB 作为一线用药[7],积极改善血脂异常,戒烟。深入讨论糖尿病肾病和中晚期肾病的管理见第 28 章和第 9 章。

蛋白尿的筛查及确诊

筛查蛋白尿的首选方法是随机（最好是首次排尿或者早晨的尿液样本）测量尿液中的白蛋白和肌酐比值。蛋白尿被定义为在单次尿白蛋白与肌酐比值 ≥30μg/mg（或者白蛋白 mg/g 肌酐）。由于每日白蛋白排泄量不同,所以确诊微量白蛋白尿需要在 3~6 个月内的 2~3 份样本异常。1 型糖尿病患者在诊断 5 年后需每年筛查,2 型糖尿病患者应在诊断后即开始每年筛查。如果患有高血压、肌酐升高或者视网膜病变,则需要更频繁的筛查。24 小时内曾有运动、发热、感染、血糖控制不佳和血压控制不佳都可能使尿白蛋白浓度假性升高。

基于既定标准,L. S. 有蛋白尿（180mg 白蛋白/g 肌酐）。治疗策略包括严格控制血糖,开始应用 ACEI 或 ARB（L. S. 应该已经接受上述药物治疗他的高血压）。启动治疗之后,推荐继续定期监测蛋白尿,以评价治疗效果和疾病的进展情况。血钾和肌酐水平也应监测。

心血管疾病

案例 53-18,问题 3：L. S. 应用赖诺普利 20mg/d 治疗,血压得到控制,蛋白尿得到改善。他的二甲双胍的剂量调整到 1 000mg 每日 2 次。近期实验室数据包括:FPG 130mg/dl（7.2mmol/L）,HbA1C 6.0%,甘油三酯 170mg/dl（1.9mmol/L）,总胆固醇 204mg/dl（5.3mmol/L）,LDL-C 135mg/dl（3.5mmol/L）,HDL-C 35mg/dl（0.9mmol/L）。与没有糖尿病的患者相比,像 L. S. 这样的患者患心脏病的危险性如何？糖尿病患者冠心病（CHD）的发病机制是什么？

CHD 是造成 2 型糖尿病患者过早死亡的主要原因,占糖尿病患者死因的 50%。与非糖尿病患者相比,糖尿病患者患 CHD 的概率是其的 2~3 倍,心肌梗死后的死亡风险也是非糖尿病患者的 2~3 倍。女性糖尿病患者,无论年龄与月经如何,患 CHD 的危险性与男性非糖尿病患者相同。这些冷酷的数字说明,通过运动、饮食控制及合理用药减少或消除糖尿病患者其他所有可预防的 CVD 危险因素（即是吸烟,高血压,高胆固醇血症,肥胖）是十分重要的[285]。

发病机制

糖尿病患者 CVD 的发病机制十分复杂。代谢综合征和其伴随的心血管风险因素,血脂异常、炎症及凝血的异常仅仅是正在研究的发病机制当中的一部分[19,286]。

2 型糖尿病患者最常见的血脂异常是高甘油三脂血症[>150mg/dl（1.7mmol/L）]和低 HDL-C[男性 <40mg/dl（1.0mmol/L）或女性 <50mg/dl（1.3mmol/L）],与 L. S. 的血脂谱相似。控制不佳的 1 型糖尿病也与低 HDL-C 和小而致密的 LDL 颗粒相关。上述血脂异常和高发的高血压频共同增加了 CVD 的风险。

糖尿病患者,降脂治疗临床研究（主要是他汀类药物）已经证明了 CHD 的一级和二级预防作用。虽然在高基线 CVD 风险（即已知 CVD 或 LDL-C 非常高）的糖尿病患者中降低严重 CVD 结局（例如冠心病死亡,非致死性心肌梗死）的证据更强,但对 CVD 中高风险的糖尿病患者来说,他汀类药物的总体获益也同样令人信服。更多关于糖尿病患者 CVD 临床试验的详细信可参考 ADA 指南[7]。

脂代谢异常

案例 53-18,问题 4：L. S. 的血脂异常是否应该应用药物治疗？

ACC/AHA 对血脂异常的管理中关于胆固醇管理的推荐做了重要变化。尽管之前的 ATPⅢ 指南关注具体的 LDL 和非-HDL 胆固醇控制目标,新指南推荐基于心血管危险因素起始他汀治疗,心血管危险因素包括年龄、并发症、血脂水平、社会环境及家族史。ACC/AHA 指南推荐年龄在 40~75 岁之间,且 LDL 在 70~189mg/dl 之间,且 10 年 ASCVD 风险小于 7.5% 的糖尿病患者采用中等强度他汀。推荐年龄在 40~75 岁之间,且 LDL 在 70~189mg/dl 之间,且 10 年 ASCVD 风险大于 7.5% 的糖尿病患者采用高等强度他汀。推荐所有年龄在 40~75 岁之间,已经合并临床 ASCVD 包括 CHD、MI、稳定/不稳定性心绞痛、卒中、TIA 或外周动脉疾病,则推荐高强度他汀。考虑到肌痛风险,推荐 75 岁以上患者采用中等强度他汀[7]。

饮食控制和运动是治疗 L. S. 这类患者血脂异常的基础。减轻体重可改善胰岛素敏感性和血糖控制,同样可以降低甘油三酯、总胆固醇和 LDL-C。体育运动有助于减轻体重,并增加 HDL-C 水平。因此,应重新评估 L. S. 的饮食与运动习惯,并适当加强指导。因为胰岛素抵抗可能是这些患者血脂升高的根本原因,所以应尽力纠正胰岛素抵抗。考虑到 L. S. 的年龄和风险因素,应开始他汀治疗。

关于他汀治疗和其他降脂药的详细讨论见第 8 章。

视网膜病变

案例 53-18,问题 5: 虽然 L.S. 的血糖已经改善,但因其持续性的视力问题而就诊于眼科。他被诊断出轻度视网膜病变,他应接受治疗吗?

在美国,糖尿病相关性眼部病变是新发"法定盲"病例的首要原因。糖尿病患者可出现血糖控制不佳相关的视力模糊,但是视网膜病变、老年性白内障和青光眼是威胁视力的并发症。糖尿病视网膜病变在 1 型糖尿病患者中可在诊断糖尿病后 3 年发病,诊断糖尿病 15 年后 90% 的患者可患此病。此数据在胰岛素治疗和饮食及口服药物的 2 型糖尿病患者中分别为 80% 和 55%。增殖型视网膜病变不普遍,但是在糖尿病病程大于 15 年的情况下,1 型糖尿病患者中仍然有 30%,胰岛素治疗的 2 型糖尿病患者中有 10% ~ 15% 存在此病[287]。

1 型糖尿病患者应在诊断糖尿病后的 5 年内进行散瞳眼底检查;但对于 10 岁以下患者则没有必要。2 型糖尿病患者在明确糖尿病诊断后立即进行全面的眼科检查。ADA 推荐每年进行 1 次全面的眼科检查[7]。检查结果正常的患者,可根据眼科医师的建议,相对减少眼科检查的频率(每 2~3 年 1 次)[287]。

现有理论关于这一并发症可能病因的理论已有全面的综述[287]。以毛细血管膜增厚为特征的微血管疾病可能是两种类型视网膜病变的根本病变。第 1 种且最常见的是以微动脉瘤为特征的非增殖性视网膜病变,可发展为硬性黄色渗出,预示着慢性漏出、视网膜水肿和点状出血。这种视网膜病变的类型可能与中央视觉缺失有关,但通常预后良好。视网膜局部激光光凝术应用于非增殖性糖尿病视网膜病变和黄斑水肿可使视力丧失的概率降低 50%[7]。

第 2 种较少见的表现是增殖性视网膜病变。这种类型以新生血管(猜测可能因为视网膜缺氧)为特征。新血管生成最终导致纤维化、玻璃体积血及视网膜脱落。激光光凝术治疗可阻止病程进展并减少因新生血管导致的视力丧失[287]。因高血压、吸烟、尿毒症和高血糖可导致视网膜病变进展加速,应尽力消除 L.S. 的这些危险因素。

ACCORD 研究评估了强化控制血糖、血压及血脂对视网膜病变进展的影响[268]。4 年后发现,强化血糖控制(强化治疗 7.3%,标准治疗 10.4%),非诺贝特进展率下降(6.5%,单独应用他汀类的标准降脂治疗 10.4%)都可使糖尿病视网膜病变的进展率下降。令人惊讶的是,强化血压控制没有效果(强化治疗 10.4%,标准治疗 8.8%)。但是通过仔细解读发现,这是在情理之中的,是由于标准化治疗组的血压得到了良好的控制(133.5mmHg),所以进一步降低血压(强化治疗组的 119.3mmHg)对减低视网膜病变的进展率没有更多的获益(见案例 53-19,问题 1)。

案例 53-18,问题 6: L.S. 应该开始应用阿司匹林治疗吗?

阿司匹林用于一级预防的问题仍然存在争议。ADA 推荐阿司匹林治疗用于有 CVD 史(例如 MI、血管旁路手术、周围血管病变、卒中、短暂性脑缺血发作、间歇性跛行或心绞痛)患者的二级预防。对于有 CVD 事件极高危的糖尿病患者(10 年期风险>10%)应当进行一级预防。尽管 ADA 列出一些能被用于糖尿病患者的风险计算工具,但我们推荐应用 UKPDS 计算器,因其可以下载并且应用比较简单(Http://www.dtu.ox.ac.uk/riskengine/)[288]。极低风险患者(10 年期风险<5%),ADA 不推荐应用阿司匹林,因为严重出血的风险超过了对减少血管事件的获益[288]。由于对于糖尿病患者的风险评估比较困难,ADA 还提供了更普遍的临床指导,建议 50 岁以上的男性和 60 岁以上的女性至少有一项高危因素(CVD 家族史、吸烟、高血压、白蛋白尿,血脂异常)即可考虑使用阿司匹林治疗[288]。应评估老年患者是否需要阿司匹林治疗,医生应该衡量 80 岁以上患者 CVD 一级预防的风险和获益,一些新研究显示抗血栓治疗使这些患者出血事件增加的同时,CVD 事件并没有显著降低。L.S. 有一些心血管危险因素(微量白蛋白尿、血脂异常、高血压、肥胖和年龄),应该开始阿司匹林一级预防治疗。L.S. 应该应用肠溶阿司匹林,每日 81mg。虽然一些作者建议应该选择更高剂量的阿司匹林,因为在糖尿病患者中可以看到血小板反应性的增加,临床文献不支持这种方法,且 ADA 不推荐剂量大于每日 162mg[7,288]。

自主神经病变:胃轻瘫

案例 53-19

问题 1: H.D. 36 岁,男性,有 20 年 1 型糖尿病病史。血糖控制不佳(HbA1c 12%),主诉频发、严重的低血糖反应且"毫无道理"。据 H.D. 说:"我一吃完饭就有低血糖反应,但随后血糖浓度又升得极高。"H.D. 就诊于糖尿病诊所,诉近 2 个月有恶心、餐后腹胀、早饱,以及偶尔呕吐,上述症状服抗酸药不能缓解。H.D. 还患有累及双手双足的周围神经病变,以及明显的自主神经病变表现(阳痿和直立性低血压)。为其进行上消化道检查以排除消化性溃疡和胃食管反流病,固体饮食胃排空显像提示糖尿病胃轻瘫的诊断。糖尿病胃轻瘫的病因是什么?H.D. 应该如何治疗?

自主性神经病变可表现为胃轻瘫伴饱胀和恶心、尿潴留、男性阳痿(表现为逆行性射精或不能勃起)、直立性低血压、心动过速,以及腹泻伴大便失禁[289]。自主神经功能不全的表现可显著影响血管扩张药物的作用,并影响对抗低血糖的能力。

血糖控制不佳伴"无法解释"的低血糖可能是由于食物进入小肠过程的中断导致;也就是说,葡萄糖转运与餐时胰岛素作用不一致。结果血糖水平波动很大。很多有糖尿病胃轻瘫的患者,像 H.D. 一样,患有糖尿病很多年,并伴有周围和自主神经病变的证据。

常规止吐疗法治疗胃轻瘫通常无效。促胃动力药(如甲氧氯普胺)被认为是一线治疗药物[290]。甲氧氯普胺通过对肠道肌肉的间接胆碱能刺激,增强胃肠动力。然而,改善症状并不一定改善胃排空,这意味着甲氧氯普胺的有效性也和其中枢介导的止吐作用相关。甲氧氯普胺的常用起始剂量是 10mg,口服,每日 4 次(每餐前 30 分钟和睡前)。尽管治疗不能消除所有症状,但可以减轻大部分不适。应监测患者是否有迟发性运动障碍,这是一种不可逆的影响形象的情况,是以舌头、面部、四肢的不自主运动为特征。在 2009 年,FDA 增加了甲氧氯普胺迟发性运动障碍的黑框警告[291]。迟发性运动障碍的风险随治疗的持续时间的延长和总累积剂量的增加而增加。

其他药物治疗措施包括多潘立酮(未在美国上市)、西沙必利(已从美国退市)、红霉素和拟胆碱能激动剂[290]。H. D. 胃轻瘫治疗的关键是改善血糖的控制,并且 H. D. 应该建议尝试少食多餐,并充分咀嚼;当然还需要调整他的餐时胰岛素。并且进食低纤维和低脂肪的饮食有助于改善他的病症[290]。

周围神经病变

案例 53-19,问题 2:6 个月后,经过甲氧氯普胺 10mg,每日 4 次的治疗和几次胰岛素调整后,H. D. 的消化道症状已经缓解,而且他的糖尿病目前控制而非常好,消除了低血糖反应,近期 HbA1c 为 7.5%。然而,H. D. 主诉他的双足疼痛加重,他对其描述为烧灼感、酸麻或刺痛感。足部检查发现肢端冰冷、脉搏消失和振动觉降低。为缓解 H. D. 的周围神经病变可采取何种适当的措施?

糖尿病神经病变可能是神经代谢紊乱、微血管病变影响神经元供血毛细血管或自身免疫的结果。60%~70%的糖尿病患者罹患此病,并且表现形式多种多样。临床上通常表现为弥漫对称的感觉运动综合征,类似于腕管综合征或自主神经病(如心动过速或心血管自主神经病变引起的直立性低血压)。症状性糖尿病周围神经病变发生于 25%的糖尿病患者。其特征为下肢远端轻度或严重的持续不缓解的感觉异常和疼痛;单尼龙纤维丝试验感觉减退;踝反射及膝反射减弱;以及神经传导速率减慢。周围神经病变相关的感觉减退可造成足部损伤和感染,且直到病情变得十分严重才被发现。糖尿病神经病变的治疗已经有相关的综述[7,292,293]。关于如何进行完整的足部检查的视频见 http://www.medscape.com/viewarticle/708703。

药物控制疼痛包括对症治疗。疼痛性神经病使用止痛药(例如,对乙酰氨基酚)或非甾体抗炎药即可能有效。止痛药的选择应该基于患者对这些药物的既往反应性以及作用持续时间和副作用情况。不良反应包括胃肠不适、出血以及肝肾毒性。我们建议避免长期使用非甾体抗炎药,因其肾毒性和胃肠道溃疡的风险。其他药物选择包括三环类抗抑郁药(TCA)、度洛西汀(5-羟色胺和去甲肾上腺素再摄取抑制剂)、加巴喷丁、普瑞巴林和其他抗惊厥药物(卡马西平、拉莫三嗪、托吡酯、奥卡西平)。只有普瑞巴林和度洛

西汀具有 FDA 批准的 DPN 适应证,其他药物为超说明书用药。有效性、不良反应、药物相互作用、肝肾功能、经济性都应作为药物选择的考虑因素。通常首先选用价格低的药物,如超说明书用药的加巴喷丁或 1 种三环类抗抑郁药[294-296]。

局部应用 0.075%辣椒碱已被推荐应用于糖尿病神经病变,但是可能需要几周起效。5%利多卡因贴也有应用。这些对与口服药物不耐受的患者可能有帮助,也可与口服药物联用,曲马多或阿片制剂或许可以作为二线治疗[294-296]。

案例 53-19,问题 3:对于 H. D. 的周围血管病能做些什么?

周围血管疾病或外周动脉疾病表现为足背动脉搏动减弱或消失、间歇性跛行、皮肤溃疡、坏疽或截肢。糖尿病患者出现外周动脉疾病症状的可能性比非糖尿病患者高 2~10 倍,并且美国所有非外伤性截肢中有半数是糖尿病患者。一项研究对 2 型糖尿病患者进行了 7 年的追踪调查,其中 5.5%被截肢。此种情况的发生率随年龄、糖尿病病程以及诸如高血压或吸烟等危险因素的存在而增加[293,297]。

外周动脉疾病的症状和体征包括:腿部疼痛(休息后缓解);足部冰凉;夜间腿疼(在床上下垂腿部或行走可缓解);脉搏消失;足部和趾部毛发脱落;坏疽。治疗包括去除并治疗危险因素,如吸烟、血脂异常、高血压、高血糖;抗血小板治疗;运动(这是治疗的基础);血管再通手术[297]。H. D. 应该接受全面的关于适当的足部护理和日常足部自检的教育,并接受足病医师的正规护理[298]。

药源性血糖稳态改变

糖尿病患者在一生中可能比其他病的患者应用更多的药物。2 型糖尿病患者表现出一组慢性疾病,包括高血压、血脂异常和 CVD,所有这些都需用药物治疗。治疗抑郁症、反复感染以及神经和眼部疾病的药物也很常用。由于我们知道药物间有复杂的相互作用,并且伴随每一个预期效果都存在一些其他的不良反应,所以每当在某一糖尿病患者的治疗方案中加用一种药物时,很重要的一点是要评估患者的情况,来判断是否存在药物与药物间或者药物与疾病之间相互作用的可能性,或者新开具的药物是否获益大于其风险。随着在线药物信息数据库的出现,其可用于帮助评估药物与药物之间以及药物与疾病之间的相互作用,但却没有提供能够加重高血糖和低血糖的药物列表。下边列举了一些病例。一些有明显升高血糖的药物,包括非典型抗精神病药物、蛋白酶抑制剂、糖皮质激素、免疫抑制剂(例如他克莫司、环孢素)、烟酸(高剂量)、促性腺激素释放激素激动剂(用于男性前列腺癌)和喷他脒(也能引起低血糖)[299,300]。应当密切监测药物对血糖水平的可能影响。

药源性高血糖

糖皮质激素

案例 53-20

问题 1： A. L. 37 岁，女性，肥胖，患系统性红斑狼疮，已经应用了 6 个月的泼尼松 60mg/d。在这期间，她的体重增加了 13.6kg，并发现了糖尿（没有酮体）。她的家庭医师要求她开始自我监测血糖。她被转诊到糖尿病诊所，她的餐前和睡前血糖值达 140～160mg/dl（7.8～8.9mmol/L）且 FBG 为 80～105mg/dl（4.4～5.8mmol/L）。体格检查：身高 157.5cm，体重 68kg，情绪沮丧，向心性肥胖，有痤疮样皮疹。她的母亲和一个姐妹患 2 型糖尿病。糖皮质激素如何引起糖尿病？A. L. 应该如何治疗？

类固醇糖尿病这一术语首次被用于描述库欣综合征患者出现的高血糖和尿糖。现在它更多与外源性糖皮质激素相关，并且已成为注射、口服甚至局部治疗的副作用。糖皮质激素是使潜在糖尿病发病或使已有疾病恶化的最常见的药物类型中的一个，而且可导致没有其他易感因素的患者发生高血糖和显性糖尿病。

糖皮质激素增加肝脏糖异生，抑制胰岛素分泌并降低组织对胰岛素的反应[300]。主要作用是影响餐后葡萄糖的利用，导致日间高血糖，而清晨的血糖水平正常。尽管类固醇所致糖尿病通常较轻且很少与酮血症相关，但仍会遇到严重程度各异的情况——从无症状的糖耐量试验异常到难治的胰岛素依赖糖尿病。葡萄糖耐受异常可发生于持续治疗的数小时到数日之内，也可在数月到数年之后。其作用通常被认为是剂量依赖性的并通常在停药后逆转。

A. L. 表现出的很多症状可归因于超过生理剂量的糖皮质激素：向心性肥胖、抑郁、痤疮样皮疹及糖尿病。肥胖患者的轻度血糖升高，以 A. L. 为例，有时可通过饮食控制，但也可能需要餐前应用短效胰岛素促泌剂或速效胰岛素治疗[300]。若糖皮质激素使原有糖尿病患者的病情加重，应适当调整治疗方案以重新达到血糖控制。当糖皮质激素加量或减量时，特别注意要预先考虑是否需要调整胰岛素或口服降糖药的治疗方案。

拟交感神经药物

案例 53-21

问题 1： R. C. 41 岁，男性，1 型糖尿病，基础-餐时胰岛素治疗方案，血糖控制良好，因感冒用已经应用了 7 日伪麻黄碱 30mg 每日 4 次以及惠菲宁 10ml 每日 4 次（含糖 2.92g/5ml）。近来血糖比往常升高。其血糖控制不良是由于伪麻黄素还是止咳药引起的呢？讨论拟交感药和止咳药在糖尿病患者中的应用。

非处方药物产品，如减充血剂和助消化药，含有拟交感物质，标签中提示慎用于糖尿病患者。标准的含糖和酒精的止咳药也有类似警告标签。但是，临床上可能非常少见到明显的药物引起的葡萄糖耐受不良。已经确认注射肾上腺素可使血糖升高，由于其增加糖原分解和糖异生。其他拟交感药通常不会像肾上腺素这样对血糖产生如此强的作用，且不会对糖尿病患者产生实质性问题。此外，对于很多糖尿病患者，必须考虑拟交感药对血压的作用。因此，对于严重鼻塞患者需要应用抗组胺药或偶尔应用鼻喷剂。

总之，伪麻黄碱或止咳药有可能会使 R. C. 的血糖控制情况恶化，尽管在这样的低剂量或常规治疗剂量下这种情况不太可能发生。R. C. 原有的感冒带来的应激比这些低剂量的拟交感药或止咳糖浆中所含的少量糖分更有可能影响他的葡萄糖耐量。

药源性低血糖

酒精

案例 53-22

问题 1： C. F. ，22 岁女性，新诊断为 1 型糖尿病，晚餐前习惯于喝 1 杯或 2 杯葡萄酒。酒精对糖尿病患者有何影响，尤其是使用胰岛素的患者？C. F. 或其他糖尿病患者禁止饮酒吗？

临床医师通常不愿允许糖尿病患者饮用含有酒精的饮料。但是，除了在非糖尿病患者和糖尿病患者相似的禁忌证（例如酗酒、高甘油三酯血症、胃炎、胰腺炎、妊娠）以外，糖尿病患者只要采取一定的预防措施，是可以安全地摄入少量酒精的。为深入探讨，读者可以参考两篇有关酒精和糖尿病的综述[301,302]，其中一部分归纳于下：

- 适度饮酒。ADA 对此定义为成年女性每日可摄入的 1 份酒，成年男性可摄入的 2 份酒[1 份酒定义为 5 盎司葡萄酒、12 盎司啤酒、1.5 盎司烧酒（1 盎司 ≈ 30ml）]。患者应知道自己对酒精醉酒的敏感程度并在需要时减少饮用量。这对于胰岛素依赖患者尤为重要。饮酒时，必须同时进食含碳水化合物餐。
- 避免饮用含有大量糖分的饮品，如利口酒、甜酒和含糖混合酒。可饮用干葡萄酒、淡啤酒和蒸馏酒。不但所含单糖会在饮食中增加额外的葡萄糖和热量，而且酒精与含单糖的混合食品一起吸收会增加反应性高血糖。
- 记得计算酒精中的热卡（热卡 = 0.8×酒的度数×盎司）；1 盎司酒精可代替 2 个脂肪交换份。
- 注意醉酒的症状与低血糖相似。如果他人将低血糖错认为酒精中毒，将会延误正确且可能是挽救生命的治疗措施。
- 警惕酒精与磺脲类药物的相互作用，特别是酒精引起的甲苯磺丁脲代谢酶诱导，以及氯磺丙脲-酒精面红反应。

（闫雪莲、王曦 译，赵维纲、平凡 校，梅丹、邢小平 审）

致谢

作者对 Lisa A. Kroon 和 Craig Williams 在以前版本中所做出的贡献表示衷心的感谢。

参考文献

1. Centers for Disease Control and Prevention. *National Diabetes Statistics Report: Estimates of Diabetes and Its Burden in the United States, 2014.* Atlanta, GA: U.S. Department of Health and Human Services; 2014.2.

2. Wild S et al. Global prevalence of diabetes: estimates for the year 2000 and projections for 2030. *Diabetes Care.* 2004;27:1047.

3. Boyle JP et al. Projection of the year 2050 burden of diabetes in the US adult population: dynamic modeling of incidence, mortality, and prediabetes prevalence. *Popul Health Metr.* 2010;8:29.

4. Saaddine JB et al. Improvements in diabetes processes of care and intermediate outcomes: United States, 1988–2002. *Ann Intern Med.* 2006;144:465.

5. Renehan A et al. Linking diabetes and cancer: a consensus on complexity. *Lancet.* 2010;375:2201.

6. Giovannucci E et al. Diabetes and cancer: a consensus report. *CA Cancer J Clin.* 2010;60:207.

7. American Diabetes Association. Standards of Medical Care in Diabetes—2015. *Diabetes Care.* 2015;38(Suppl. 1):S5–S80.

8. American Diabetes Association. Economic costs of diabetes in the U.S. in 2012. *Diabetes Care.* 2013 Apr;36(4):1033–1046.

9. Shulman GI et al. Integrated fuel metabolism. In: Portem D Jr et al, eds. *Ellenberg & Rifkin's Diabetes Mellitus.* 6th ed. New York, NY: McGraw-Hill; 2003:1.

10. Ginsberg HN. New perspectives on atherogenesis: role of abnormal triglyceride-rich lipoprotein metabolism. *Circulation.* 2002;106:2137.

11. Naik RG et al. The pathophysiology and genetics of type 1 (insulin-dependent) diabetes. In: Porte D Jr et al, eds. *Ellenberg & Rifkin's Diabetes Mellitus.* 6th ed. New York, NY: McGraw-Hill; 2003:301.

12. Kahn SE, Porte D Jr. The pathophysiology and genetics of type 2 diabetes mellitus. In: Porte D Jr et al, eds. *Ellenberg & Rifkin's Diabetes Mellitus.* 6th ed. New York, NY: McGraw-Hill; 2003:331.

13. D'Alessio DA. Incretins: glucose-dependent insulinotropic polypeptide and glucagon-like peptide 1. In: Porte D Jr et al, eds. *Ellenberg & Rifkin's Diabetes Mellitus.* 6th ed. New York, NY: McGraw-Hill; 2003:85.

14. Amatruda JM, Livingston JN. Glucagon. In: Porte D Jr et al, eds. *Ellenberg & Rifkin's Diabetes Mellitus.* 6th ed. New York, NY: McGraw-Hill; 2003:97.

15. Tfayli H, Arslanian S. Pathophysiology of type 2 diabetes mellitus in youth: the evolving chameleon. *Arq Bras Endocrinol Metabol.* 2009;53:165.

16. Reaven GM. Pathophysiology of insulin resistance in human disease. *Physiol Rev.* 1995;75:473.

17. Koskinen J et al. Conventional cardiovascular risk factors and metabolic syndrome in predicting carotid intima-media thickness progression in young adults: the cardiovascular risk in young Finns study. *Circulation.* 2009;120:229.

18. Ford ES et al. Prevalence and correlates of metabolic syndrome based on a harmonious definition among adults in the US. *J Diabetes.* 2010;2:180.

19. Expert Panel on Detection, Evaluation, and Treatment of High Blood Cholesterol in Adults. Executive summary of the third report of The National Cholesterol Education Program (NCEP) Expert Panel on Detection, Evaluation, and Treatment of High Blood Cholesterol In Adults (Adult Treatment Panel III). *JAMA.* 2001;285:2486.

20. American Diabetes Association. Gestational diabetes mellitus. *Diabetes Care.* 2004;27(Suppl 1):S88.

21. Writing Group for the SEARCH for Diabetes in Youth Study Group et al. Incidence of diabetes in youth in the United States. *JAMA.* 2007;297:2716.

22. Skyler JS. Relationship of glycemic control to diabetic complications. In: Porte D Jr et al, eds. *Ellenberg & Rifkin's Diabetes Mellitus.* 6th ed. New York, NY: McGraw-Hill; 2003:909.

23. American Diabetes Association. Mircrovascular complications and foot care. *Diabetes Care.* 2015;38(Suppl 1):S58–S66.

24. Ship JA. Diabetes and oral health: an overview. *J Am Dent Assoc.* 2003;134(Spec No):4S.

25. American Diabetes Association. Management of diabetes in pregnancy. *Diabetes Care.* 2015;38(Suppl. 1):S77–S79 .

26. Beckman JA et al. Diabetes and atherosclerosis: epidemiology, pathophysiology, and management. *JAMA.* 2002; 287:2570.

27. Mazzone T et al. Cardiovascular disease risk in type 2 diabetes mellitus: insights from mechanistic studies. *Lancet.* 2008;371:1800.

28. Stratton IM et al. Association of glycaemia with macrovascular and microvascular complications of type 2 diabetes (UKPDS 35): prospective observational study. *BMJ.* 2000; 321:405.

29. The Diabetes Control and Complications Trial Research Group. The effect of intensive treatment of diabetes on the development and progression of long-term complications in insulin-dependent diabetes mellitus. *N Engl J Med.* 1993;329:977.

30. The Diabetes Control and Complications Trial/Epidemiology of Diabetes Interventions and Complications Research Group. Retinopathy and nephropathy in patients with type 1 diabetes four years after a trial of intensive therapy [published correction appears in *N Engl J Med.* 2000;342:1376]. *N Engl J Med.* 2000;342:381.

31. Martin CL et al. Neuropathy among the diabetes control and complications trial cohort 8 years after trial completion. *Diabetes Care.* 2006;29:340.

32. Nathan DM et al. Intensive diabetes treatment and cardiovascular disease in patients with type 1 diabetes. *N Engl J Med.* 2005;353:2643.

33. Holman RR et al. 10-year follow-up of intensive glucose control in type 2 diabetes. *N Engl J Med.* 2008;359:1577.

34. Retnakaran R, Zinman B. Type 1 diabetes, hyperglycaemia, and the heart. *Lancet.* 2008;371:1790.

35. UK Prospective Diabetes Study (UKPDS) Group. Intensive blood-glucose control with sulphonylureas or insulin compared with conventional treatment and risk of complications in patients with type 2 diabetes (UKPDS 33) [published correction appears in *Lancet.* 1999;354:602]. *Lancet.* 1998;352:837.

36. Gaede P et al. Multifactorial intervention and cardiovascular disease in patients with type 2 diabetes. *N Engl J Med.* 2003; 348:383.

37. American Diabetes Association. Cardiovascular disease and risk management. *Diabetes Care.* 2015;38 (Suppl 1): S49–S57.

38. American Diabetes Association. Glycemic targets. *Diabetes Care.* 2015;38(Suppl 1):S33–S40.

39. Handelsman Y et al. American association of clinical endocrinologists and American college of endocrinology—Clinical practice guidelines for developing A diabetes mellitus comprehensive care plan—2015. *Endocr Pract.* 2015;21(Suppl 1):1–87.

40. Action to Control Cardiovascular Risk in Diabetes Study Group et al. Effects of intensive glucose lowering in type 2 diabetes. *N Engl J Med.* 2008;358:2545.

41. Riddle MC et al. Epidemiologic relationships between A1C and all-cause mortality during a median 3.4-year follow-up of glycemic treatment in the ACCORD trial. *Diabetes Care.* 2010;33:983.

42. ADVANCE Collaborative Group et al. Intensive blood glucose control and vascular outcomes in patients with type 2 diabetes. *N Engl J Med.* 2008;358:2560.

43. Duckworth W et al. Glucose control and vascular complications in veterans with type 2 diabetes [published corrections appear in *N Engl J Med.* 2009;361:1028; *N Engl J Med.* 2009;361:1024]. *N Engl J Med.* 2009;360:129.

44. Hayward RA et al. Follow-up of glycemic control and cardiovascular outcomes in type 2 diabetes. *N Engl J Med.* 2015;372(23):2197–2206.

45. Skyler JS et al. Intensive glycemic control and the prevention of cardiovascular events: implications of the ACCORD, ADVANCE, and VA diabetes trials: a position statement of the American Diabetes Association and a scientific statement of the American College of Cardiology Foundation and the American Heart Association [published correction appears in *Diabetes Care.* 2009;32:754]. *Diabetes Care.* 2009;32:187.

46. Skyler JS. Primary and secondary prevention of type 1 diabetes. *Diabet Med.* 2013;30(2):161–169.

47. Knowler WC et al. Reduction in the incidence of type 2 diabetes with lifestyle intervention or metformin. *N Engl J Med.* 2002;346:393.

48. Diabetes Prevention Program Research Group et al. 10-year follow-up of diabetes incidence and weight loss in the Diabetes Prevention Program Outcomes Study. *Lancet.* 2009;374:1677.

49. American Diabetes Association. Prevention or delay of type 2 diabetes. *Diabetes Care.* 2015;38(Suppl 1):S31–S32.

50. American Diabetes Association. Foundations of care: Education, nutrition, physical activity, smoking cessation, psychosocial care, and immunization. *Diabetes Care.* 2015;38(Suppl 1):S20–S30.

51. Evert AB et al. Nutrition therapy recommendations for the management of adults with diabetes. *Diabetes Care.* 2014;37(Suppl 1):S120–S143.

52. Franz MJ et al. Evidence-based nutrition principles and recommendations for the treatment and prevention of diabetes and related complications. *Diabetes Care.* 2003;26(Suppl 1):S51.

53. Franz MJ et al. Evolution of diabetes medical nutrition therapy. *Postgrad Med J.* 2003;79:30.

54. Sigal RJ et al. Physical activity/exercise and type 2 diabetes. *Diabetes Care.* 2004;27:2518.

55. Wasserman DH, Zinman B. Exercise in individuals with IDDM. *Diabetes Care.* 1994;17:924.

56. Goldstein DE et al. Tests of glycemia in diabetes. *Diabetes Care.* 2004;27(Suppl 1):S91.

57. Buckingham B et al. Real-time continuous glucose monitoring. *Curr Opin Endocrinol Diabetes Obes.* 2007;14:288.

58. Gorus F et al. How should HbA1c measurements be reported? *Diabetologia.* 2006;49:7.

59. Nathan DM et al. Translating the A1C assay into estimated average glucose values [published correction appears in *Diabetes Care*. 2009;32:207]. *Diabetes Care*. 2008;31:1473.

60. Ng JM et al. The effect of iron and erythropoietin treatment on the A1C of patients with diabetes and chronic kidney disease. *Diabetes Care*. 2010;33:2310.

61. Davie SJ et al. Effect of vitamin C on glycosylation of proteins. *Diabetes*. 1992;41:167.

62. International Expert Committee. International Expert Committee report on the role of the A1C assay in the diagnosis of diabetes. *Diabetes Care*. 2009;32:1327–1334.

63. Nolte MS. Pancreatic hormones and antidiabetic drugs. In: Katzung B et al, eds. *Basic and Clinical Pharmacology*. 11th ed. New York: Lange Medical Books/McGraw-Hill; 2009:727.

64. DeFelippes MR et al. Insulin chemistry and pharmacokinetics. In: Porte D Jr et al, eds. *Ellenberg & Rifkin's Diabetes Mellitus*. 6th ed. New York, NY: McGraw-Hill; 2003:481.

65. Rabkin R et al. The renal metabolism of insulin. *Diabetologia*. 1984;27:351.

66. Binder C, Brange J. Insulin chemistry and pharmacokinetics. In: Porte D Jr et al, eds. *Ellenberg & Rifkin's Diabetes Mellitus*. 5th ed. Stamford, CT: Appleton & Lange; 1997.

67. Burge MR, Schade DS. Insulins. *Endocrinol Metab Clin North Am*. 1997;26:575.

68. Garg S et al. Rapid-acting insulin analogues in Basalbolus regimens in type 1 diabetes mellitus. *Endocr Pract*. 2010;16:486.

69. Raskin P et al. A comparison of insulin lispro and buffered regular human insulin administered via continuous subcutaneous insulin infusion pump. *J Diabetes Complications*. 2001;15:295.

70. Humalog [package insert]. Indianapolis, IN: Eli Lilly and Company; November 2015.

71. Novolog [package insert]. Plainsboro, NJ: Novo Nordisk; February 2015.

72. Apidra [package insert]. Bridgewater, NJ: Sanofi-Aventis U.S. LLC; October 2015.

73. Afrezza [package insert]. Bridgewater, NJ: Sanofi-Aventis U.S. LLC; May 2015.

74. Humulin R U500 [package insert]. Indianapolis, IN: Eli Lilly and Company; September 2014.

75. As U-500 insulin safety concerns mount, it's time to rethink safe use of strengths above U-100 ISMP. Available at https://www.ismp.org/newsletters/acutecare/showarticle.aspx?id=62. Accessed June 2015.

76. Lantus [package insert]. Bridgewater, NJ: Sanofi-Aventis U.S. LLC; February 2015.

77. Bolli GB, Owens DR. Insulin glargine. *Lancet*. 2000;356:443.

78. Lepore M et al. Pharmacokinetics and pharmacodynamics of subcutaneous injection of long-acting human insulin analog glargine, NPH insulin, and ultralente human insulin and continuous subcutaneous infusion of insulin lispro. *Diabetes*. 2000;49:2142.

79. Dunn CJ et al. Insulin glargine: an updated review of its use in the management of diabetes mellitus. *Drugs*. 2003;63:1743.

80. Raskin P et al. A 16-week comparison of the novel insulin analog insulin glargine (HOE 901) and NPH human insulin used with insulin lispro in patients with type 1 diabetes. *Diabetes Care*. 2000;23:1666.

81. Toujeo [package insert]. Bridgewater, NJ: Sanofi-Aventis U.S. LLC; February 2015.

82. Levemir [package insert]. Bagsvsrd, Denmark: Novo Nordisk Inc; Feburary 2015.

83. Kurtzhals P. Pharmacology of insulin detemir. *Endocrinol Metab Clin North Am*. 2007;36(Suppl 1):14.

84. Plank J et al. A double-blind, randomized dose-response study investigating the pharmacodynamic and pharmacokinetic properties of the long-acting insulin analog detemir. *Diabetes Care*. 2005;28:1107.

85. Heise T et al. Lower within-subject variability of insulin detemir in comparison to NPH insulin and insulin glargine in people with type 1 diabetes. *Diabetes*. 2004;53:1614.

86. Tresiba [package insert]. Bagsvsrd, Denmark: Novo Nordisk; September 2015.

87. Turnheim K. Basic aspects of insulin pharmacokinetics. In: Brunetti P, Waldhausl W, eds. *Advanced Models for the Therapy of Insulin-Dependent Diabetes*. New York, NY: Raven Press; 1987:91.

88. Koivisto VA, Felig P. Alterations in insulin absorption and in blood glucose control associated with varying insulin injection sites in diabetic patients. *Ann Intern Med*. 1980;92:59.

89. American Diabetes Association. Continuous subcutaneous insulin infusion. *Diabetes Care*. 2004;27(Suppl 1):S110.

90. American Diabetes Association. 2014 Consumer Guide. *Diabetes Forecast*, January 2014.

91. Pickup J, Keen H. Continuous subcutaneous insulin infusion at 25 years: evidence base for the expanding use of insulin pump therapy in type 1 diabetes. *Diabetes Care*. 2002; 25:593.

92. Mooradian AD et al. Narrative review: a rational approach to starting insulin therapy. *Ann Intern Med*. 2006;145:125.

93. DeWitt DE, Hirsch IB. Outpatient insulin therapy in type 1 and type 2 diabetes mellitus: scientific review. *JAMA*. 2003; 289:2254.

94. Ashwell SG et al. Twice-daily compared with once-daily insulin glargine in people with type 1 diabetes using mealtime insulin aspart. *Diabet Med*. 2006;23:879.

95. Bott S et al. Insulin detemir under steady-state conditions: no accumulation and constant metabolic effect over time with twice daily administration in subjects with type 1 diabetes. *Diabet Med*. 2006;23:522.

96. Porcellati F et al. Comparison of pharmacokinetic and dynamics of the long-acting insulin analogs glargine and detemir at steady state in type 1 diabetes: a double-blind, randomized, crossover study [published correction appears in *Diabetes Care*. 2008;31:188]. *Diabetes Care*. 2007;30:2447.

97. Pickup J et al. Glycaemic control with continuous subcutaneous insulin infusion compared with intensive insulin injections in patients with type 1 diabetes: meta-analysis of randomised controlled trials. *BMJ*. 2002;324:705.

98. Campbell PJ et al. Pathogenesis of the dawn phenomenon in patients with insulin-dependent diabetes mellitus. Accelerated glucose production and impaired glucose utilization due to nocturnal surges in growth hormone secretion. *N Engl J Med*. 1985;312:1473.

99. Walsh J, Roberts R. *Pumping Insulin: Everything You Need For Success On A Smart Insulin Pump*. 4th ed. San Diego, CA: Torrey Pines Press; 2006.

100. Inzucchi S et al. Management of hyperglycemia in type 2 diabetes, 2015: a patient centered approach update to a position statement of the American Diabetes Association and the European Association for the study of diabetes. *Diabetes Care*. 2015; 38 140–149

101. Siminerio L et al. Strategies for Insulin Injection Therapy in Diabetes Self-Management. American Association of Diabetes Educators (AADE), April 2001. Available at https://www.diabeteseducator.org/docs/default-source/legacy-docs/_resources/pdf/research/aade_meded.pdf?sfvrsn=2.

102. Lee WC et al. Medication adherence and the associated health- economic impact among patients with type 2 diabetes mellitus converting to insulin pen therapy: an analysis of third-party managed care claims data. *Clin Ther*. 2006;28(10):1712–1725.

103. Grabner M et al. Clinical and economic outcomes among patients with diabetes mellitus initiating insulin glargine pen versus vial. *Postgrad Med*. 2013;125(3):204–213.

104. Pisano, M. Overview of insulin and non-insulin delivery devices in the treatment of diabetes. *P T*. 2014;39(12):866–873.

105. American Diabetes Association. Insulin administration. *Diabetes Care*. 2004;27(Suppl 1):S106.

106. Malanda UL et al. Self-monitoring of blood glucose in patients with type 2 diabetes mellitus who are not using insulin. *Cochrane Database Syst Rev*. 2012;(1):CD005060.

107. Walsh J et al. *Using Insulin: Everything You Need for Success With Insulin*. San Diego, CA: Torrey Pine Press; 2003.

108. Perriello G et al. The effect of asymptomatic nocturnal hypoglycemia on glycemic control in diabetes mellitus. *N Engl J Med*. 1988;319:1233.

109. Fanelli CG et al. Administration of neutral protamine hagedorn insulin at bedtime versus with dinner in type 1 diabetes mellitus to avoid nocturnal hypoglycemia and improve control. A randomized, controlled trial. *Ann Intern Med*. 2002;136:504.

110. Rybicka M et al. The dawn phenomenon and the Somogyi effect—two phenomena of morning hyperglycaemia. *Endokrynol Pol*. 2011;62(3):276–284.

111. Ratner RE et al. Less hypoglycemia with insulin glargine in intensive insulin therapy for type 1 diabetes. U.S. Study Group of Insulin Glargine in Type 1 Diabetes. *Diabetes Care*. 2000;23:639.

112. De Leeuw I et al. Insulin detemir used inbasal-bolus therapy in people with type 1 diabetes is associated with a lower risk of nocturnal hypoglycaemia and less weight gain over 12 months in comparison to NPH insulin. *Diabetes Obes Metab*. 2005;7:73.

113. Hermansen K et al. Comparison of the soluble basal insulin analog insulin detemir with NPH insulin. *Diabetes Care*. 2001;24:296.

114. Bolli GB, Gerich JE. The "dawn phenomenon"—a common occurrence in both non-insulin-dependent and insulin-dependent diabetes mellitus. *N Engl J Med*. 1984;310:746.

115. Wolfsdorf J et al. Diabetic ketoacidosis in children and adolescents with diabetes. *Pediatr Diabetes*. 2009;10(Suppl 12):118.

116. Silverstein J et al. Care of children and adolescents with type 1 diabetes: a statement of the American Diabetes Association. *Diabetes Care*. 2005;28:186.

117. Chiang JL et al. Type 1 Diabetes Sourcebook Authors. Type 1 diabetes through the life span: a position statement of the American Diabetes Association. *Diabetes Care*. 2014;37:203422054.

118. Diabetes Control and Complications Trial. Diabetes Control and Complications Trial Research Group. Effect of intensive diabetes treatment on the development and progression of long-term complications in insulin-dependent diabetes mellitus. *J Pediatr*. 1994;125:177.

119. White NH et al. Beneficial effects of intensive therapy of diabetes during

adolescence: outcomes after the conclusion of the Diabetes Control and Complications Trial (DCCT). *J Pediatr*. 2001;139:804.

120. Siminerio LM et al. Care of young children with diabetes in the child care setting: a position statement of the American Diabetes Association. *Diabetes Care*. 2014;37:2834–2842

121. Murphy NP et al. Randomized cross-over trial of insulin glargine plus lispro or NPH insulin plus regular human insulin in adolescents with type 1 diabetes on intensive insulin regimens. *Diabetes Care*. 2003;26:799.

122. Chase HP et al. Reduced hypoglycemic episodes and improved glycemic control in children with type 1 diabetes using insulin glargine and neutral protamine Hagedorn insulin. *J Pediatr*. 2003;143:737.

123. Phillip M et al. Use of insulin pump therapy in the pediatric age-group: consensus statement from the European Society for Paediatric Endocrinology, the Lawson Wilkins Pediatric Endocrine Society, and the International Society for Pediatric and Adolescent Diabetes, endorsed by the American Diabetes Association and the European Association for the Study of Diabetes. *Diabetes Care*. 2007;30:1653.

124. McMahon SK et al. Insulin pump therapy in children and adolescents: improvements in key parameters of diabetes management including quality of life. *Diabet Med*. 2005; 22:92.

125. Patton SR et al. Survey of insulin site rotation in youth with type 1 diabetes mellitus. *J Pediatr Health Care*. 2010;24:365.

126. Asvold BO et al. Cognitive function in type 1 diabetic adults with early exposure to severe hypoglycemia: a 16-year follow-up study. *Diabetes Care*. 2010;33:1945.

127. Davis EA et al. Impact of improved glycaemic control on rates of hypoglycaemia in insulin dependent diabetes mellitus. *Arch Dis Child*. 1998;78:111.

128. Jones TW et al. Decreased epinephrine responses to hypoglycemia during sleep. *N Engl J Med*. 1998;338:1657.

129. Deiss D et al. Treatment with insulin glargine reduces asymptomatic hypoglycemia detected by continuous subcutaneous glucose monitoring in children and adolescents with type 1 diabetes. *Pediatr Diabetes*. 2007;8:157.

130. American Diabetes Association. Living With Diabetes. When you're sick. Available at http://www.diabetes.org/living-with-diabetes/treatment-and-care/whos-on-your-health-care-team/when-youre-sick.html. Accessed June 1, 2015.

131. Rubenstein AH, Spitz I. Role of the kidney in insulin metabolism and excretion. *Diabetes*. 1968;17:161.

132. Rabkin R et al. Effect of renal disease on renal uptake and excretion of insulin in man. *N Engl J Med*. 1970;282:182.

133. Falciglia M et al. Hyperglycemia-related mortality in critically ill patients varies with admission diagnosis. *Crit Care Med*. 2009;37:3001.

134. Kosiborod M et al. Relationship between spontaneous and iatrogenic hypoglycemia and mortality in patients hospitalized with acute myocardial infarction. *JAMA*. 2009;301:1556.

135. Kosiborod M et al. Admission glucose and mortality in elderly patients hospitalized with acute myocardial infarction: implications for patients with and without recognized diabetes. *Circulation*. 2005;111:3078.

136. Malmberg K. Prospective randomised study of intensive insulin treatment on long term survival after acute myocardial infarction in patients with diabetes mellitus. 5 DIGAMI (Diabetes Mellitus, Insulin Glucose Infusion in Acute Myocardial Infarction) Study Group. *BMJ*. 1997;314:1512.

137. Malmberg K et al. Intense metabolic control by means of insulin in patients with diabetes mellitus and acute myocardial infarction (DIGAMI-2): effects on mortality and morbidity. *Eur Heart J*. 2005;26:650.

138. Metha SR et al. Effect of glucose-insulin-potassium infusion on mortality in patients with acute ST-segment elevation myocardial infarction: the CREATE-ECLA randomized controlled trial. *JAMA*. 2005;293:437.

139. Cheung NW et al. The Hyperglycemia Intensive Insulin Infusion in Infarction (HI-5) Study: a randomized controlled trial of insulin infusion therapy for myocardial infarction. *Diabetes Care*. 2006;29:765.

140. van den Berghe G et al. Intensive insulin therapy in the critically ill patients. *N Engl J Med*. 2001;345:1359.

141. van den Berghe G et al. Intensive insulin therapy in the medical ICU. *N Engl J Med*. 2006;354:449.

142. NICE-SUGAR Study Investigators et al. Intensive versus conventional glucose control in critically ill patients. *N Engl J Med*. 2009;360:1283.

143. Pittas AG et al. Insulin therapy for critically ill hospitalized patients: a meta-analysis of randomized controlled trials. Arch Intern Med. 2004;164:2005.

144. Wiener RS et al. Benefits and risks of tight glucose control in critically ill adults: a meta-analysis [published correction appears in *JAMA*. 2009;301:936]. *JAMA*. 2008;300:933.

145. Bruno A et al. Normal glucose values are associated with a lower risk of mortality in hospitalized patients. *Diabetes Care*. 2008;31:2209.

146. McAlister FA et al. The relation between hyperglycemia and outcomes in 2,471 patients admitted to the hospital with community-acquired pneumonia.

Diabetes Care. 2005;28:810.

147. Baker EH et al. Hyperglycaemia is associated with poor outcomes in patients admitted to hospital with acute exacerbations of chronic obstructive pulmonary disease. *Thorax*. 2006;61:284.

148. Magaji V, Johnston J. Inpatient management of hyperglycemia and diabetes. *Clin Diabetes*. 2011;29(1):3–9.

149. Clement S et al. Management of diabetes and hyperglycemia in hospitals [published correction appears in *Diabetes Care*. 2004;27:1255]. *Diabetes Care*. 2004;27:553.

150. Goldberg PA et al. Implementation of a safe and effective insulin infusion protocol in a medical intensive care unit. *Diabetes Care*. 2004;27:461.

151. Markovitz LJ et al. Description and evaluation of a glycemic management protocol for patients with diabetes undergoing heart surgery. *Endocr Pract*. 2002;8:10.

152. Food and Drug Administration. FDA Public Health Notification: Potentially Fatal Errors with GDH-PQQ* Glucose Monitoring Technology. August 13,2009. http://www.fda.gov/MedicalDevices/Safety/AlertsandNotices/PublicHealthNotifications/ucm176992.htm. Accessed July 1, 2015.

153. Parekh B. The mechanism of dead-in-bed syndrome and other sudden unexplained nocturnal deaths. *Curr Diabetes Rev*. 2009;5:210.

154. Cryer PE, Gerich JE. Hypoglycemia in insulin-dependent diabetes mellitus: interplay of insulin excess and compromised glucose regulation. In: Porte D Jr et al, eds. *Ellenberg & Rifkin's Diabetes Mellitus*. 6th ed. New York, NY: McGraw-Hill; 2003:523.

155. de Galan BE et al. Pathophysiology and management of recurrent hypoglycaemia and hypoglycaemia unawareness in diabetes. *Neth J Med*. 2006;64:269.

156. Kitabchi AE et al. Hyperglycemic crises in adult patients with diabetes. *Diabetes Care*. 2009;32:1335.

157. Salpeter SR et al. Risk of fatal and nonfatal lactic acidosis with metformin use in type 2 diabetes mellitus. *Cochrane Database Syst Rev*. 2010;(4):CD002967.

158. Ennis ED, Kreisberg RA. Diabetic ketoacidosis. In: Porte D Jr et al, eds. *Ellenberg & Rifkin's Diabetes Mellitus*. 6th ed. New York, NY: McGraw-Hill; 2003:573.

159. Viallon A et al. Does bicarbonate therapy improve the management of severe diabetic ketoacidosis? *Crit Care Med*. 1999;27:2690.

160. Kirpichnikov D et al. Metformin: an update. *Ann Intern Med*. 2002;137:25.

161. Zhou G et al. Role of AMP-activated protein kinase in mechanism of metformin action. *J Clin Invest*. 2001;108:1167.

162. Miller RA, Birnbaum MJ. An energetic tale of AMPK-independent effects of metformin. *J Clin Invest*. 2010;120:2267.

163. Schimmack G et al. AMP-activated protein kinase: role in metabolism and therapeutic implications. *Diabetes Obes Metab*. 2006;8:591.

164. Glucophage and Glucophage XR [package insert]. New York, NY: Bristol-Myers Squibb Company; January 2009.

165. Tahrani AA et al. Metformin, heart failure, and lactic acidosis: is metformin absolutely contraindicated? *BMJ*. 2007;335:508.

166. Salpeter SR et al. Risk of fatal and nonfatal lactic acidosis with metformin use in type 2 diabetes mellitus: systematic review and meta-analysis. *Arch Intern Med*. 2003;163:2594.

167. Fitzgerald E et al. Metformin associated lactic acidosis. *BMJ*. 2009;339:b3660.

168. Shu Y et al. Effect of genetic variation in the organic cation transporter 1 (OCT1) on metformin action. *J Clin Invest*. 2007;117:1422.

169. Shaw JS et al. Establishing pragmatic estimated GFR thresholds to guide metformin prescribing. *Diabet Med*. 2007;24:1160.

170. Prandin [package insert]. Princeton, NJ: Novo Nordisk; May 2010.

171. Starlix [package insert]. East Hanover, NJ: Novartis Pharmaceuticals Corporation; July 2008.

172. Nan DN et al. Acute hepatotoxicity caused by repaglinide. *Ann Intern Med*. 2004;141:823.

173. Scheen AJ. Drug-drug and food-drug pharmacokinetic interactions with new insulinotropic agents repaglinide and nateglinide. *Clin Pharmacokinet*. 2007;46:93.

174. Black C et al. Meglitinide analogues for type 2 diabetes mellitus. *Cochrane Database Syst Rev*. 2007;(2):CD004654.

175. Inzucchi SE. Oral antihyperglycemic therapy for type 2 diabetes: scientific review. *JAMA*. 2002;287:360.

176. Groop LC. Sulfonylureas in NIDDM. *Diabetes Care*. 1992;15:737.

177. Groop LC et al. Effect of sulfonylurea on glucose-stimulated insulin secretion in healthy and non-insulin dependent diabetic subjects: a dose-response study. *Acta Diabetol*. 1991;28:162.

178. Wahlin-Boll E et al. Impaired effect of sulfonylurea following increased dosage. *Eur J Clin Pharmacol*. 1982;22:21.

179. Stenman S et al. What is the benefit of increasing the sulfonylurea dose? *Ann Intern Med*. 1993;118:169.

180. Jaber LA et al. Comparison of pharmacokinetics and pharmacodynamics of short- and long-term glyburide therapy in NIDDM. *Diabetes Care*. 1994;17:1300.

181. Amaryl [package insert]. Bridgewater, NJ: Sanofi-Aventis U.S. LLC; July 2009.

182. Klepzig H et al. Sulfonylureas and ischaemic preconditioning; a double-blind, placebo-controlled evaluation of glimepiride and glibenclamide. *Eur Heart J*. 1999;20:439.

183. Donath MY et al. Mechanisms of beta-cell death in type 2 diabetes. *Diabetes*. 2005;54(Suppl 2):S108.

184. Yki-Järvinen H. Thiazolidinediones. *N Engl J Med*. 2004;351:1106.

185. Actos [package insert]. Deerfield, IL: Takeda Pharmaceuticals America; September 2009.

186. Hanefeld M. Pharmacokinetics and clinical efficacy of pioglitazone. *Int J Clin Pract Suppl*. 2001;(121):19.

187. Avandia [package insert]. Brentford, UK: Glaxo Smith Kline; October 2008.

188. Al-Salman J et al. Hepatocellular injury in a patient receiving rosiglitazone. A case report [published correction appears in *Ann Intern Med*. 2000;133:237]. *Ann Intern Med*. 2000;132:121.

189. Su DH et al. Liver failure in a patient receiving rosiglitazone therapy. *Diabet Med*. 2006;23:105.

190. Farley-Hills E et al. Fatal liver failure associated with pioglitazone. *BMJ*. 2004;329:429.

191. Singh S et al. Long-term risk of cardiovascular events with rosiglitazone. A meta-analysis. *N Engl J Med*. 2007;298:1189.

192. Nissen SE, Wolski K. Effect of rosiglitazone on the risk of myocardial infarction and death from cardiovascular causes [published correction appears in *N Engl J Med*. 2007;357:100]. *N Engl J Med*. 2007;356:2457.

193. Nissen SE, Wolski K. Rosiglitazone revisited: an updated meta-analysis of risk for myocardial infarction and cardiovascular mortality. *Arch Intern Med*. 2010;170(14);1191–1201.

194. Dormandy JA et al. Secondary prevention of macrovascular events in patients with type 2 diabetes in the PROactive Study (PROspective pioglitAzone Clinical Trial In macroVascular Events): a randomised controlled trial. *Lancet*. 2005;366:1279.

195. Lincoff AM et al. Pioglitazone and risk of cardiovascular events in patients with type 2 diabetes mellitus. A meta-analysis of randomized trials. *JAMA*. 2007;298:1180.

196. Gerrits CM et al. A comparison of pioglitazone and rosiglitazone for hospitalization for acute myocardial infarction in type 2 diabetes. *Pharmacoepidemiol Drug Saf* 2007;16:1065.

197. Graham DJ et al. Risk of acute myocardial infarction, stroke, heart failure, and death in elderly Medicare patients treated with rosiglitazone or pioglitazone. *JAMA*. 2010;304:411.

198. Ryan EH Jr et al. Diabetic macular edema associated with glitazone use. *Retina*. 2006;26:562.

199. Food and Drug Administration. FDA drug safety communication: ongoing safety review of actos (pioglitazone) and potential increased risk of bladder cancer after two years exposure. September 17, 2010. Available at http://www.fda.gov/Drugs/DrugSafety/ucm226214.htm. Accessed December 9, 2010.

200. Schwartz AV, Sellmeyer DE. Thiazolidinedione therapy gets complicated. Is bone loss the price of improved insulin resistance? *Diabetes Care*. 2007;30:1670.

201. Loke YK et al. Long-term use of thiazolidinediones and fractures in type 2 diabetes: a meta-analysis. *Can Med Assoc J*. 2009;180:32.

202. Dormuth CR et al. Thiazolidinediones and fractures in men and women. *Arch Intern Med*. 2009;169:1395.

203. Aubert RE et al. Rosiglitazone and pioglitazone increase fracture risk in women and men with type 2 diabetes. *Diabetes Obes Metab*. 2010;12:716.

204. Ali AA et al. Rosiglitazone causes bone loss in mice by suppressing osteoblast differentiation and bone formation. *Endocrinology*. 2005;146:1226.

205. Scheen AJ. Pharmacokinetic interactions with thiazolidinediones. *Clin Pharmacokinet*. 2007;46:1.

206. Clar C et al. Adding pioglitazone to insulin containing regimens in type 2 diabetes: systematic review and meta-analysis. *PLoS One*. 2009;4:e6112.

207. Precose [package insert]. Pittsburgh, PA: Bayer Corporation; 2011.

208. Glyset [package insert]. NY, NY: Pfizer/Pharmacia and Upjohn Company; 2012.

209. Van de Laar FA et al. Alpha-glucosidase inhibitors for type 2 diabetes mellitus. *Cochrane Database Syst Rev*. 2005;(2): CD003639.

210. Drucker DJ, Nauck MA. The incretin system: glucagon-like peptide-1 receptor agonists and dipeptidyl peptidase-4 inhibitors in type 2 diabetes. *Lancet*. 2006;368:1696.

211. Victoza [package insert]. Bagsvsrd. Denmark: Novo Nordisk A/S; 2016.

212. Tanzeum [package insert]. Wilminton, DE: GlaxoSmithKline LLC; 2015.

213. Trulicity [package insert]. Indianapolis, IN: Eli Lilly and Co; 2015.

214. Byetta [package insert]. Wilmington, DE: AstraZeneca Pharmaceuticals P; 2015

215. Bydureon [package insert]. Wilmington, DE: AstraZeneca Pharmaceuticals P; 2015.

216. Vilsbøll T. Liraglutide: a once-daily GLP-1 analogue for the treatment of type 2 diabetes mellitus. *Expert Opin Investig Drugs*. 2007;16:231.

217. Drab SR. Incretin-based therapies for type 2 diabetes mellitus: current status and future prospects. *Pharmacotherapy*. 2010;30:609.

218. Nauck M et al. Efficacy and safety comparison of liraglutide, glimepiride, and placebo, all in combination with metformin, in type 2 diabetes: the LEAD (liraglutide effect and action in diabetes)-2 study. *Diabetes Care*. 2009;32:84.

219. Zinman B et al. Efficacy and safety of the human glucagon-like peptide-1 analog liraglutide in combination with metformin and thiazolidinedione in patients with type 2 diabetes (LEAD-4 Met+TZD) [published correction appears in *Diabetes Care*. 2010;33:692]. *Diabetes Care*. 2009;32:1224.

220. Marre M et al. Liraglutide, a once-daily human GLP-1 analogue, added to a sulphonylurea over 26 weeks produces greater improvements in glycaemic and weight control compared with adding rosiglitazone or placebo in subjects with Type 2 diabetes (LEAD-1 SU). *Diabet Med*. 2009;26:268.

221. Januvia [package insert]. Whitehouse Station, NJ: Merck and Co; 2010.

222. Onglyza [package insert]. New York, NY: Bristol-Myers Squibb Company; 2009.

223. Tradjenta [package insert]. Ridgefield, CT: Boehringer ingelheim Pharmaceuticals; 2015.

224. Nesina [package insert]. Deerfield, IL: Takeda Pharmaceuticals America; 2013.

225. Drucker DJ, Nauck MA. The incretin system: glucagon-like peptide-1 receptor agonists and dipeptidyl peptidase-4 inhibitors in type 2 diabetes. *Lancet*. 2006;368:1696.

226. Langley AK et al. Dipeptidyl peptidase IV inhibitors and the incretin system in type 2 diabetes mellitus. *Pharmacotherapy*. 2007;27:1163.

227. Golightly LK et al. Comparative clinical pharmacokinetics of dipeptidyl peptidase-4 inhibitors. *Clin Pharmacokinet*. 2012;51(8):501–514.

228. Lajara R. The potential role of sodium glucose co-transporter 2 inhibitors in combination therapy for type 2 diabetes mellitus. *Expert Opin Pharmacother*. 2014;15(17):2565–2585.

229. Li L, Shen J, Bala MM, et al. Incretin treatment and risk of pancreatitis in patients with type 2 diabetes mellitus: systematic review and meta-analysis of randomised and non-randomised studies. *BMJ*. 2014;348:2366.

230. Singh-Franco D et al. Pramlintide acetate injection for the treatment of type 1 and type 2 diabetes mellitus. *Clin Ther*. 2007;29:535.

231. Symlin [package insert]. Wilmington, DE: AstraZeneca Pharmaceuticals LP; 2015.

232. Invokana [package insert]. Titusville, NJ: Jannsen Pharmaceuticals; September 2015.

233. Farxiga [package insert]. Wilmington, DE: AstraZeneca Pharmaceuticals LP; March 2015.

234. Jardiance [package insert]. Ridgefield, CT: Boehringer Ingelheim Pharmaceuticals; June 2015.

235. Monami M, Nardini C, Mannucci E. Efficacy and safety of sodium glucose co-transport-2 inhibitors in type 2 diabetes: a meta-analysis of randomized clinical trials. *Diabetes Obes Metab*. 2014;16(5):457–466.

236. FDA Drug Safety Communication: FDA warns that SGLT2 inhibitors for diabetes may result in a serious condition of too much acid in the blood. Available at http://www.fda.gov/Drugs/DrugSafety/ucm446845.htm 2015.

237. Gaziano JM et al. Randomized clinical trial of quick-release bromocriptine among patients with type 2 diabetes on overall safety and cardiovascular outcomes. *Diabetes Care*. 2010; 33:1503.

238. UK Prospective Diabetes Study (UKPDS) Group. Effect of intensive blood-glucose control with metformin on complications in overweight patients with type 2 diabetes (UKPDS 34) [published correction appears in *Lancet*. 1998;352:1558]. *Lancet*. 1998;352:854.

239. Welchol [package insert]. Parsippany, NJ: Daiichi Sankyo Inc; October 2014.

240. Bays HE et al. Colesevelam hydrochloride therapy in patients with type 2 diabetes mellitus treated with metformin: glucose and lipid effects. *Arch Intern Med*. 2008;168:1975.

241. Goldberg RB et al. Efficacy and safety of colesevelam in patients with type 2 diabetes mellitus and inadequate glycemic control receiving insulin-based therapy. *Arch Intern Med*. 2008;168:1531.

242. Fonseca VA et al. Colesevelam HCl improves glycemic control and reduces LDL cholesterol in patients with inadequately controlled type 2 diabetes on sulfonylurea-based therapy. *Diabetes Care*. 2008;31:1479.

243. Roussel R et al. Metformin use and mortality among patients with diabetes and atherothrombosis. *Arch Intern Med*. 2010;170:1892.

244. Cycloset [package insert]. Tiverton, RI: VeroScience LLC; September 2010.

245. UK Prospective Diabetes Study Group. Efficacy of atenolol and captopril in reducing risk of macrovascular and microvascular complications in type 2 diabetes: UKPDS 39. *BMJ*. 1998;317:713.

246. UK Prospective Diabetes Study Group. Tight blood pressure control and risk of macrovascular and microvascular complications in type 2 diabetes: UKPDS 38 [published correction appears in *BMJ*. 1999;318:29]. *BMJ*. 1998;317:703.

247. Holman RR et al. Long-term follow-up after tight control of blood pressure in type 2 diabetes. *N Engl J Med*. 2008;359:1565.

248. Libby G et al. New users of metformin are at low risk of incident cancer: a cohort study among people with type 2 diabetes. *Diabetes Care*. 2009;32:1620.

249. Feher MD et al. Tolerability of prolonged-release metformin (Glucophage) in individuals intolerant to standard metformin—results from four UK centres. *Br J Diabetes Vasc Dis*. 2007;7:225.

250. Pelletier AL et al. Metformin stinks, literally. *Ann Intern Med.* 2010;152:267.

251. de Jager J et al. Long term treatment with metformin in patients with type 2 diabetes and risk of vitamin B12 deficiency: randomised placebo controlled trial. *BMJ.* 2010;340:c2181.

252. Welschen LM et al. Self-monitoring of blood glucose in patients with type 2 diabetes who are not using insulin: a systematic review. *Diabetes Care.* 2005;28:1510.

253. Clar C et al. Self-monitoring of blood glucose in type 2 diabetes: systematic review. *Health Technol Assess.* 2010;14:1.

254. Bloomgarden ZT et al. Lower baseline glycemia reduces apparent oral agent glucose-lowering efficacy: a meta-regression analysis. *Diabetes Care.* 2006;29:2137.

255. Sherifali D et al. The effect of oral antidiabetic agents on A1C levels: a systematic review and meta-analysis. *Diabetes Care.* 2010;33:1859.

256. Bolen S et al. Systematic review: comparative effectiveness and safety of oral medications for type 2 diabetes mellitus [published correction appears in *Ann Intern Med.* 2007;147:887]. *Ann Intern Med.* 2007;147:386.

257. Kahn SE et al. Glycemic durability of rosiglitazone, metformin, or glyburide monotherapy [published correction appears in *N Engl J Med.* 2007;356:1387]. *N Engl J Med.* 2006; 355:2427.

258. DeFronzo RA et al. Effects of exenatide (exendin-4) on glycemic control and weight over 30 weeks in metformintreated patients with type 2 diabetes. *Diabetes Care.* 2005;28:1092.

259. Willi C et al. Active smoking and the risk of type 2 diabetes: a systematic review and meta-analysis. *JAMA.* 2007;298:2654.

260. Rafalson L et al. Cigarette smoking is associated with conversion from normoglycemia to impaired fasting glucose: the Western New York Health Study. *Ann Epidemiol.* 2009;19:365.

261. Stang M et al. Incidence of lactic acidosis in metformin users. *Diabetes Care.* 1999;22:925.

262. Turner R et al. United Kingdom Prospective Diabetes Study 17: a 9-year update of a randomized, controlled trial on the effect of improved metabolic control on complications in non-insulin-dependent diabetes mellitus. *Ann Intern Med.* 1996;124(1, pt 2):136.

263. Pan A et al. Bidirectional association between depression and type 2 diabetes mellitus in women. *Arch Intern Med.* 2010;170:1884.

264. DeFronzo RA, Goodman AM. Efficacy of metformin in patients with non-insulin-dependent diabetes mellitus. The Multicenter Metformin Study Group. *N Engl J Med.* 1995;333:541.

265. Phung OJ et al. Effect of noninsulin antidiabetic drugs added to metformin therapy on glycemic control, weight gain, and hypoglycemia in type 2 diabetes. *JAMA.* 2010;303:1410.

266. Langtry HD, Balfour JA. Glimepiride. A review of its use in the management of type 2 diabetes mellitus. *Drugs.* 1998; 55:563.

267. Klonoff DC et al. Exenatide effects on diabetes, obesity, cardiovascular risk factors and hepatic biomarkers in patients with type 2 diabetes treated for at least 3 years. *Curr Med Res Opin.* 2008;24:275.

268. ACCORD Study Group et al. Effects of medical therapies on retinopathy progression in type 2 diabetes [published correction appears in *N Engl J Med.* 2011;364:190]. *N Engl J Med.* 2010;363:233.

269. DeWitt DE, Dugdale DC. Using new insulin strategies in the outpatient treatment of diabetes: clinical applications. *JAMA.* 2003;289:2265.

270. Riddle MC et al. The treat-to-target trial: randomized addition of glargine or human NPH insulin to oral therapy of type 2 diabetic patients. *Diabetes Care.* 2003;26:3080.

271. Anderson JH Jr et al. Mealtime treatment with insulin analog improves postprandial hyperglycemia and hypoglycemia in patients with non-insulin-dependent diabetes mellitus. Multicenter Insulin Lispro Study Group. *Arch Intern Med.* 1997;157:1249.

272. Holman RR et al. Addition of biphasic, prandial, or basal insulin to oral therapy in type 2 diabetes. *N Engl J Med.* 2007 Oct 25; 357:1716

273. Jain R et al. Efficacy of biphasic insulin aspart 70/30 in patients with T2DM not achieving glycemic targets on OADS with/without basal insulin therapy [abstract]. *Diabetes.* 2005;54:A69.

274. Unnikrishnan AG et al. Practical guidance on intensification of insulin therapy with BIAsp 30: a consensus statement. *Int J Clin Pract.* 2009;63:1571.

275. Cryer PE, Davis SN, Shamoon H. Hypoglycemia in diabetes. *Diabetes Care.* 2003;26(6):1902–1912.

276. Sarkar A et al. Pharmacological and pharmaceutical profile of gliclazide: a review. *J Appl Pharm Sci.* 2011;1(9):11–19.

277. Phenformin: removal from the general market. *FDA Drug Bull.* 1977;7:19.

278. Gambert SR. Atypical presentation of diabetes mellitus in the elderly. *Clin Geriatr Med.* 1990;6:721.

279. Morley JE, Perry HM 3rd. The management of diabetes mellitus in older individuals. *Drugs.* 1991;41:548.

280. Silver AJ, Morley JE. Role of the opioid system in the hypodipsia associated with aging. *J Am Geriatr Soc.* 1992;40:556.

281. Brown AF et al. Guidelines for improving the care of the older person with diabetes mellitus. *J Am Geriatr Soc.* 2003;51(5, Suppl Guidelines):S265.

282. Shorr RI et al. Individual sulfonylureas and serious hypoglycemia in older people. *J Am Geriatr Soc.* 1996;44:751.

283. Molitch ME et al. Nephropathy in diabetes. *Diabetes Care.* 2004;27(Suppl 1):S79.

284. DeFronzo RA. Diabetic nephropathy. In: Porte D Jr et al, eds. *Ellenberg & Rifkin's Diabetes Mellitus.* 6th ed. New York, NY: McGraw-Hill; 2003:723.

285. Lteif AA, et al. Diabetes and heart disease an evidence-driven guide to risk factors management in diabetes. *Cardiol Rev.* 2003;11:262.

286. Young L, Chyun D. Heart disease in patients with diabetes. In: Porte D Jr et al, eds. *Ellenberg & Rifkin's Diabetes Mellitus.* 6th ed. New York, NY: McGraw-Hill; 2003:823.

287. Fong DS et al. Diabetic retinopathy. *Diabetes Care.* 2004;27:2540.

288. Pignone M et al. Aspirin for primary prevention of cardiovascular events in people with diabetes: a position statement of the American Diabetes Association, a scientific statement of the American Heart Association, and an expert consensus document of the American College of Cardiology Foundation [published corrections appear in *Diabetes Care.* 2011;34:247; Diabetes Care. 2010;33:2129]. *Diabetes Care.* 2010;33:1395.

289. Vinik A et al. Diabetic autonomic neuropathy. *Diabetes Care.* 2003;26:1553.

290. Kashyap P, Farrugia G. Diabetic gastroparesis: what we have learned and had to unlearn in the past 5 years. *Gut.* 2010;59:1716.

291. Food and Drug Administration. Reglan (metoclopramide) tablets, ODT (Orally Disintegrating Tablets), and injection. 2010. **http://www.fda.gov/Safety/ MedWatch/SafetyInformation/ucm170934.htm**. Accessed December 19, 2010.

292. Tesfaye S et al. Diabetic neuropathies: update on definitions, diagnostic criteria, estimation of severity, and treatments. *Diabetes Care.* 2010;33:2285.

293. Boulton AJ et al. Diabetic neuropathies: a statement by the American Diabetes Association. *Diabetes Care.* 2005;28:956.

294. Finnerup NB et al. Pharmacotehrapy for neuropathic pain in adults: a systematic review and meta-analysis. *Eur J Neurol.* 2010;17(9):1113–e88. doi:10.1111/j.1468-1331.2010.02999.x. Epub 2010 Apr 9.

295. Attal N et al. EFNS guidelines on the pharmacological treatment of neuropathic pain:2010 revision. *Cochrane Database Syst Rev.* 2009;(3):CD007076. doi:10.1002/14651858.CD007076.pub2.

296. Snedecor SJ, et al. Systematic review and meat-analysis of pharmacological therapies for painful diabetic peripheral neuropathy. *Pan Pract.* 2014;14:167–184.

297. Lüscher TF et al. Diabetes and vascular disease: pathophysiology, clinical consequences, and medical therapy: part II. *Circulation.* 2003;108:1655.

298. Mayfield JA et al. Preventive foot care in diabetes. *Diabetes Care.* 2004;27(Suppl 1):S63.

299. Vue M et al. Drug-induced glucose alterations. Part 1: drug-induced hypoglycemia. *Diabetes Spectr.* 2011;24(4):234–238.

300. Rehman A et al. Drug-induced glucose alterations part 2: Drug-induced hyperglycemia. *Diabetes Spectr.* 2011 Nov; 24(4):234–238.

301. Pietraszek A et al. Alcohol and type 2 diabetes. A review. *Nutr Metab Cardiovasc Dis.* 2010;20:366.

302. Van de Wiel A. Diabetes mellitus and alcohol. *Diabetes Metab Res Rev.* 2004;20:263.

药物索引